JN334772

パラサイト

寄生虫の自然史と社会史

Parasites:Tales of Humanity's Most Unwelcome Guests

パラサイト

寄生虫の自然史と社会史

ローズマリー・ドリスデル 著
Rosemary Drisdelle

神山恒夫・永山淳子 訳
Tsuneo Kamiyama　Atsuko Nagayama

地人書館

Parasites
Tales of Humanity's Most Unwelcome Guests
by
Rosemary Drisdelle

Copyright © 2010 by Rosemary Drisdelle

Japanese translation rights arranged with Rosemary Drisdelle
c/o Tessler Literary Agency LLC, New York
through Tuttle-Mori Agency, Inc., Tokyo

夫のヴィクへ――私に新たな始まりを与えてくれ、あることを成し遂げるために私を一人にしてくれたことに感謝する。

人はどのようにして寄生虫を持つようになったか

はじめ、大地の母は一握りの泥を手に取り
手のひらで丸め、丸め、丸めていった
オランダカイウのことも
イチジクの花のことも
突進する雄牛のことも考えず。
それは、ノスリの曲がった嘴からぶらさがった内臓のように
細く、長く、つるつるしていた。
大地の母は何も考えず、それに息をふきかけた。
するとそれは
　ヘビのように
　　くねくねとのたうった。
今や彼女はそれに気づいたが
ろくなものではないと思い
アダムのあばら骨の下にそれを隠した。

ローズマリー・ドリスデル『プレーリー・ジャーナル』(二〇〇六年)

パラサイト——寄生虫の自然史と社会史　目次

著者による注記

仮名や架空の人物について。本書はノンフィクションであるが、本名がわからない場合や、本書において個人の同定に重要性がなく、プライバシーを保護する目的のある場合には、話の一部で仮名を使用した。事実が部分的に記録されていない場合には、詳細は入手でき情報から想像した。ある人物像を描写する際、その出来事を経験した人々と話し合い、まとめあげ、リアリティのある像を目指した事例もわずかながらある。このようにしたのは、実在する唯一の関係者による適切な説明が得られなかった場合のみであることを、一応記しておく。また、すべての事例において、細部が事実か架空か明確であるような表現を心がけた。

日本語版凡例

本文中の［ ］は原著者による注釈で、〔 〕は訳者による注釈である。

本文中に付されている（1）、（2）、……などは、巻末（三三五頁～三四八頁）に、各章ごとにまとめられている「原注」の各項目に対応する番号である。

まえがき

寄生虫は、私たちのまわりのいたるところにいる。人に感染する寄生虫——人の腸、皮膚、肺、筋肉、脳、肝臓、血液、その他すめるとわかった場所にはどこにでもすむ数百種の寄生虫——について考えてみよう。これらの寄生虫のいくつかは、人の体内「だけ」にすむことができる。実質的には、どのような種の動物であれ、保有する寄生虫の種類は同じように多数で、植物も似たようなものだとわかると、寄生虫の数が本当に多いことが理解できる。寄生虫は、寄生虫の体内にすらいるのである。

寄生虫は、奇妙な、きわめて多彩な生活様式をとる生物形態の集まりで、その一般化はできず、必然的にその行動で彼らを同定することになる。「〔寄生虫を意味する英語〕パラサイト（parasite）」という言葉は、最初は、他人にたかって生活する人間に対して使われていた言葉である。このような人々の利己的行動は、彼らに依存される人々の資源を奪い、被害を与える。生物学的な意味での「パラサイト」も同様で、他の生物の体表や体内で、必要とするすべてのものを宿主から得て生きる生物をいう。文化的な視点に立てば寄生虫は気味の悪い生き物であるし、純粋に生物学的な立場からは宿主に被害を与えるものと考えてよい(1)。

しかし、興味深いことに、「寄生虫」という言葉は、このように生きるすべての生命形態に対し一貫して使用されているわけではない。他の生物の組織の中で増殖するバクテリア、真菌、ウイルスは慣習的に除かれている。同様に、蚊のようなごく小さい捕食者も、彼らは宿主から食物を得るが宿主の上では暮らさないため、除かれる。少なくとも医学的な意味では、寄生虫は、原生動物、蠕虫、ダニや昆虫のように脚を持つものを含んでいるが、その一生の少なくともある時期においては、他の生命体の体表、あるいはその体内で過ごさなければならないもののみを指す。

私たちが寄生虫のことを耳にするのは、たいてい、彼らが人々に病気を引き起こしたときである。

あるいは、できるだけ迅速に絶滅させるべき、きわめて不快な生き物の問題として彼らに遭遇する。人は、腹の中から寄生虫が不意に便とともに排泄されるのを見ると、一番手近にあるものをつかみとって即席の武器にし、相手に攻撃能力のないのは明らかなのに、数秒のうちにそれを細切れにするだろう。アタマジラミの蔓延を発見したら、たとえ、戦いに勝つには殺虫剤を山ほどかぶらなければならないとしても、私たちは即座に攻撃に移る。魔法や愛情の伝統的シンボルであるヤドリギへの思い入れさえも、この植物が寄生生物であることがわかると、その輝きは失われるのだ。

寄生に関する私たちの知見は狭い。寄生虫たちは、単に地球の生態に広範で重要な影響を与えるだけでなく、私たちが知る以上に日々の生活にはるかに広い影響を及ぼしている。私たち人類は、良きにつけ悪しきにつけ、自分たちのことは自分たちが支配しており、日常の出来事は、世界の指導者か統一的な意思決定による作用と反作用により方向づけられると信じている。そして、歴史書や新聞を読んでも、そこには寄生虫のことはめったに出てこない。彼らはすぐ隣りにいるのに、私たちは彼らを見ていないのである。本書で、私は寄生虫たちのより広範な世界を探検していく。

人類の経験の多くは、過去を振り返ってみてはじめて意味のわかる、見た目には重要に思われない出来事のつながりと広がりから成り立っている。寄生虫との遭遇もこれに当てはまる。人の生活の中の単純で無邪気な行動の変化が、扉を開け、彼らを招き入れることもある。個人的レベルでは、寄生虫のやってくるのは見えなくとも、飲料水を煮沸しなければならなくなり、パンツにサナダムシ（条虫）を排泄し、病院のベッドで高熱と闘うことになるのはあっという間だ。社会的レベルでは、寄生虫は、探検や戦争から食料に関する規制やテロリストの計画まであらゆることに影響を与える。そして、人類の多大な努力を根本から削りかねない予期せぬ波及効果を生むのである。

本書を読むあなたは、歴史書や新聞の行間に隠れている寄生虫に出会い、人類が彼らに対し、あるいは彼らとともに何をしてきたか、また、彼らが人類にどのように有害な作用を与えてきたかを知ることになるだろう。これらの寄生虫は分類学的にさまざまな動物門や原生動物門に属し、その多くは宿主の体に有害な効果を及ぼすが、いずれも宿主との本来の相互作用の中で自分の居場所を持っている。

寄生虫は、宿主に侵入する際、対立する人々のどちらかをえり好みしたり、一方に味方したりすることはない。ただ、機会があるから姿を見せるだけである。事実、彼らは無条件の悪ではない。彼らは、意外な方法で利益をもたらすことも「ありうる」のだ。寄生虫は、戦争に早く決着をつけたり、生態系を保護したり、食料や水がはるかに安全になるよう私たちが規格を工夫する力になったりする。昔から行なわれていることだが、物事を良い面からもとらえようとするなら、健康に最も害を及ぼすある種の寄生虫が人の行動と相まったとき、場合によっては良い効果を与えることもある。さらに、おそらくはるかに受け入れがたいことだが、いくつかの腸内生物は実際に健康に何らかの利益を与えうるのである。

本書では、これから寄生虫を一つずつつかまえ、明るみの中に引き出し、「おまえは何者で、何をするつもりなのだ？」と問うつもりである。彼らを見つけるために、世界の森林やジャングル、砂漠のオアシス、暖かい土壌、浴室の配管、昆虫の腸、体内から体表まで人体のあらゆる領域といったなじみのない場所に、私は読者を連れていこうと思う。なぜなら、そこが彼らの潜む場所だからだ。そこへは、人々の生活の中で何か大切なことが起こっている、まさにその時に行かなくてはならない。私たちの疑問はなかなか解けず、もどかしい謎を探ることになるだろう。個々の寄生虫を、彼らが引き起こす出来事という文脈の中で調べることは、科学の宝箱、すなわちすべての生き物が協力して働く自然史への糸口を明らかにすることになる。たとえば、野生動物を飼うことによって、寄生虫による病気を人間の世界に解き放ち蔓延させかねなかったり、マラリアの病原体であるマラリア原虫が、殺人犯やテロリストを当局に引き渡した歴史があったり、サナダムシが人の人格を乗っ取り、まったく別の、おそらくは危険な人格に変えうることが、研究により明らかになってきている。

私たちはまた、寄生虫に対する恐怖を客観的に見つめ、その嫌悪が正当なものか、彼らがどれほど私たちを困らせうるかを問い、人の心にも分け入っていくことにしよう。寄生虫を避けたり駆除しようとしたりするために、人はどのようなことをするだろうか？　自殺？　児童虐待？　殺人？　実は、これらはすべて実際にあったことである。寄生虫への人の反応を予想したり理解したりするのは、時として難しいこともある。

私たちのとる好ましくない態度は、一つには、私たちが寄生虫を見ることに慣れていないために生じる。宿主の組織の中に隠れている彼らは、ほとんど私たちの目には見えない。彼らは私たちの周囲のいたるところにいるのに、目には触れないのだ。彼らはよそにしかいないと思い込んだり、そう信じたりするのは、比較的簡単だ。しかし、寄生虫は二一世紀にも繁栄を謳歌している。事実、ここ数千年の間、人々は寄生虫に向かって扉を開放したまま、彼らがかつて以上に自分たちの生活に害を及ぼすことを許してきた。

今、私たちはこれまで以上に寄生虫に注目し、彼らが背後で何を行ない私たちの生活を変化させてきたかを理解した方がよい。彼らを退かせる方法は多少はわかっているが、勝利はめったになかった。既知のものと戦い続けている間にも、新たなものが出現する。そして今日でも、彼らは歴史の行間に紛れ続けているゆえに、重大な社会的混乱を引き起こすことがあるのだ。

本書において、この招かれざる客がいなかった場合の世界の歴史を語り直すことはできない。そんな歴史は決してわからないだろう。過去に光を当て、良きにつけ悪しきにつけ寄生虫のあらゆる側面を研究し、もし、ある選択をしたら、それが将来どのように展開するかを予測しようとすることはできる。しかし、結局、私たちはよくある連鎖反応を引き起こすだけとなり、不規則な、小さな、予期せぬ出来事が積もり積もって、大きな出来事が生じることになるのだろう。

第1章

見えない敵

歴史に現われる寄生虫

もしわたしが野の獣にこの地を通らせ、これを荒らさせ……その獣のためにそこを通る者がないようにしたなら……その地は荒れ地となる。

聖書「エゼキエル書」14:15 ~ 16

さまざまな寄生虫が人類の営みをどれほど邪魔してきたかについては、いくら強調しても強調しすぎることはない。住血吸虫症、睡眠病、マラリアのような寄生虫疾患は、数百万人もの人々に影響を及ぼし、探検から海外援助にいたる計画を何かと混乱させてきた。それほどの影響は与えなくとも、恐るべき威力を振るう寄生虫もいる。彼らは人という人を殺し、もろい生態系を根こそぎくつがえす。私たちが子供だったころベッドの下に潜んでいた魔物たちは大きく育ち、寄生虫になったのだ。先進国という「第一世界」から一歩も出ずに育った人々にとり、彼らはまさしく「遠方の恐怖」に充ち満ちており、それ以外の人々にとっては、魔物は常に、毛布の下から冷たくするすると歩み寄るものである。

これらの魔物はどこから来て、このような力をどのように獲得したのか？　人類が狩猟・採集生活をしてあちこちを放浪していた何千年も前、人に本当にうまく寄生できた生物は、機会があれば体から体へ移動し、その生涯のすべてを人という宿主の上で送ることのできたものだけだった。そうした寄生虫の中には、シラミ、ノミ、ヒフダニ、蟯虫など、現在見られる寄生虫と同様の寄生虫がいた。他の寄生虫は、たとえ人に感染することがあったとしても、おそらく稀だったか、感染力は比較的弱かったと思われる(1)。

人類が長距離の移動生活を行なっていたころ、彼らが立ち去ったあとには寄生虫による問題が残されることが多かった。マラリアを運ぶ蚊がもう一度人を刺そうとしたり、寄生虫の卵が暖かく湿った土地の中で孵ろうとしても、宿主になりそうな人は移動していた。実際には、寄生虫卵の中には、条件が良ければ土壌の中で長年生き延びるものもいたし、マラリア原虫は肝臓の中に長期間静かに留まることもできたが、有史以前には、遊牧民の群れがお気に入りの野営地に戻ってくるまで、糞便中の卵をまき散らすことができるのは天候と動物だけだったし、血液中のマラリア原虫の数は最小限だったろう。[2]感染は低レベルに保たれていたのである。[3]

こうした寄生虫の生活環に大きな変化が現われたのは、人が定住を始めたときだった。[4]定住地の出現とともに、蚊は何度も繰り返し訪れることのできる食料供給源を持つようになり、人によって運ばれてきたマラリア原虫は、少なくとも気候が年間を通じ温暖な場所では、生活環を継続的に完結できるようになった。他方、異なる民族間で交易が行なわれるようになると、集団から集団への寄生虫の広がりを助長した。

捨てられた有機物も問題になった。汚水の処理は、せいぜい、人や動物の排泄物を肥料として耕作地にまく程度だった。定住地やその付近の水は、汚濁のレベルが確実に上がっていった。食料や飲料水が糞便でどんどん汚染されていくにつれ、腸内に寄生する微生物は爆発的に増えていった。まもなく人々は、動物を飼うようになり、人の生活領域に入れるようになって、人と動物の病原体の行き来の割合はさらに加速された。人と動物の健康を真に脅かす本当の魔物には、出現のお膳立てが整ったのである。

数千年たっても私たちはなお、自分たちに寄生する生き物たちを追い出す方法を見いだすことができないでいる。知らないうちに漂ってくる霧のように彼らは人の生活圏に広がり、人の体へ次々と侵入していく。急性で致死的な寄生虫疾患もあるし、日々の生活をじわじわとむしばみ、体を弱らせるものもあるが、いずれの場合も、感染したことがわかるのは症状が現われたときだけである。[5]ほとんどの寄生虫は上手に隠れており、私たちはそれを見ることができず、潜んでいることもわからず、彼らはまるで、ベッドの下の魔物のように自分たちを「つかまえる」のだと恐れている。

有史以前、あるいは有史以後にどれほど多くの人と寄生虫の出会いがあったのか知ろうとしても、それは、炎の立つ鍛冶場の中で一本の針を探すのに少々似ており、証拠はほとんど残っていない。エジプトのミイラを調べた結果からは、化石化した糞の中に多くの種類の寄生虫卵が含まれていて、当時の人々が条虫とともに一生を過ごしていたことが明らかとなり（もしあなたが、腸の内容物を死後数千年もたってから分析されたくないと思うなら、洞穴などで用を足してはいけない）、死後五〇〇〇年以上もたってからイタリアの氷河に出現した謎のアイスマン、エッツィは腸内にまだ蟯虫の卵を持っていたことがわかっている。

しかし、これらの寄生虫は、彼らの宿主である人という生物にとってどのぐらいトラブルのもとになったのだろうか？　三〇〇〇年以上前にヨルダン渓谷で起こった物語は、寄生虫が深刻な脅威になりうることを示した信頼のおける最初の証拠と言えよう。そこでは、ラハブという名の若い女性が自分自身を抛（なげう）って、聖書にその名を残したのだが、彼女にそうさせたのは寄生虫だったかもしれないのである。

＊

ラハブが住んでいたのは、おそらく人類最古の定住地であった。そこは七〇〇〇年以上昔から人類のすみかとされていた。そのころ、彼女の町はとても大きく、数千もの人々が壁に囲まれた中に住み、農業と交易の中心地をなしていた。町を訪れた人々は、南西のエジプト、シリアのメソポタミアの都市、北東部の肥沃な三日月地帯から商品や技術を持ち込んだ。

ラハブの時代には、この町は天日干しの古い煉瓦で作られた小丘の上にあり、それ以前の建物や防護壁は瓦礫になっていた。最初期の定住以来、小丘には塵やゴミが幾層にも重なり、大きくなっていった。新しい家々は、近くの池の泥と水で作られた同じ日干し煉瓦で小丘の一番上に建てられた。これが、後期青銅器時代の「椰子の木の街（棕櫚の町）」エリコだった。

エリコは豊かな安らぎの場、苛酷で不毛な土地の中の緑の楽園で、池は常に泉に潤され、ナツメヤシ、イチジク、小麦のあるオアシスだった。オアシスの緑の消える場所には、深く浸食された石灰岩でできたユダヤの丘が、西の地平に向かって数百メートルの高さにそびえ立っていた。はるか南には、死海の印となる青いもやが遠くにたなびき、そこでヨルダン川は終わっていた。海へ注ぐ川はなく、焼けつく太陽の下で死海の水は塩と鉱物を残し、ただ蒸発していった。水はあまりに塩辛く、使用することはできなかった。

死海のほとりには住む人はなく、オアシスもなく、椰子の木の街がこの地に定着することもなかった。オアシスの水は澄んでいて甘く、決して尽きることはなかったが、その水はエリコのカナン人にとり死活問題であったのと同様、彼らの滅亡のもとにもなったのかもしれない。彼らにはわからなかったが――と現代の科学者たちは考えている――貴重な泉の水には、はるか遠くから運び込まれてきた目に見えない致命的な脅威が潜んでいたのである。

旅人たちや交易商人たちは、ラハブの時代までに何千年もエリコに滞在していた。彼らの中には血液に感染した寄生虫が原因で体が弱っていた者もいた、と現在では考えられている。彼らの尿の中にいたビルハルツ住血吸虫（*Schistosoma hematobium*）が排泄されて、オアシスの水を汚したときがエリコの汚染の始まりであり、以来そこに蔓延したというわけである。そして何世代も、この寄生虫によってエリコの人々は感染を繰り返すことになった(6)。

事実、村は人口が漸減していったことが知られている。流産が多く、子供がほとんど生まれてこなかった。十代で死ぬ子供があまりに多く、大人でさえ命を少しずつむしばむ謎の慢性疾患に苦しめられていた。体が弱って無気力になった多くの人々は、一日の仕事をこなす力もなかった。男には、ペニスが大きく肥大し不能となる者もいた。娼婦のラハブには、これがわかりすぎるくらいよくわかっていた。彼女も、排尿のときどのくらい痛むか知っており、自分の尿が血で濁り赤くなっているのを見ていたと思われる。

ラハブの物語が始まる日、彼女が、日課の水くみ場へ通う場面を想像してみよう。おそらく、彼女は帰り道で耐えがたいほどの疲労を感じ、立ち止まって休んだ。空気は湿り気を帯びてよどみ、村は静まりかえり、活気が感じられなかった。青白く痩せた子供たちの小さな集団がほこりの中で遊んでいたが、他の人々はものうげな様子で道を通っていった。数人の大人が畑や果樹園で働いていた。水を汲むかめを下ろし、手で目をおおったラハブは、村の城壁の先を見つめた。

平原を見ていたのはラハブ一人ではなかった。他の人々も神経をいらだたせながら、互いに肩越しに平原を見つめたり、ただ立ち止まって外を見たりしていた。村にはけだるさがたちこめながらも、緊張が高まっていた。東には乾燥した埃っぽいヨルダン渓谷が川まで伸び、その約八キロメートル先の反対側にはモアブ平原が広がっていた。最近軍隊がこの平原を横切り、ヨルダン川を渡った。今、ヨシュアと彼が率いるヘブライ人がこの荒れ果てた平原に野営し、攻撃の準備をしていた。戦いは長くは続かなそうだった。

ビルハルツ住血吸虫の卵は尿の中に現われるが、これは顕微鏡がなくては見ることができない。卵の中の幼虫（ミラシジウム）は、淡水に放たれると、環境の変化を感じ取って動きはじめ、ぴくりぴくりと動きながらついに卵殻を破り、自由に泳げるようになる。そして、自分を招き入れてくれる巻貝を求め、小さな魚雷のように元気よく回転する。エリコにあるような、水位が安定し、比較的穏やかで、浅瀬付近に植物の生える静かな池は、巻貝にとっては理想的なすみかである。

もし、適当な巻貝がなければ、ミラシジウムはぜんまい仕掛けのおもちゃのように回り続け、力尽きれば死ぬが、ちょうど良い巻貝が現われればその中にもぐり込み、無性生殖による増殖サイクルが始まる。約六週間後、この寄生虫（この段階ではセルカリアと呼ばれる）は巻貝から出てクラゲのように漂い、水面に向かいゆっくり上昇し、再びゆっくりと沈む。そして、人が水辺に来るのを待つのである。

そしてエリコでは、人はいつも水辺にやってきた。旅人が乾燥しきった谷を越えてヨルダンの河岸にやってくる以外には、オアシスは、村の人々が繰り返し集う実質的に地域限定の唯一の水源だった。幼かったラハブも、エリコの他の赤ん坊と同じように、泉の水につかったに違いない。彼女は子供のころからその水を飲み、その水で料理をし、体を洗った。人々の肌がその水に触れるごとに、巻貝から現われたばかりのセルカリアは人に取りつくチャンスがあった。小さな寄生虫は一匹一匹簡単に忍び寄り、頭を皮膚に突き刺し、フォークのように枝分かれしたくねくね動く尾を脱ぎ捨て、三〇秒もしないうちに体の中に消える。

ラハブの皮膚を突き抜けたセルカリアは静脈の中を漂い、心臓へと移動する。そこからさらに血流にのって肺と腸を通り、最終的に肝臓に到達し、成虫になるまで約三週間を過ごす。成虫の雄は丸くなり、厚いざらざらの毛布のような体で雌を包み込み、二匹の小さな虫たちは、ラハブの細い指先の

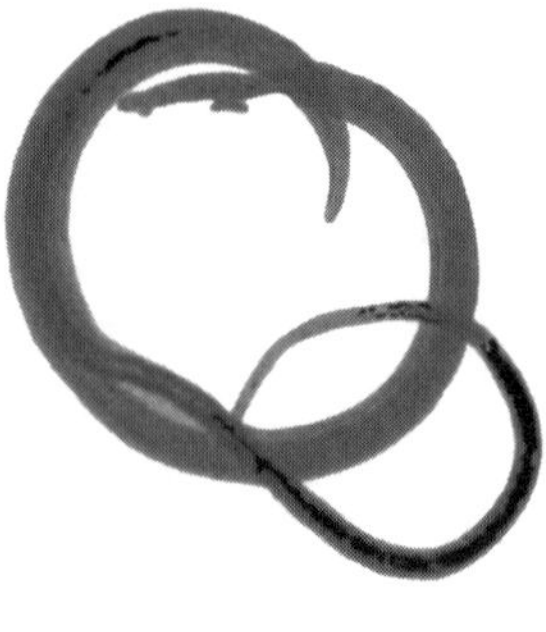

図1　住血吸虫の成虫の雄と雌。細い雌が部分的に雄から離れて横たわっている。（写真／著者）

上ですら簡単に丸くなることができる。彼らは永遠に抱擁しあい、もしラハブが生きていたらその抱擁は三〇年間続くことだろう。そして、その最後の旅で、若い成虫たちはラハブの膀胱周囲の血管へ移動する。[7]雌はまもなく卵を産みはじめる。

赤ん坊のラハブは、この時まではおそらく元気だっただろうが、この寄生虫が産卵をはじめると発熱と頭痛が起きる。ラハブは疲労し、寒気がし、筋肉痛や腹痛を感じるようになる。腹腔の細い血管に産み落とされた卵は徐々に膀胱壁へと移動し、壁を破って膀胱内で血液や尿と混じりあう。このようにしてラハブは血尿を出すようになる。

これらの症状のほとんどは消えるが、出血はひどくなり、ラハブは排尿のとき焼けるような感覚を覚える。膀胱には潰瘍ができることもあり、彼女は痛みを伴う膀胱の感染症に苦しむことになる。中には、膀胱には到達せず、血液中に排出されたあと肝臓や肺へと到達する卵もある。ラハブはおそらくいつも疲れ、痩せていたことだろう。

この話はエリコの他の人々でもみな同じだったろう。一つしかない水源の水を使わざるを得なかった彼らは、寄生虫にさらされ続け、オアシスを汚し続けていた。エリコの人々は誰もがこの寄生虫に感染し、程度はさまざまでも、やつれ、疲労していただろう。少しずつ消耗し、膀胱癌や心臓病で死んでいった人もいるし、なすすべもなく慢性的な症状に悩み続けていた人もいる。そして、子供たちの苦しみが一番ひどかった。

今やラハブは絶望的な気持ちで、ほとんど人のいない通りを見渡していた。ヘブライ人による脅しは続き、彼らは戦いの準備もしていた。この病気も彼らの味方となった。ラハブはこの寄生虫のことは何も知らなかったが、病気のことは知っており、村が攻撃されればその結果どうなるかは理解していた。水を汲もうとしてかがんだとき、彼女は、二人のよそ者が道にいるのに気づいた。ヨシュア記によると、ラハブは、彼らがヘブライ側のスパイで、村を偵察し戻って報告するのだろうと思ったという。

ラハブは運にまかせて二人の男に近づき、村のはずれにある自分の家へすばやく彼らを導き入れた。それから、自分と家族のために商売をし、村人たちのみじめな様子を彼らに話した。村人がスパイを探しに来てドアを叩いたとき、彼女は男たちはすでに立ち去ったと言い張って時間稼ぎをし、スパイたちには隠れる場所を教え、逃亡の手助けをした。

ヘブライ人のスパイたちは追っ手を逃れ、平原にいるヨシュアのもとへと無事帰還した。その後の戦いのあと、エリコにはラハブと家族以外に生き残った者はただの一人もなく、ヨシュアはこの地を呪ったと、聖書には書かれている。「このエリコの町を再建する人は、主の前に呪われるであろう」(ヨシュア記六章二六節)。それからというもの、エリコの町からは人通りが絶えた。泉はなお湧き、池を満たしていたが、訪れることのない宿主を待ち続けるビルハルツ住血吸虫が潜む水は、風で波立つだけであった。

こんな話が本当にあるだろうか? おそらくあるのだろう。というのも、ビルハルツ住血吸虫の中間宿主であるヒラマキガイの一種、ブリヌス・トゥルンカトゥス(*Bulinus truncatus*)の化石が青銅器時代のエリコの建築で使われた泥の煉瓦から発見されたからである。[8] 貝殻や陶器のような他の考古学的発見からは、エリコの人々が、ビルハルツ住血吸虫が定着していた地域であるエジプトやメソポタミアとも交易をしていたことが裏付けられている。また、聖書の記述からは、エリコは出生率が低いことで知られ、人々は水が汚染されているのではないかと疑っていたことも書かれている。[9]

エリコの町は魅力的だったにもかかわらず、考古学的には「約束の地」を求めたヘブライ人が通り過ぎたあと約四〇〇年間、誰もそこに住まなかったことが明らかにされている。その時には、宿主として感染サイクルを保つ人がいなかったため、ビルハルツ住血吸虫は水の中で死に絶えたと思われる。旱魃もまた、巻貝を全滅させたのだろう。今日、エリコには再び人が居住しているが、この寄生虫はいない。

皮肉なことだが、ヨシュアの行なったこと――村を破壊し何世代も無人の土地にした――は、当時としては、美しいオアシスからそこに潜む脅威を取り除き、再び住みやすい土地にする唯一の方法だった。そのような意図がヨシュアにはなかったことは確かだが、公衆衛生の仕事を最初に行なった人として栄誉が与えられてよい。

私たちは今、ビルハルツ住血吸虫の生活環を理解しているので、エリコのこの物語に対し、「たら・れば」をあれこれ考えることができる。もし、人々に複数の水源があったとしたら？　もし、人々が苦労しながらも水を尿で汚さず、きれいに保つようにしていたら？　たとえ寄生虫がはびこっていたとしても、感染レベルはずっと低くなっていただろう。旧約聖書の物語もかなり異なったものとなったかもしれない。実際に、この地の歴史全体も劇的に変わっていただろう。

人類は無意識のうちに寄生虫のために道を開き、住血吸虫症に関しては同じ過ちを犯し、同じ結果を起こし続けている。しかし、前世紀に過ちはさらにひどくなった。単に上水を汚染するだけでなく、無邪気にも「水源開発」として知られるプロセスにより、中間宿主の巻貝にとって理想的なすみかまで作り上げているからだ。この「開発」のため、ガーナのヴォルタ湖の岸辺に住む人々は、青銅器時代のエリコのカナン人と共通の問題を抱えている。

*

ガーナのヴォルタ川のアコソンボ・ダムは一九六四年に完成した。[10] 川がせき止められたとき、国の中心部の方へ約五〇〇キロメートル以上もの長さにわたって伸びる、シダの葉の形をした巨大な湖が形成された。そして、満々とたたえられた水は世界最大の人工湖を作り、予期せぬ結果につながる道を敷いたが、あとから見ればそれは完全に予測可能な結果だった。

ダム湖の比較的静かで栄養豊富な水は、水辺の植物に完璧な環境を提供し、それらはまもなく水面やその下、湖の岸辺に繁茂した。それに伴い、水辺の植物に依存して生きる巻貝は食物を得て増えていった。一方、湖底に蓄積した有機物は腐敗してプランクトンの増殖を勢いづけ、今度はそれが魚の増加を勢いづけた。

水位の上昇により移住させられた人々は多く、それまでのように農業ができなくなり、漁民になった。魚がたくさんいるという噂を聞いて、もっと遠方から湖に来た人もあった。湖岸の集落は大きくなった。人々は湖の水につかり、それを飲料水に用い、料理にも用いた。湖は世界の中心だった。彼らはそこで魚をとり、泳ぎ、尿や便で水を汚した。

このような状況では、住血吸虫症のリスクが特に深刻となるのは、子供たちや漁民など水との接触が密接な人々であるが、実際にはヴォルタ湖近辺ではあらゆる住民に汚染された水源に頻繁に接する機会があった。湖が作られる前は、この地域の子供たちの五〜一〇パーセントに、膀胱周囲の血管にビルハルツ住血吸虫の成虫が見られた。一九六九年には、湖岸の集落に住む九〇パーセントの子供が感染している。

一九八一年、ガーナはアコソンボの下流にもう一つダムを建設した。新しいクポン・ダムには水源となる貯水池が形成され、そこにはすみやかに水生植物、巻貝、ビルハルツ住血吸虫、そして別の住血吸虫であるマンソン住血吸虫（*S. mansoni*）がはびこるようになった。まもなく、水源の池付近に住む人々の半数以上がビルハルツ住血吸虫に、三分の一がマンソン住血吸虫に感染した。一九九三年、世界保健機関（ＷＨＯ）は、ガーナで計画的に作られた数百もの貯水池は人々によってよく利用され、そのすべてがビルハルツ住血吸虫によって汚染されていると報告した。[11] 貯水池は、すべてではないにせよ、ほとんどが今日もまだ汚染されている。

何百年もの間、ヴォルタ湖岸を無人のまま放置することができたなら住血吸虫の一掃は成功するだろうが、それは虐殺の呪いをもってしても、また聖書の力をもってしてもできることではない。この問題が明確に理解されるようになって三〇年以上もたった一九九〇年代になり、これらの湖畔の村々を対象としてビルハルツ住血吸虫の調査が行なわれた。その結果、今でもほとんどすべての子供たちがこの寄生虫に感染していることが明らかにされている。治療を受けない場合は、子供たちも大人たちも、結局は慢性の住血吸虫症に苦しむことになる。

アコソンボ・ダムのマイナスの影響——環境破壊、生物的多様性の喪失、人々の退去、さまざまな病気の増加――を数え上げるなら、ダムはそれに見合う利益を生み出したか、と考えてみるのが正しいあり方だろう。一九九〇年代半ばにヴォルタ湖周辺の住血吸虫症の状態を研究し、その因果関係をまとめたクリスティーナ・ザッカリーは、「ヴォルタ川水源開発計画はいくつかの問題解決に寄与したが、同時に公衆衛生的な見地からは、健康や衛生に関わる深刻な問題を作り出すこととなり、これらはいまだに解決されずに残されている」と書いている。[12] 中でも住血吸虫症は最も大きな問題であるが、他にも問題は多い。

恐ろしいことに、ガーナの膨大な貯水施設は他の寄生虫の脅威も増大させた。マラリア患者の増加は、この原虫を媒介する蚊が増殖するための条件が新しく作り出されたことが原因である。河川盲目症として知られる病気は、オンコセルカと呼ばれる結合組織に寄生する線虫の一種が原因となるが、この線虫はダムの下の激流の中で増殖するブユによって運ばれる。ガーナ北部からヴォルタ湖岸へ移住してきた人々は、睡眠病の原因となるトリパノソーマと呼ばれる原虫を持ち込み、ツェツェバエの媒介によって南の人々へ広がることとなった。ビルハルツ住血吸虫の発生がそうであったように、この原虫の拡散も人類の過ちの連鎖が原因となっている。

今日、トリパノソーマ属の原虫は、サハラ砂漠の南端から南緯約二〇度にわたりアフリカ大陸を二分する広い帯域である「ツェツェ・ベルト」と言われる地域に生息している。トリパノソーマ原虫は、宿主のツェツェバエなしには生きられないため、蔓延しているのはツェツェバエの生息している「ツェツェ・ベルト」だけである。トリパノソーマ原虫、ツェツェバエ、生息環境の間の複雑な相互作用の理解は、解き方のいろいろある三次元のパズルをいじるのに似ているかもしれない。

文明を衰退させ、歴史を変えるほどの病気の発生機構を明らかにするためには、宿主哺乳類、トリパノソーマ原虫の三種の亜種、ツェツェバエのさまざまな種、複雑な生態系を並べて考えなければならない。組み合わせによっては、動物に致命的な感染症であるナガナ病を引き起こすこともある。あるものは、人にとり緩慢ではあるが致死的な経過をたどるガンビア睡眠病をもたらす。またあるものは、散発的発生ではあるが、動物にも人にも感染する急性で致死性の病気、ローデシア睡眠病の原因となる。

はじめにトリパノソーマ属原虫を見てみよう。これには多くの種が存在するが、アフリカで発生する感染で重要なものは、トリパノソーマ属の三種類の亜種、ブルーストリパノソーマ（*Trypanosoma brucei brucei*）、ガンビアトリパノソーマ（*T. brucei gambiense*）、および、ローデシアトリパノソーマ（*T. brucei rhodesiense*）である。彼らの形態は、外見はまるで三つ子のようにそっくりだが、周囲の生物との相互作用は異なっている。ブルーストリパノソーマはナガナ病を引き起こすが、人には病気をもたらさず、ガンビアトリパノソーマは人にだけ感染し、ガンビア型の睡眠病を引き起こす。そして、ローデシアトリパノソーマは本来は動物のトリパノソーマだが、人にも感染しうる。これら三種は、ツェツェ・ベルトに住む人々に計り知れない影響を与えてきた。

ツェツェバエの多くの種によって運ばれるブルーストリパノソーマは、およそ情け深いとは言いがたいが、このグループの中ではおそらく一番マイルドだろう。この原虫は、アフリカの在来哺乳動物に対しては、感染することはあっても症状を引き起こすことはない。ナガナ病は、感染した動物には致命的で、その多くはツェツェバエに刺されてから二週間以内に死ぬ。これは、感染した動物は、世界中で災いをもたらすことのお墨付きを与えられたようなものだ。人々にとっての問題は、ナガナ病は飼育する動物に対して致命的で、アフリカのツェツェ・ベルトのほとんどでは家畜の飼育ができないことである。ウシ、ウマ、ヒツジ、ヤギ、ロバ、ラクダ、そしてイヌさえも、そこで生きることはできない。実際のところ、動物の飼育が不可能であることは、人々もそこでは生きてはいけないということである。ナガナ病の縄張りにあえて入ろうとするなら、動物は連れていってはいけない。

動物もローデシアトリパノソーマに苦しめられるが、まわりに刺すべき動物がいなくなったときには、いくつかあるツェツェバエの亜種は、代わりに人を刺すことになる。ローデシア睡眠病が定着するために何が必要かの謎を解く鍵は、見わたす限り広がるサバンナにあり、ここでは、しかるべき種のツェツェバエが潜み、それが増えすぎるほどには動物の数は多くなく、人がいて、そしてこの原虫がいる。ローデシアトリパノソーマ原虫が定着するのは、動物であれ人であれ哺乳類宿主であり、ツェツェバエである。人におけるローデシア睡眠病の発生は周期的で、特に牛疫などの流行により家畜の数が激減したあとである。人の死亡が認められるようになるのは、その土地にトリパノソーマ原虫が侵入してから数ヵ月以内である。

*

ガンビアトリパノソーマの場合は話がまた別で、それは、ヴォルタ湖への睡眠病の到来と似ており、アフリカが「暗黒大陸」と呼ばれていた時代を彷彿とさせるものだ。一九世紀と二〇世紀、ヨーロッパの探検家たちはその闇の中へ分け入り、名声を獲得した。アメリカのジャーナリストのヘンリー・モートン・スタンリーもその一人で、一八〇〇年代後半に無謀な探検を行なったことで人々の記憶に残っている。

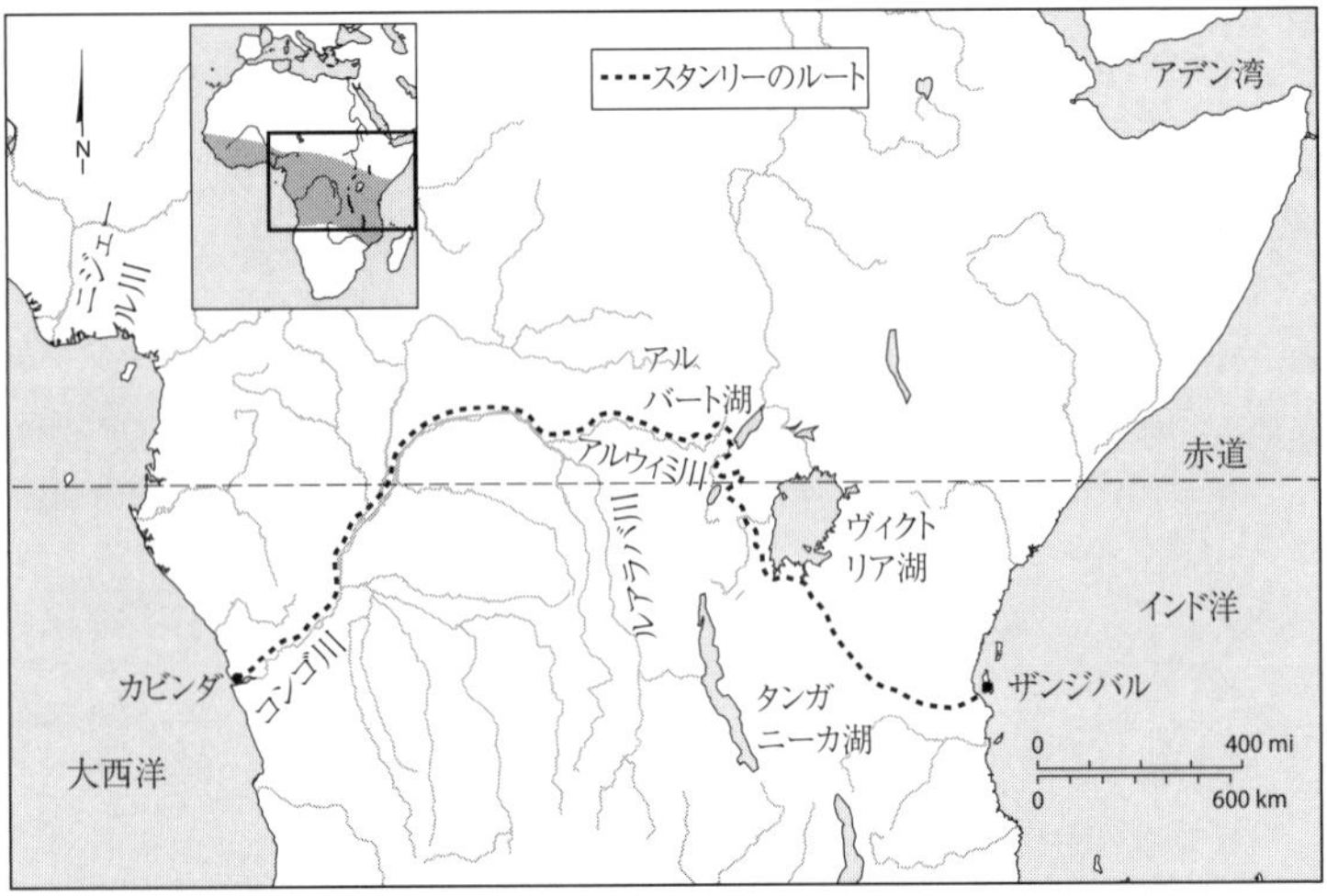

地図1　1887年にスタンリーが西から東へたどった赤道アフリカのルート。左上の地図は、ツェツェ・ベルトを示す。

スタンリーは、東中央アフリカで行方不明になっていた探検家デヴィッド・リヴィングストンを探し、彼を捜し当てたことで有名である（「リヴィングストン博士でいらっしゃいますか？」〔は思いがけず出会った際の英語の慣用句となった〕）。その後、彼はコンゴ川を探検し、ベルギーのレオポルドⅡ世のためにコンゴ自由国の設立に協力した。そしてさらに、置き去りにされたエミン・パシャを救うため、未探検のアフリカのジャングルへ探検隊を率いた。パシャは、当時のエクアトリア――エジプトに放棄され、敵対する先住民族に取り囲まれた領土――の州知事であった。住血吸虫症の蔓延する土地に建設されたダムのように、スタンリーは恐るべき波及効果を引き起こした。奴隷商人とトリパノソーマの両方を新しい土地に導き、そこで彼らは土地の人々を餌食にしたのである。

スタンリーのコンゴ探検以前、人の睡眠病は西アフリカの数ヵ所にしか感染が見られなかった。この病気は、一三〇〇年代はニジェール川流域で、一八〇〇年代にはリベリアで知られており、一七〇〇年代に、現地で捕らえた人々を西アフリカから運んだ奴隷商人たちはこの症状をよく知っていた。しかし、一八〇〇年代後半まで、原住民たちとの間で行き来したり商売をしたりすることはなかったので、この原虫の拡散はなく、ツェツェバエの分布は広がったかもしれないが、病気は広まらなかった。スタンリーはこの状態も変え、外国人探検家による探検と開拓の気運を盛り上げて、今日までしつこく残る睡眠病の広い汚染地帯を作り上げてしまった。

この病気による被害は、スタンリーが一八七七年に東部から最初に到達したコンゴ盆地で始まった。彼の河口への旅は、この地域の開拓に熱心だったレオポルドⅡ世の注意を引いた。レオポルドⅡ世はまもなくスタンリーを雇い、中西部アフリカに彼がベルギー領を建設するのを援助した。一八七九年から一八八四年にかけて、スタンリーはコンゴ川沿いに拠点を作り、外国の探検家や貿易商たちを支え、探検家や貿易商、そして奴隷商人たちはかなりの数になった。下流域の交通は目に見えて増えていった。

一八八七年、スタンリーはコンゴ人を引き連れ、大陸を反対方向に進み、再度大陸を横断した。河口からスタートした彼は、数百名もの大探検隊を連れて東へ向かった。この横断は公式にはエミン・パシャ救出を目的としていたが、レオポルドⅡ世が出資していたことからわかるように、探査を目的とした横断でもあった。彼は東から入ってきたときの最初のルートから分かれて、アルバート湖付近のジャングルから流れはじめる未探検の地、アルウィミ川へと分け入った。西海岸から旅をする人々は、このときだけでなくその後もたびたび、これまでまったく未踏の熱帯雨林の奥へと足を踏み入れていった。

スタンリーの一団や数年後に彼らに続いたグループは、人食い人種や別の敵意をもつ原住民たち、木々の生い繁る湿ったジャングル、毒蛇、人を刺すアリ、スナノミ、蚊、アブ、そしてツェツェバエに遭遇した。彼らは、暴力、飢え、感染症、蛇、マラリアで死亡したが、睡眠病で死ぬことはなかった。おそらく、彼らを刺したツェツェバエは違う種だったのだろうが、それ以上に、彼らはまだ、原因となるトリパノソーマを運んでこなかったということである。

スタンリーの同行者——役人、兵士、土地の人足たち——は、それぞれヨーロッパ、中東、東アフリカから来た人々で、彼らが西からのトリパノソーマ属を故郷から運び込んだのではなく、彼らが通過したコンゴには睡眠病は存在していなかった。[13] アフリカ中央部にこの原虫を持ち込んだのはスタンリーの一団だと主張する人もいるが、おそらくそうではなく、彼らはただこの原虫の東進におあつらえ向きの道を敷いただけである。

スタンリーが拓いた道を通って東へ向かった人々の中には、感染したツェツェバエを道連れにしていた者もあったろうし（このハエは狩猟動物、ボート、乗り物など黒い色の動く物体を追う性質を持っている）、中には、すでに別の場所で感染して血液中にトリパノソーマ原虫を保有していた者も疑いなくいたことであろう。確かなことが一つある。コンゴ川の河畔の森林地帯は、ガンビアトリパノソーマ原虫の運び屋である二種類のツェツェバエ（*Glossina palpalis, G. tachinoides*）にとって理想的なすみかであり、これらのハエに刺されることで、間接的ではあるが、まもなく数千人もの人々の死が引き起こされることになったのだ。しかし、一八九〇年代になるまで、この地域に住む人々は、何か恐ろしいものが到着したことに本当には気づいていなかった。

ツェツェバエが人を刺すことは、植民地時代にはアフリカの原住民にはよく知られていた。その口を皮膚に刺し入れ、血を吸い出す茶色がかった灰色の大きなハエにやられると、刺されたあとは赤くなり、かゆくなるが、総じてそれほど厄介なものではない。睡眠病に苦しむ地域でさえ一〇匹のツェツェバエのうち九匹は、この原虫疾患の広がりに何の役も果たさない。原虫を次の動物へうつすことはできないのである。しかし、刺されたところに小さな傷ができると、それは不吉な印である。ハエが刺したとき、その唾液から数千もの小さな原虫が新たな宿主に侵入したことを暗に示しているからだ。

コンゴ盆地で最初に感染した人々は、数週間から数カ月間は健康に過ごし、ごく少数の人はこの感染に打ち勝つことができた[14]。そうでない人々は、この原虫が血液の中で増殖を開始する。ガンビアトリパノソーマの増殖期の原虫はトリポマスティゴートと呼ばれ、一つ一つは、長い鞭のような尾と外側の湾曲面沿いにフリルのついた奇妙にくねった三日月に似ている。この血液型原虫は遺伝物質を二倍に複製し、二匹のトリポマスティゴートへと分裂する。最初はごく少数であった原虫もこのように増殖し、莫大な数となって体中の血管をめぐることになる。彼らは、自転車タイヤのチューブがいっぱい浮いている川の中を泳ぐワニのように、赤血球を巧みに避けたり、血液の流れの中を突き進みながら自由に泳ぐ。

フリルのついた三日月形の原虫が血流中に存在するだけでは病気にならないが、そこに危険が潜んでいる。多くの人々は感染に気づかず、したがって、この原虫を長期間保持し、空腹のツェツェバエがそこから血を吸い、感染を広げるのだ。スタンリーの後にも、感染した旅人たちがこの寄生虫のいない場所を通っていったが、ツェツェバエは依然として空腹で、その中のあるものは感染した人の血液を吸い、同時にトリポマスティゴートを取り込んだ。

感受性を持ったハエの体内で、原虫は中腸内に集まり、増殖する。そして、数千もの原虫は、再びハエの唾液腺に移動し、増殖を続ける。約二週間後、感染した人が他の地へ移動したあとでも、ハエはそこにとどまる。そして、次に血を吸うときも、それ以降も、ハエは生きているかぎり、他の宿主に何千もの原虫をばらまくのである(15)。

そのうち、血液中に長期間原虫のあった無症状の段階は終わる。トリポマスティゴートがリンパ節に侵入し、感染者は間欠性の発熱と頭痛による不快な時期に入る。一般的な不快感や食欲不振が現われることも多いが、それ以上に特徴的な症状として、ウインターボトム徴候として恐れられている徴候が現われ、これがこの発熱がジャングルで多く見られる他の病気とは違うことを示している。その徴候とは、首の後ろにある頸部リンパ節に腫脹が現われることで、これは、これから悪い結果が起こる前兆となるのだ。

トリポマスティゴートはこの段階でも増殖する。手足や顔が腫れ、発疹が熱と同じように出たり引いたりする。肝臓と脾臓が腫大する。原虫はほとんどすべての臓器に侵入し、細胞間組織を我が物顔に占拠する。そして最後に脳に達し、その名のとおり、人を眠らせる。

原虫が脳に侵入すると、精神的な錯乱、無気力、激しい疲労感が現われ、協調運動が失われ、眠気に襲われる。この睡眠状態が進行すると昏睡におちいり、その結果死亡する。通常、他の病原体による二次感染が発生するが、免疫力が低下しているため、これに対抗することはできない。感染初期にトリパノソーマ原虫を撃退することができなかった宿主は、通常は数年のうちに死を迎える。

二〇世紀の最初の数年間には、最悪のことが起こった。睡眠病はとどまることなくコンゴ川を西から遡上し、その間に数千人が死亡した。さらに、約二〇〇〇キロメートルの距離を経て、コンゴ川がルアラバ川になる場所であるスタンリー滝に到達し、コンゴ川へ流れ込む多くの川に広がった。それからこの病気は、おそらく感染した旅人によって何度も運び込まれ、ヴィクトリア湖に飛び移ったのである。

一九〇四年、『ニューヨーク・タイムズ』は、睡眠病は中央アフリカ東部のヴィクトリア湖の村をことごとく支配したと報じた。三万人以上がすでに死亡していた。「文明国には、今日恐るべき邪悪なものが存在し、それは、熱帯アフリカの植民地に驚異的な障壁となって立ちはだかりはじめていると言っても誇張ではない」。新聞はそう書いている。[16]

スタンリーの肩を持つわけではないが、たとえ彼がガンビア睡眠病がツェツェ・ベルトの西三分の二を覆う道を切り拓かなかったとしても、誰か他の人が同じことをしただろうと言える。事実、デヴィッド・リヴィングストンが、探検家、使節、医師としてアフリカ中を約二四年間かけて移動したとき、ナガナ病を新たな領域にまき散らすことに重要な役割をなしたのも確かだろう。同時に、この二人が、どのように、アフリカ大陸の三分の一を占めるツェツェ・ベルトをトリパノソーマ・ベルトに変えたかの実例を示している。皮肉なことに、彼らは、はっきりと「暗黒大陸」に光をあてるにつれ、そこを事実上人の住めない場所と見なしたのである。

『ニューヨーク・タイムズ』の記事は、トリパノソーマ症は専門家による研究が進み「終息する可能性が高い」と予測したが、これは空頼みともいうべき甘い予測であった。[17] その後一世紀の間に、この疾患が原因で何百万もの人が死亡し、ツェツェ・ベルトでは住民も専門家もいまだにこの原虫との戦いを続けているのである。

トリパノソーマ症による影響は、その病気自体と同じように多次元的である。ツェツェ・ベルトは明らかに数百万の人々を殺したが、それはまた、アフリカの他の多くの国々が植民地化するのを防ぐ助けにもなった。トリパノソーマは軍馬を殺し、歩兵を減らして軍隊の侵入を防いだ。ツェツェ・ベルトの存在は、固有の動物種やその他の天然資源に対する開発活動を妨害し、アフリカの他の地域で障害として現われている大きな環境破壊から生態系を保護することになっている。

トリパノソーマはまた、一九七三年、「ツェツェバエ問題」に数え切れないほど多くの専門家や資金を向けさせることになった。ジョン・J・マッケルヴィー・ジュニアは以下のように書いた。「トリパノソーマ属には、マラリア以上に時間やお金が費やされたが、マラリアの方がもっと広範囲に広がっており、より多くの開発努力の妨げとなり、より多くの人々の命を奪ったということを考えると、統計的には奇妙なことだ[18]」。マッケルヴィーはこれを、マラリアの研究が高まりつつあったときに書いていた。

*

スタンリーは、エミン・パシャ救出に派遣されていた間、マラリアの発作に苦しんだ。デヴィッド・リヴィングストンも同じで、彼はその間ずっと家族全員を看護することになった。二人は幸運だった。この病気は彼らを殺すことはなかったのだ。しかし、探検隊員はことごとくその病に屈した。トリパノソーマとは別の血液寄生性原虫であるプラスモディウム属原虫（*Plasmodium*）によって引き起こされるマラリアは、とんでもない殺し屋である。それは蚊によってばらまかれ、今日でさえ、毎年一〇〇万人に近い人々がこの病気で死亡している。

マラリア原虫のうち四種が人に感染する。熱帯熱マラリア原虫（*Plasmodium falciparum*）、三日熱マラリア原虫（*P. vivax*）、四日熱マラリア原虫（*P. malariae*）、および卵形マラリア原虫（*P. ovale*）である。熱帯熱マラリア原虫はこのグループの中で最悪で、マラリア患者全体のうちの半数はこれが原因で、多くは死に至る。今日、私たちは、マラリアを熱帯の病気と考えがちだが、過去にはマラリア原虫は、イングランド、アメリカ合衆国、南カナダ、そしてシベリアでさえ我が物顔に振る舞っていた。スタンリーの時代も、今日のようにアフリカがマラリアのホットスポットであった。南アジアも同様である。

多くの信頼すべき研究によれば、マラリアはローマ帝国に持ち込まれ、アレクサンダー大王の征服を終了させ、当時の人々の半数以上を殺したとされている。これらは正しいかもしれないが、当然のことながら、その壮大な記述は証明が困難である。証明するには医学的テストの結果と統計が必要だが、それらは存在しないからだ。とはいえ、マラリア原虫は、南北戦争、両世界大戦、さらに最近の戦争などの多くの戦争で、伝統的な武器によるよりも多くの戦闘員の機能を麻痺させ、恐るべき力を振るってきた。一九六〇年代と一九七〇年代のベトナム戦争では、マラリアは両軍にひどい打撃を与えることになった「見えない敵」で、それを証明する確かな統計も存在する。

今日でも、ベトナムのほぼ全域がマラリアのハイリスク地帯で、ベトナム戦争の最初の数年間は、マラリア対策キャンペーンが国内で進行していた。ベトコン（南ベトナム解放民族戦線）は、この原虫には間接的な生物兵器という巧妙な手段として、敵の力を弱体化させる潜在的な能力が備わっていることを知っていたし、マラリア対策キャンペーンを失敗させることもできた。野外におけるマラリア撲滅活動を、ただ単に人にだけ実施することには大きな危険が伴うため、これは希望者のいない仕事となった。その結果、マラリアは南ベトナムにおいて猖獗を極め、海岸の低地では病原性の低い三日熱マラリアが、西部の高地やジャングル地帯では病原性の強い熱帯熱マラリアが流行した。

ベトナムに到着したアメリカの兵士たちには、みな抗マラリア剤が配給され、それを服用しないと厳しい懲戒を受けた。また、マラリアを運ぶ蚊は普通は夜飛んできて刺すため、兵士たちは蚊帳の中で寝なければならなかった。蚊帳の中で寝たことのある人なら知っているだろうが、どれほど注意深く端を折り込んだとしても、寝ている間に腕か脚で蚊帳を押すだけで、蚊を招き入れてしまう。そして、ベトナムの夜は暑く、アメリカ人はゆっくり眠ることができない。

抗マラリア薬の苦いクロロキン錠剤をむりやり飲み下し、ベッドの中に蚊帳をたくし込んでも、何千匹もの蚊がアメリカ軍の兵士を刺し、マラリアをうつすことは避けられなかった。ベトナムに着くと数日のうちに、誰もが高い確率で病気にかかるリスクに直面した。そして、すべての師団は機能しなくなった。

しかし、苦しんだのはアメリカ人だけではなかった。抗マラリアキャンペーンがなかなか進まない中で、西のジャングルで軍事行動をとるベトコンはマラリアに感染していた現地人による道案内を受けていた。このマラリア原虫は敵に対して用いられるはずであったが、自分たちに対して猛威を現わすこともあった。しかし、ベトコンの中にはこの原虫に対しある程度免疫を持つ者がおり、彼らは全員、検査の結果、免疫を持っていることがわかっていた。事実、彼らは南ベトナムに着く以前にこの原虫に出会っていたのである。

ボドイと呼ばれるベトコン歩兵の多くは、踏み分け道、道路、ベトナム西部やラオスとカンボジアの東部のジャングルを通る河川を伝い、徒歩で八週間以上かけて南ベトナムに入った。蚊やマラリア原虫がたくさんいるこの領域はホーチミン・ルートと呼ばれ、軍とその供給物質を安定的に南のルートへ運ぶベトコンの生命線だった。

ホーチミン・ルートは、そのほとんどが空からは見えないように非常にうまく隠されていたので、アメリカ空軍のパイロットには見つからなかった。しかし、待ち伏せとカムフラージュの技を訓練されていたベトコンはこうした目隠しはほとんど必要としていなかった。ホーチミン・ルートには生命に関する危険がほかに数十もあり、マラリアもその一つであった。アフリカのツェツェバエと同じように、蚊も防ぐことはできなかった。道を行く者一人一人を感染させた蚊は、それまでにマラリア原虫に感染した別の人の血を吸ったことのあるハマダラカ（***Anopheles***）の雌だった。

蚊は、その細い針状の吻を兵士の血管に刺し込むとき、吸っている間に血が凝固しないよう、唾液を刺口に注入する。その唾液の中に混じっているマラリア原虫のスポロゾイトは、細長くて非常に小さく（一五マイクロメートル）、四〇〇匹を縦につなげても端から端まで約六ミリにしかならない。スポロゾイトは動き回ってすぐにいなくなり、血液中に長くとどまることはない。

二四時間以内にスポロゾイトは肝臓の細胞内に見られるようになり、トロフォゾイトと呼ばれるふっくらした形の発育期に姿を変える。トロフォゾイトは肝細胞内の液体を食べて育ち、すぐに増えはじめる。一週間たつころには、一匹のトロフォゾイトからメロゾイトと呼ばれる新たな原虫がたくさん生まれ、肝細胞内にびっしりと詰まり、最終的には肝細胞膜を破って外へ飛び出す。そして、メロゾイトは肝臓を離れ、再び血液に戻る。

普通のベトコンの新兵は間違いなく蚊には注意しているが、最初は感染しても、病気の感覚がなく、ホーチミン・ルートを野営地から野営地へ二週間近くかけて移動する。新兵は、武器、ハンモック、

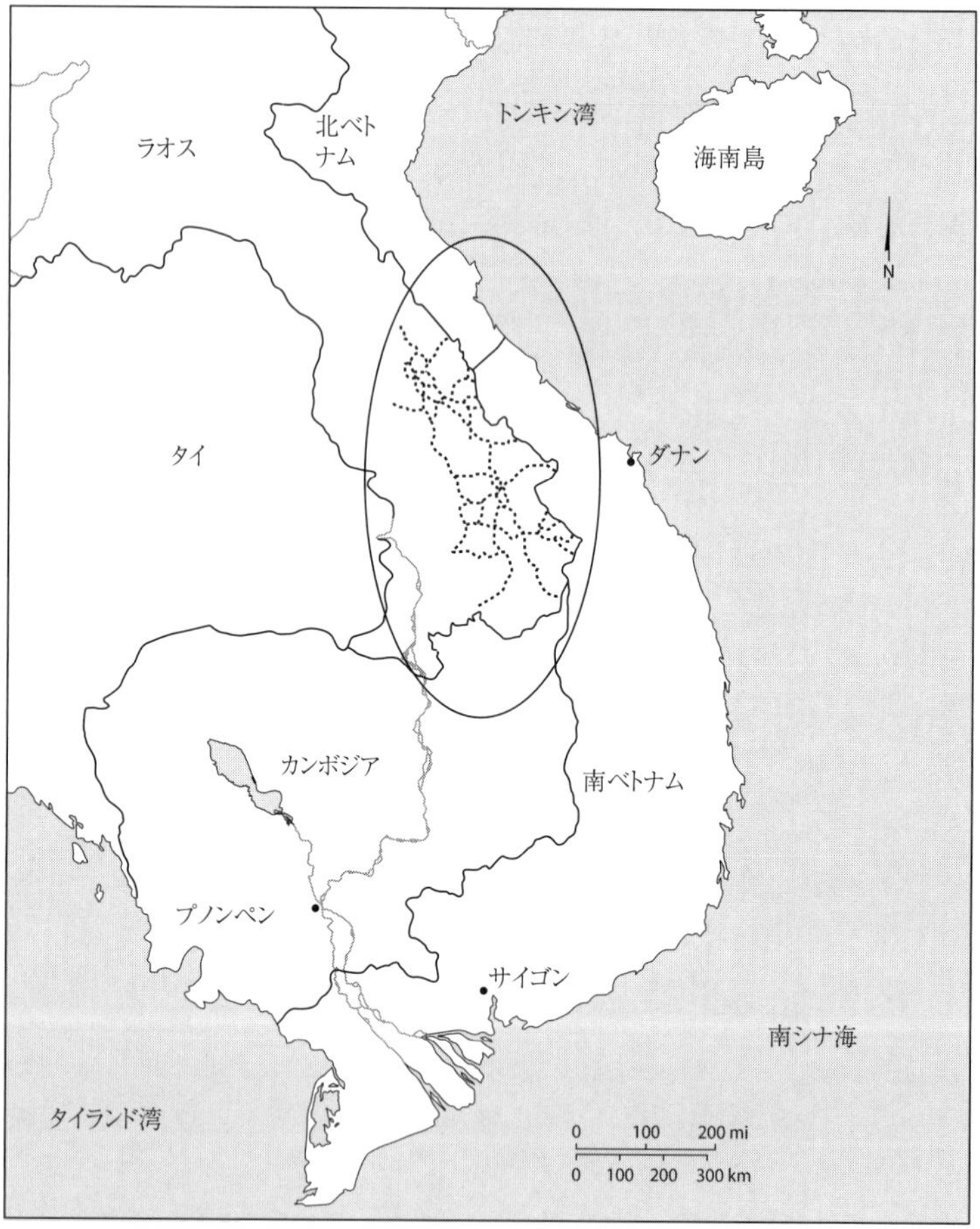

地図２　東南アジア。南北ベトナムをつなぐラオスのホーチミン・ルートのネットワークは、楕円で囲まれている。

食料、抗マラリア剤、ビタミン剤を携帯し、ポーターの場合は、一〇〇キログラムを超す供給物資を自転車に積んで押す。そして、空爆、腸の病気、野生動物を避けながら約一二〇キロメートル以上も進む。[19]

一つ一つの小さなメロゾイトは赤血球の外側に付着し、細胞膜を突き抜け、内部に自由に浮遊する。そして再びトロフォゾイトに姿を変え、食物をとりはじめる。細胞の液体を摂取するトロフォゾイトは丸くなり、ついに、小さな風船のように膨らみ赤血球の中に浮かぶ。その体――細胞質と核――は、食物である液胞のまわりに広がる。

そんなものはないのだが、もし、ホーチミン・ルートのどこかの野営地に良い顕微鏡のある医療施設があったなら、一滴の血液を使ってこの原虫の存在を明らかにできたことであろう。それは「印鑑つき指輪」と呼ばれるように、顕微鏡では、端に原虫の核がついた小さな指輪状の像として見ることができる。それらは、赤血球を中から食べているのだということを忘れられるのなら、きわめて美しい。検査に用いられる通常の染色法によって、原虫の体である細胞質は青く、繊細なかすみのように、夕空の色のごとく染め出される。一方、原虫の核は端にあって、大きく赤く染まった点状の構造として見ることができる。この形を「印鑑つき指輪」と表現した人は、印象に残る描写ではあるが、当を得ていない。それは宝石が一つはまった指輪で、宝石はルビーというべきなのだ。

しかし、この指輪は大事にするべきものではない。食物の入った液胞から栄養をとった指輪形のトロフォゾイトは、ボドイの赤血球の中で大きくなり、その球形はくずれ、アメーバのように広がる。このとき、マラリア原虫は成長に伴って排泄物を作り出す。それは黄褐色の色素で、病気の原因が明らかになる前に認めることができるマラリアの印でもある。わずか数時間後、この色素は、顕微鏡で簡単に見えるほどたくさん血液中に存在するようになる。

感染したボドイは、この時点では少し調子が悪いと感じるだろう。疲労感、頭痛、関節の痛みを感じ、風邪にかかったのかと疑うかもしれない。あるいは、これまでに発症した他の者たちをすでに見ていて、何が起こりつつあるのかが正確にわかっているかもしれない。どちらにせよ、彼の健康状態は恐ろしいほど悪化していく。病気の次の段階では、トロフォゾイトは赤血球の中で増殖して数十かそれ以上のメロゾイトを生み出し、細胞を破壊し、血流中へと噴き出す。感染した数百万もの赤血球が同時に崩壊する。それぞれのメロゾイトは新たな赤血球に侵入し、同じプロセスを再び開始する。最後に、一部のメロゾイトはガメートサイトと呼ばれる段階へと成熟する。ガメートサイトは、吸血した蚊に感染して新しい生活環を始めることのできる雌雄の原虫である。

何百万個もの感染赤血球が同時に崩壊することで、患者はマラリア発作と呼ばれる発作に襲われる。発作が襲うたび、患者は突然、大変な寒気を感じる。体温は四〇℃以上になり、悪寒に震える。屋内のように比較的快適な場所なら、ボドイは歯をかちかち言わせ悪寒に震えながらベッドに入り、毛布にくるまったりストーブのそばに寄ったりするが、ホーチミン・ルートにはこれらの苦しみを和らげる設備は何もなく、夜間は気温の下がるところもある。どのみち、救いは何もないのだ。

一時間以内にすべてが変わる。恐ろしい頭痛が始まり、ボドイは踏み分け道にうずくまったり、野営地のハンモックになすすべもなく横たわりながら、激しくうなり、錯乱する。数時間がたち、熱がひくと、彼は汗をびっしょりかき、ひどく消耗していることに気づく。その後、おそらく彼は眠るだろうが、破壊された大量の赤血球の中から繰り返し見る悪夢のように次世代のスポロゾイトが飛び出し、新たな赤血球に侵入する。二四時間から四八時間ごとに荒々しい発作が訪れる。

ベトコンにとってもアメリカの兵士にとっても、この病気は時におそろしい展開をなどり、犠牲者は徐々に意識不明になり、無意識のうちに手足が震え、筋肉がけいれんしたり歯ぎしりをしたりする。脳内では、マラリア原虫の感染した赤血球が毛細血管にたまり、それより太い血管の壁を覆い、脳組織の上に梅のような色の奇妙な幕を張る。酸素を奪われた脳は、働きが衰える。有効な治療をすみやかに施さなければ、患者は死ぬ。

ベトコンもアメリカ人とまったく同じように、マラリアで膨大な数の兵士を失った。ボドイは抗マラリア剤を携帯していたが、十分な量はなく、アメリカ兵が使っていた錠剤と同様、原虫に対し必ずしも効果は十分ではなかった。熱帯熱マラリア原虫はそれまでにもこれらの薬に出会っており、薬を巧みにかわすよう進化していたのである。

当時、クロロキンは誰もが使える最良の抗マラリア剤であったが、一九六〇年代初期に、クロロキンに耐性を持つ熱帯熱マラリア原虫が、遠く離れたタイとビルマの国境から出現した。この耐性原虫は急速に広がっていき、ホーチミン・ルートやその周辺のジャングルに到達するまでそれほどかからなかった。ベトナム戦争はまさにそんな時、その場所で起こり、すべての人をこの危険な寄生虫の攻撃対象者リストに載せてしまった。

マラリアがホーチミン・ルートにこのような大打撃をもたらすには、状況が一度に揃う必要があった。まず第一に蚊が生息している必要があるが、それも、どの蚊でもよいというのではなく、マラリア原虫がうまく増殖できる種でなくてはならない。幸い、多くの種の蚊の体内では、マラリア原虫はただ死ぬだけだが、ハマダラカ属に属する蚊の体内では生殖が可能で、増殖して次世代を作り出すことができる。

カンボジアや南ラオス、ベトナムを含むこの親指形の地は、蚊には快適な低地にあり、ハマダラカの割合はかなり高い。さまざまな種が何世紀もの間ここに生息し、豊富な湿地で繁殖し、人と動物の両方の血を吸ってきた。日中は戸外にいるのもいるし、人の家屋の中を好むのもいる。日陰で繁殖するのも、日の光の中で繁殖するのもおり、どちらでもよいというのもいる。外国人兵士やホーチミン・ルートを歩くベトナム人兵士がこれらの蚊から隠れる場所はない。

第二に、マラリア原虫のキャリアーの存在が必要である。繰り返しになるが、この地域ではこの原虫は非常に長い歴史を持つので、感染者たちの集団――有症状にせよ無症状にせよ原虫を保有しているキャリアー――が確実に存在する。そして、薬剤耐性を持つ熱帯熱マラリア原虫もすでにこの集団に到着している。ホーチミン・ルートの交通が定常的になれば、原虫の集団も大きくなり、病気の広がりに必要な最後の条件も整う。そして、マラリアに対する免疫をほとんど、あるいはまったく持たない人間が、新しい宿主となるべく絶えずやってくるのである。こうして、マラリア原虫はホーチミン・ルートにおいて猛威を振るうことになった。

こうした中で、目的地に着いたボドイたちは、携行する武器以上の武器を彼らの血液内にしまい込んでいたと言える。この土地に暮らすすべての生き物たちと一緒に暮らしてきたベトナム人は、多くがこの病気に多少の抵抗力を持っていたが、南ベトナムの山地やジャングルで戦う米軍には抵抗力がまったくなく、使っていた抗マラリア剤も役に立たなかった。そして、多くの者が病に屈した。

マラリア原虫がベトナム戦争の結果にどの程度影響を与えたかを述べることはできないし、もしこの原虫の働きがなければ、物事の展開がどうなったかは誰にもわからない。概算では、ホーチミン・ルートを歩いたベトコンの二～一〇パーセントが、移動の途中でこの病で死亡し、初期のころの方が死者数が多かったのではないかと推定されている。他方、一九六二年～一九七〇年にかけて、アメリカ軍（陸、海、海兵隊）のマラリアの症例は六万五〇〇〇人以上で、病気の延べ日数は一〇〇万日以上、隊全体が行動不能になったことも延べ数週間以上になった。[20] アメリカ軍は、戦闘よりもこの原虫による犠牲に悩まされたのである。[21]

皮肉なことに、重大な影響は戦争の「あと」にやってきた。クロロキン耐性の問題はベトナム戦争に突入していった医療の世界では比較的新しく、アメリカ人もベトコンもまもなく、もっとよく効く新たな薬を死にものぐるいで探すようになった。その結果、資金が投じられ、以降、数え切れないほどの生命を救うことになった抗マラリア剤が生産された。議論の余地はあるが、最良の薬は中国による研究で得られ、これによりベトコンが助けられることになった。歴史学者の中には、終戦のころには、片手には原虫を、もう片手には優れた抗マラリア剤を手にしたベトコンが、決定的に有利になったと信じる人がいる。

中国の研究からは、クソニンジン（*Artemisia annua*）と呼ばれる薬草由来の抗マラリア薬アーテスネートが作られた。[22] アメリカ側ではメフロキンが作られた。メフロキンには、それまでの事実上すべての抗マラリア剤と同じように耐性がまもなく現われた。一方、クソニンジンからとられた薬は、過去に発見された抗マラリア剤の中で最も強力であることがわかり、今日でも、メフロキンや他の薬剤と組み合わせて使用されている。この混合薬が投与されると治癒率は高くなり、治療効果がより早く現われ、マラリア原虫は薬への耐性を獲得する時間がなくなる。

ベトナム戦争でのマラリアの間接的な影響は、最終的には直接的影響よりもはるかに大きく、マラリア自体の敗北にも間接的に貢献したのかもしれない。しかし、歴史はまだこのような統計値を記録していないし、私たちが影響全体を把握することも決してできない。ただ、もし、クソニンジンが私たちに力を貸し、熱帯熱マラリア原虫を、数千年前に彼らがすんでいた闇の中に最終的に押し戻せるとしたら、私たちの世界の中で計り知れないほどの変化が現われるだろう。

＊

トリパノソーマ原虫はツェツェバエを、マラリア原虫は蚊を、住血吸虫は巻貝を必要とした。これらの寄生虫や宿主は、新たな場所へすみかを広げることはできるのだが、その場所というのは他の宿主も同様に生存できる場所でなければならない。彼らは、人のいるところならどこにでも侵入するのではなさそうだ。とはいえ、人に寄生するすべての寄生虫にこのような障壁があるわけではなく、多くのものは宿主となる人だけを必要とし、ほとんどどこにでも移動できる。彼らの大多数は、宿主と日々接触する有効な手段として、食料と水を使う。回虫はその代表的な例だ。

回虫（*Ascaris lumbricoides*）は腸管に寄生する大型の寄生線虫で、人に寄生する寄生虫としては蟯虫（*Enterobius vermicularis*）に次いで広く存在している。回虫は人に寄生する他の線虫類に比べて大きいというだけではなく、成熟した雌の場合、大きなものでは長さが三〇センチメートルを優に超えるものも見られる。彼らは、夜這い回る大型のミミズに比較的似ているが、両者に関係はない。ミミズは動物に寄生することはないが、回虫は地球上の約四分の一の人の小腸内に見つかる。

回虫卵は人糞の中に見つかり、南北アメリカ、ヨーロッパ、アフリカ、中東、ニュージーランドの遺跡にあるコプロライト――人糞の化石――中にも見つかる。最古の発見物は、二万四〇〇〇年以上

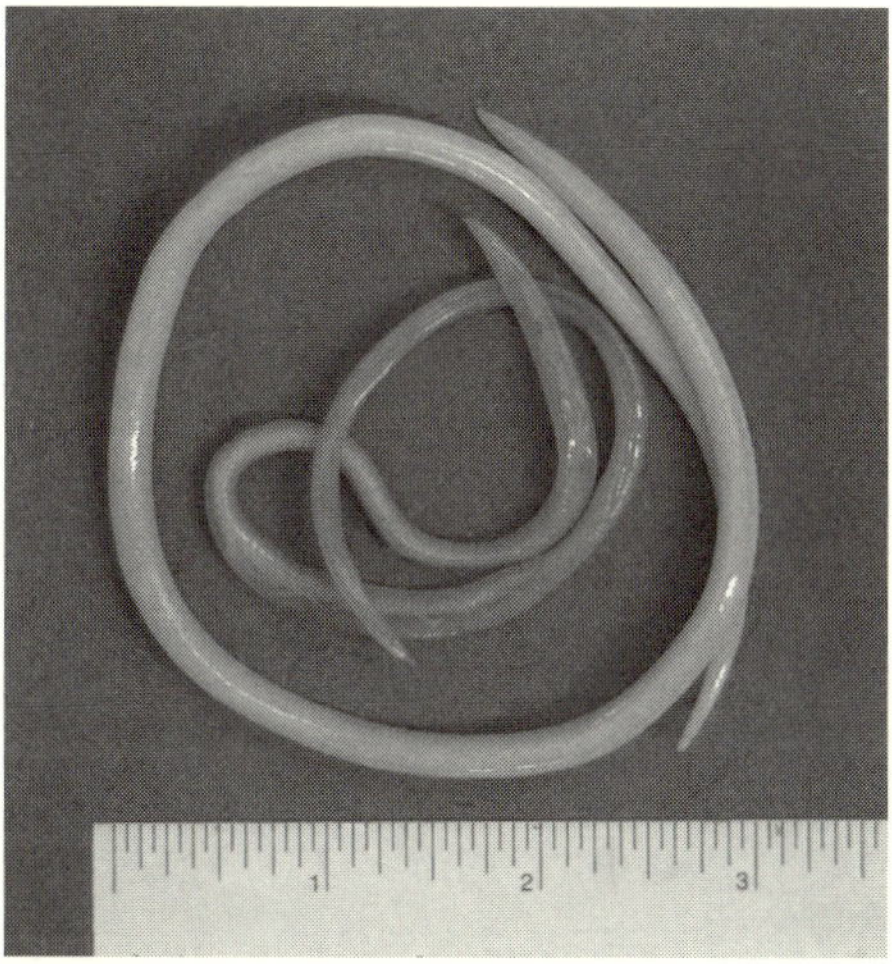

図２　回虫（*Ascaris lumbricoides*）。スケールはインチ（約 2.5cm）（写真／著者）

も前のものだ[23]。回虫は実に長い間私たちと一緒におり、地球上のどこにでも存在する。今日では、衛生状態の良い場所では比較的珍しいが、良くない場所では非常によく見られる。

回虫は二万四〇〇〇年以上も前から人間社会に対して、一人ひとりの人間や世界に対して、どのような悪さをしでかしてきたのだろう。ヨシュアやヘブライ人の多くは腸内に大きな寄生虫がいたことであろうし、ヘンリー・モートン・スタンリーもそうであっただろう。大西洋を定期的に行き来していた奴隷商人たちにもこの寄生虫がいたに違いない。事実、ある有名な医学者は、回虫という難問は、探検家ジェームズ・クックまさにその人を破滅させたのではないかとほのめかしている。

もし、ラハブ、エリコ、住血吸虫の話が断片的な科学的証拠にしか基づいていないとするなら、キャプテン・クックと彼の回虫に関する理論はもっと不確かなものになる。それでも、回虫が史上最も有名な探検家の一人の能力を麻痺させることにより、歴史の流れを変えた可能性は、明確ではないがとりあえず存在するし、この筋書きを提出した有名な医学者であり、英国海軍中将で、かつての医学長官でもあるジェームズ・ワット卿のことを軽んじ、その意見を簡単に片付けてしまうべきではない(24)。回虫の仕業だというワットの考えは、クックの死から二〇〇年後の一九七九年に出された。

クックの航海三回すべてで多くの乗組員が航海日誌をつけ、海上での、また現地社会でのクックの生活を詳細に記録していた。船乗りたちは、航海の終わるごとにこれらの日誌を提出するよう求められ、ほとんどの日誌は現存している。このようにして、ジェームズ・クック船長については、彼自身の記録と乗組員たちの記録から多くのことが知られ、ワットがまとめた証拠の束も出来事の直接的記述から生まれたものである(25)。

探検家たちは新しい土地でいつも歓迎されたわけではなかったが、乗組員たちにも土地の人々にも公正で彼らを人間的に扱ったことで知られるクックは、平和的解決を探すことが特徴だった。事のなりゆきが悪い方向へ向かったとき、流血を避け、土地の人々との関係を修復しようとした彼は、もし乗組員たちが不和を解決しようとして破壊や暴力に訴えれば、彼らに懲罰を与えた。彼は船乗りたちに非常に好かれ、父親のように尊敬されていた。

しかし、最後の航海では、不快で説明のつかない人格の変化がクックに起き、クックは乗組員にも土地の人々にも苛酷で、残忍とも言える扱いをした。多くの乗組員は、最後の航海の間の出来事にたいそう当惑し、失望し、日記に詳細を記録した。

トンガでクックは投石した現地の人々を鞭で打ち、手足を切断するよう命じた。モーレア島では、乗組員が土地の人から何かを取ったところから劇的な事件が始まった。土地の人々は仕返しに、海岸で草を食んでいた一匹のヤギを奪った。クックは怒ってそのヤギを返すようにいい、それは返ってきたが、その直後に二匹目のヤギが盗まれた。二匹目のヤギは高価なことがわかると、要求しても脅してもそれは戻らなかった。クックは激怒し、船乗りたちと一緒に島中の家々を焼き、カヌーをこわし、島民たちが再建に何年もかかるほど破壊した。

数日後、クックの船の上で盗品を持っていたある原住民が逮捕された。怒り狂ったクックは、船の床屋に男の頭をそり上げ、両耳を切り取るよう命じた。しかし、副官が間に入り、床屋が命令に従わないようにさせた。片耳の一部を失った泥棒は、幸運にも島の近くの海に投げ入れられた。まもなくもう一人の原住民が盗みで捕らえられ、今度は両耳と髪の毛を失った。

命令を書き留めた部下たちの日誌は、若かったころのクックにはなかった残忍さと冷たい怒りが散見される報告で終わっている。北太平洋でセイウチを食べることを拒否した男たちに、クックはパンだけを与え、必要とあらば彼らをそのまま飢えさせておこうとした。ハワイでは、サトウキビのビールを鼻であしらった男たちに、ブランデーの配給を停止した。そして、彼らの反抗的な態度を責めつけた。乗組員たちは、土地の女たちへ性病を広めたとして鞭打たれ、土地の人々は盗みのかどで鞭打たれた。

また別の時には、クックは航海への興味を失い、新しいものの探検や発見への情熱を忘れたかのようだった。航海に関し不注意なことも時にあった。一七七八年一二月には、ハワイ島に到着し新鮮な品物を補給したにもかかわらず、空腹な部下たちへの割り当てを増やすのを忘れた。ハワイでは、態度は受け身で、優柔不断で、よそよそしかった。ジェームズ・クックにどういう問題が起こっていたのか。ストレスに苦しんでいたのか、それとも、より深刻な問題があったのか。ジェームズ・ワットは、問題は回虫ではないかと言っている。

雌の回虫は多くの寄生虫と同じようにきわめて多産で、宿主の糞便中にごく小さい卵を毎日二〇万個も産みつける。住民、特に子供たちが戸外の地面に（頻繁に）排便することの多い熱帯気候の地では、土壌には感染力のあるこれらの卵がきわめてたくさん含まれている。この卵は生き続け、気温が下がっても乾燥しても何年間も感染力を持ち、多くは最終的に、汚れた手や洗っていない果物や野菜、汚い水を介し、宿主である人へ入り込む。

回虫の受精卵は金茶色の少しつぶれた球形で、殻の中のクルミのように全面がこぶだらけである。もし殻が透明なら、成長していく幼虫が中空の卵の中央で丸まっているのが見えるだろう。暖かくじめじめした土壌の中でわずか数週間もたてば、幼虫は、もし人に飲み込まれれば孵化できるように準備が整う。

幼虫は、卵の中では頑丈な殻によって守られ、小腸に到達すると殻を破って外へ出る。小腸壁を抜けることができた幼虫は血管へと入り、血流にのる。そして、もし途中で道を見失わなければ（多くは見失うのだが）、心臓の中を移動し、次の壁を突き抜けて肺の中へと入る。ここで幼虫は、感染した人が咳をしたときに押し出されるように喉まで上げられるか、小さなウナギのように自力で気管を這い上がって喉まで到達する。喉に達した幼虫は飲み込まれて胃へ送られることになるが、幼虫が十分成熟していれば過酷な胃酸の中でも生き延び、終の棲家である小腸まで到達することができる。そこで回虫は大きな成虫へと育っていく。

回虫の成虫は小腸に沿って横に並び、停泊中の細長い潜水艦のように液体の中に浮かんでいる。虫たちはうっすらと光り、とてもつるつるし、薄桃色をしている。時に、体表を通して体内の繊細な構造が透けて見える。面白いことに、彼らはラテックス塗料を思わせる臭いを持っている。

回虫の口は、中央の開口部のまわりにクローバーの葉のような形の三枚の唇がついた繊細な構造を持ち、これによって、まわりの液体から栄養をとる。人が卵を飲み込んでから、新たな成虫が最初に糞便中に卵を産むまでは約三ヵ月で、それは平均的な回虫の寿命の約四分の一である。

しかし、回虫について知られていることは、その生活環が一段階ずつ順序正しく経過していくことだけではない。この寄生虫は時として体の中を遊走し、腸管を離れて口や鼻から這い出すこともあり、これを見ると腰を抜かすほど驚き、パニックにおちいることもある。幼虫の場合は、目に涙を分泌する細い涙管から這い出す例すら知られている。さらに危険な場合には、胆管をさかのぼって肝臓へと達する症例や、腸管壁の中を這い回って最後には壁を破って腹腔内へ出ていく症例も知られている。

一方、小腸内にとどまっている回虫は宿主の栄養吸収を妨げる。

このような大きな寄生虫の数が増えると、深刻な問題が発生する場合があり、特に腸内で集まってこぶのような塊を作った場合にはただちに腸閉塞が発生する。興味深いことに、寄生虫が体内を遊走したりどうにもならないこぶを作ったりする傾向は、どちらも、人が服薬したり発熱したりすると増していく。このように、回虫感染による突然の腸閉塞は、原因となる回虫よりも感染者の発熱の結果である場合が多いようである。

ワットによると、クックと彼の寄生虫の話は、船長の三度目にして最後の航海に始まったのではなく、一七七四年一月の彼の二度目の航海に始まるという。この航海でクックとレゾリューション号の乗組員たちはこれまで誰も見ていなかった南の大陸を探し、太平洋の南極圏内を探検していた。クックは物理的に可能なかぎり南へ行き、これまで誰も行ったことのない遠くまで探検しようと決意していた。彼と乗組員たちは船を進め、ついには広大な氷が広がる場所へと到達した。

これは歴史的瞬間だったが、冒険と発見の興奮も船長にはくすんで見えた。クックは気分がまったくすぐれなかったのだ。自分の健康にも乗組員たちの健康にも自負心を持っていた彼は、船の操縦を一等航海士に委ね、「むかつくような腹痛」でベッドに引きこもらなければならなかった。[26]その症状はクックにとっての初めてのものではなく――彼は数ヵ月間便秘と嘔吐に悩まされていた――また、最後でもなかった。それから病気は良くなったものの、船が北上し、気候が暖かくなるにつれてどんどん悪化していった。彼は病気を隠していたが、ついに二月の終わりに急性腸閉塞になった。

「クックは、土地の食物を食べることに何の注意も払っていなかったので、腸への回虫の重い感染ではないかと思われる。症状は、急性の閉塞が起き……軍隊では不快な発熱を伴う症例が見られることもある。回虫が患者の口の中に現われることもある」とワットは示唆している。このような多量の回虫は、船がタヒチを離れてからほぼ三ヵ月間、クックの腸内で成長したのだろう。幸い、彼は腸閉塞で死亡することはなかったが、体内から何らかの寄生虫が現われたかについて日誌にはまったく書かれていない。

一七七六年に始まった三度目の航海で、徐々に現われる性格の興味深い変化については、その直接の原因を回虫とすることはできない。他の寄生虫の幼虫には見られる場合もあるが、回虫は人の脳に入り込み、行動に影響を与えることはしないからだ。とはいえ、間接的なつながりはあるかもしれない。「クックの症状はビタミンB欠乏症に似ている。すなわち、食欲不振、体重減少、過敏症、人格の悪化、混乱、集中力の喪失、そして精神病も」とワットは指摘している。

栄養欠乏症、特にビタミンC不足によって起こる壊血病は、クックの時代には長い航海で生じる問題としてよく知られていた。クックは出港前はいつでも入手できるかぎりの果物と野菜を船に積んだが、それでも、港と港の間の食糧は明らかに非常に乏しかった。海上に数年間いると、探検隊が頼ることができたのは、停泊したときに入手できた食糧と、海で捕らえることのできた魚や海鳥だけになった。食糧が傷んだり尽きたりすると、乗組員たちは空腹でみじめな気持ちになった。

回虫や腸内にすむ他の寄生虫は、宿主の健康に対して、栄養面からさまざまな悪影響を及ぼす。もし、ほかに何もないなら食欲不振は大した影響は及ぼさない。クックの場合、腸内の寄生虫感染は、たとえ断続的でも長期間の栄養不良と結びついてビタミン不足を生み出しえたのではないか？ジェームズ・ワット卿は、それはありうると考えている。

ワットの理論には一つ、決定的に明らかな欠陥がある。もし、ジェームズ・クックが一七七八年と一七七九の時点で腸内に元気な回虫をいっぱい抱えていて、すでに栄養失調におちいっていた健康状態がさらに痛めつけられていたとするなら、その回虫は、一七七六年の腸閉塞を起こした犯人ではありえないことになる。回虫はそんなに長くは生きないのだ。クックに寄生していた寄生虫は、寿命が来て死ぬか、三度目の航海に出る前に排泄されるか消化されるかしていたはずである。もし虫がいたなら、クックは、旅の途中で新たな感染源から繰り返し感染し、故郷でもその長期間ずっと感染していなければならなかった。

当時の乗組員たちには全員、ほとんどいつも腸内に寄生虫がいたことだろうし、もし、ジェームズ・クックの腸にいたとしても驚くことではないだろう。回虫は、クックや乗組員たちが長期間過ごした熱帯の太平洋の島々にだけいたのではなく、ヨーロッパにもいた。人糞と腸内寄生虫の関連は理解されていなかったため、食糧や水の汚染はいたるところにあったし、熱帯では、人の排泄物が穀物に施肥されることはなかったにせよ、昆虫、寄生虫、動物の活動によってその卵が広くまき散らされることはありえた。おそらく、乗船していた誰もが回虫やその他の腸内寄生虫を保有していただろうし、人によっては寄生状態が重度であったことを示す証拠も見られる。もしクックがその一人だったら、彼の体内には多数の寄生虫が存在していたことだろう。

事実、腸内寄生虫のうちあるものはビタミン不足の原因となる。魚に寄生する条虫である裂頭条虫は、今日でも約九〇〇万人の人の腸内に寄生し、感染者はビタミンB_{12}欠乏を引き起こすことがある。しかし、科学者はこれまで回虫と特定のビタミン欠乏症の間に直接的関連は見出していない。

一七七九年一月、クックとレゾリューション号の乗組員、それに、チャールズ・クラークの率いるディスカヴァリー号の乗組員は、ハワイのケアラケクア湾にのろのろと入っていった。彼らは最近までこの島におり、こんなにすぐ戻ってくるとは思っていなかったが、嵐で船が壊れ、修理が必要だった。これがクックの最後の寄港地になった。

探検隊は、ハワイのケアラケクア湾で人々からこれまで受け慣れていた敬意を払われず、いつもよりはるかに多くの盗みに遭った。緊張が高まり、クックは珍しく、歩哨に、撃つことこそ禁じたものの、弾をこめたマスケット銃を携行するよう命じた。一七七九年二月一四日、船で盗みが起きたことがクックにとって我慢できない侮辱となった。事態がどうなるのか、明らかな結果はほとんど考えないまま、クックは自分の銃に弾をこめ、武装し、威嚇的な様相の船員とともに海岸に行った。それから彼は、ハワイ人の首長の一人を拉致しようとした。

石、槍、剣を持って集まったハワイ人たちは、クックの一団に比べ、はるかに数がまさっていた。土地の人々への対応で、なぜクックが自らをこのような立場に追いやったのか、あるいは、いつもの平和的な手段を捨てたのか、これまで誰も説明できていない。状況は突然エスカレートした。クックは一人の男を撃ち殺したが、怒りを爆発させた群衆の方がまさり、何度も刺された。四人の船員が彼とともに命を落とした。

クックの身体は岸辺に短時間捨て置かれていたが、その体を取り戻そうと乗組員たちが集まったときには、ハワイ人がすでに亡骸を持ち去ったあとだった。亡骸は島の中へ運ばれ、その夜、レゾリューション号とディスカヴァリー号の船乗りたちは嘆き悲しみながら、遠くに火の光を見た。翌日、彼らが遺体を返すよう求めると、土地の人々が何をしたかがわかった。

クックと他の死者たちは、偉大な人の亡骸を扱うハワイの習慣通り、切り分けられ、焼かれていた。骨はその時、島のさまざまな人々に配られていた。さらに要求し続けると、最終的には、クックの骨、太ももの一部、頭皮、両手、両足、そして所持品が船に返ってきた。これら遺体の一部は、ケアラケクア湾の海に葬られた。

結局、クックの話には答えより疑問の方が多く残る。クックの体内に寄生虫のいた可能性と晩年の彼の精神病的行動の関係には、興味深い謎がいまだにある。彼の腸内にはたくさんの寄生虫がいたのだろうか？　おそらく、その亡骸を火にかける用意をしたハワイの人々は、その答えを知っていただろうから、それを問えるならよかったのだが。

それ以上にさらに刺激的な問いは、回虫は世界の探検にどのような影響を与えたかではなく（結局、私たちはクックが発見できなかったものはすべて、今日までに発見しているのだから）、寄生虫が他の方法で人類の進歩に影響を与えているのではないかということだ。腸内に寄生虫を持つ人、特に子供たちは、感染していない子供たちのように学校生活に適応できないようである。さらに、子供に感染している寄生虫の数が増えるほど、学業に与える影響が深刻になりそうである。

回虫は、ある集団においては非常にありふれた寄生虫で、九〇パーセント以上の子供が感染している社会もあり、これらの影響で、人の潜在力が大きく損なわれている可能性が示唆される。この寄生虫だけで、私たちがどれほどの損失を被ってきたのか？　損失はまだ続いているのか？　さらに悪いことに、他の腸内寄生虫に関する研究からも、その寄生によって学習能力に悪影響が現われているらしいことが示されている。[27]

私たちはなぜ多くの寄生虫に感染してダメージを受けるのか。その唯一の理由は、口から入ったものが腸内で引き起こすことを防ぐすべをいまだに持っていないことであろう。マラリア原虫やトリパノソーマなどの昆虫媒介性の原虫や皮膚から侵入する住血吸虫などは例外で、多くの寄生虫は回虫と同様に口から入ってくる。食品や水の安全性確保に関して、私たちは多大な努力を払ってきたが、努力はしばしば失敗に終わる。食品や水によって運ばれる寄生虫の背後には、それらを恐るべき敵に仕立て上げた自然や人類の歴史が存在するのだ。

第2章

危険な市場

食と寄生虫

食の安全に関する法律の歴史は、馬が畜舎から出てしまってから政府の番犬が追いかけていく事例に満ちあふれている。

デヴィッド・ケスラー、アメリカ食品医薬品局長官、1994年もし、食物由来の病気を避けたいと思うなら、食べることをやめなければならない。食物に関する問題は、通常、目には見えないものである。自然界ではライオン、オオカミ、ワニなどが捕食者だが、食料品店で私たちを狙っているのは寄生虫、細菌、それにウイルスだ。ほとんどは顕微鏡でしか見えないため、彼らにつけ狙われていることに気がついたときには手遅れになっていることもある。そして、普通、私たちは野菜類や肉用の動物がどのような土地や水で育てられたのかについては何も知らないため、それを食べてどのような問題が発生するか、予測もできない。しかし、食の安全という観点からは、知らぬが仏というわけにはいかない。ほとんどの病原体は口から入るのだ。それなら、人体の中へ入って覗いてみるのが一番よいのではないだろうか？

まったく由来のわからない食物をあなたは口にするだろうか？　生もので、包装もされず、汚れた手を経由しているかもしれないものや、汚れた水ですすがれたり洗われたり、ハエがその上を歩いたり、何も処理されていない下水肥料を施されたり、不衛生な環境で飼育されたり処理された動物の肉を、口にするだろうか？　でも実際に、私たちが自分で生産したのではない食物を食べるときは毎日そうしているのである。なぜか？　それは、一つは空腹には勝てないから、そしてもう一つ、先進国にあっては、食品が法律によって守られていると信頼されているためである。

これらの法律のいくつかは病原微生物対策を念頭に作られたもので、農家、漁師、食品取り扱い業者、加工業者、および小売店などの手を煩わせ、適切な方法で調理することを求めている。病原体が含まれていることがわかると、レストランは閉店に追い込まれ、伝統的なレシピが台無しになり、人々は食べ物のあら探しをするようになる。そして、ハエ叩きがたくさん売れるようになる。私たちは、人間が病原体と共同生活をしていることを学んできた。人間は病原体をまき散らし、無意識のうちに人間や家畜の世界に集め、知らず知らずのうちに病原体に必要な環境を整えてきた。事実、病原体が私たちの食物に入り込んだり、付着したりするのがいかに簡単であるかがわかればわかるほど、新鮮な食物というものを疑いの目で見るようになるのである。

私たちはその努力にもかかわらず、いまだ寄生虫を撲滅することはできていない。彼らは今なお、人間の生活の目に見えないところで大混乱を引き起こしている。さまざまな方法で法規制がなされたことで、事態はかつてよりは良くなったが、自分たちが享受している食の安全の歴史は新しく、勝利を収めたとは言いがたく、今でも脆弱なものである。リスクと私たちの姿勢がどのように変化したかを見るのに、それほど過去にさかのぼる必要はない。

一九四二年、カナダのオンタリオ州に住むある女性が、昼食が危険なものになりうることを知る立場になった。イーディス・ベケット（仮名）にとり、それは、店主自身がブタの生肉で作った大きなソーセージを露店の店先で買ったときに始まった[1]。いつものように、店主は土地の精肉会社から豚肉を買い、それを自分の道具で挽肉にした。ベケットがソーセージを五〇〇グラム買って店を出たとき、二人はその日のお互いの幸せを願っていたことだろう。彼女も、死をもたらしうる寄生虫に狙われているとは思いもしなかった。

土曜日の昼食の準備で、ベケットはソーセージをフライパンに放り込み、火にかけた。三〇分もたたないうちだったろう、彼女は味付けの具合を見るため、ソーセージを少し切り取って食べてみた。満足した彼女はフライパンにふたをし、さらに九〇分間ソーセージを弱火で焼いた。

ベケット一家は昼食にソーセージを楽しんだが、日曜日の夜、イーディス・ベケットは体調が悪くなりかけているのではないかと感じた。もし、症状が典型的であったなら、彼女は微熱があり、汗をかき、吐き気をもよおしていたはずだ。まもなく嘔吐が始まり、それから下痢になった。腹痛も起きた。これらの初期症状は、食中毒やウイルス性胃腸病を思わせるものだった。

普通の胃腸の病気だと思っていた彼女は、症状が一通りおさまるまで辛抱強く待ったようだが、期待通りの経過にはならなかった。ほとんどのウイルス性胃腸病であれば、症状は二、三日のうちに消えるが、週末になってもベケットはまだ嘔吐と下痢で苦しんでいた。のちの訴訟記録からは、彼女はまもなく深刻な病気になったことがわかる。

二週目になると、熱が出た。筋肉は痛み、目の周辺に特有の腫れが出た。病気はすでに悪化していたが、さらに悪くなる可能性もあった。ソーセージの昼食から三週目には、熱は急に高くなった。彼女は、ほとんど動けないくらい筋肉が痛み、哀れなほど弱っていた。喉のリンパ節が腫れ、嚥下困難も見られた。呼吸するだけでも肉体的に大変になった。今やベケットの鼓動は弱々しく衰えていた。そして、週が終わろうとするころには、死亡する危険すらあった。

＊

古代ギリシャでは、「パラサイト（parasite）」（寄生虫）は他人の負担で飲み食いをする人を意味した。たかりや、食事時にいつもきまって姿を見せる友人のようなものだ。私たちの体の表面や中にすむ生き物が同じ呼び方をされる理由はわかりやすく、彼らは私たちの負担の上に栄えている。寄生虫があまりにも頻繁に私たちにたかることができるのは、私たちが彼らを食べるからである。食卓についたことを告げもせず、姿を見られもしない彼らは、ただディナーのテーブルにいるだけでなく、彼らが「ディナー」になってしまっているのだ。

寄生虫はどうやってこうも巧みに、私たちの口に入るのか？　彼らは手を変え品を変え、物事の一般的な流れを通ってやってくる。知らないうちに、食物のいたるところにいるのだ。市場に（それより頻繁にスーパーマーケットに）行って買い物をし、寄生虫がそこでヒッチハイクをしていることにまったく気づかず、食物を食卓にのせる。そして、寄生虫を無害にする措置を何も講じないまま、食べる。もう一度言おう。私たちが知らず知らずのうちに寄生虫に道を開けているのだ。あとは彼ら次第である。

幸い、私たちはこの流れを変えることができる。ひとたび、寄生虫がどのように体内への招待状をうまく手に入れるかが本当にわかれば、侵入者を食堂から閉め出す方法を築くことができる。個人的な解決法は、食べる前にこの生き物が確実に死んで無害になっているようにすることである。他の方法としては、食物からそれらを取り除こうとすることもできるし、最初の段階で私たちの食物に入ってこないよう生活環を断つこともできる。最初の解決法は、イーディス・ベケットの取れる唯一の方法だった。しかし、人間社会のありようを考えるなら、成功を収めるためには最後の方法にだけ大きなチャンスが残されているのではないだろうか。

ベケット一家のソーセージの豚肉は、組織にすむ小さな寄生虫である旋毛虫（*Trichinella spiralis*）に感染したブタのもので、この寄生虫は非常に小さいので、若い個体は宿主の細胞の中に入り込んでいる。彼女が買い物をしたとき、ブタの筋肉細胞の中に丸まっていた旋毛虫の幼虫は、ブタが屠殺され、挽肉にされたあとでもまだ生きていた。そして、料理中のソーセージを味見してこの生の豚肉を少量飲み込んだとき、一緒に旋毛虫の幼虫が胃の中に入ったのだ。その日、家族が昼食の席についたときには、料理されたソーセージの中の幼虫はすべて完全に死んでいたが、彼女の口に入った幼虫は、あらたな段階を迎えはじめていた。

彼女はたいへんな間違いをした。旋毛虫の幼虫はとても小さいので、たった一グラムの肉の中にも一〇〇〇匹以上がいることもあり、この虫の寄生した豚肉を一切れでも口にすれば、致命的な感染になりかねない。ベケットの消化酵素によって豚肉から離れた幼虫は、すみやかに彼女の小腸に侵入していった。最初は、腹の中で劇的なことが始まっていることに気づかなかった彼女は、まもなく、深い後悔とともにその一日を振り返ることになる。現在、私たちがこの話を知っているのは、彼女が長い間健康上の問題を抱えることとなり、その結果、訴訟が起こされたためである。

一九四二年、カナダでは食肉検査は実施していたが、検査官はいくつかの問題の地域だけに限定して調査を行なっていた。豚肉が致死的な寄生虫を運ぶことを人々は知っており、調理の不十分な豚肉を食べることは危険だとわかっていた。事実、この寄生虫の生活環は一八六〇年に解明されている。しかし、豚肉の中の旋毛虫の幼虫はあまりにも小さいこと、それに当時は、この寄生虫の検査に有効な市販の検査薬がなかったため、食肉処理場で解体されたブタの検査を行なった獣医師にも突き止めることはできなかった。単に、すべてのブタのすべての部位を調べて幼虫を探す手段がなかったのだ。ブタの生肉は買い手がリスクを負うべきもので、買う人が注意しなければならなかった。

ブタの生肉問題には議論に満ちた長い歴史がある。一九世紀後半、一二ヵ国近くのヨーロッパの国々が、アメリカ合衆国から輸入された豚肉の入港禁止を打ち出し、それがアメリカの豚肉業界に騒動を引き起こした。アメリカの豚肉には旋毛虫の幼虫が寄生しており、人々は旋毛虫症にかかっていると、ヨーロッパの人々は主張した。[2] それに応えてアメリカ政府は、輸出された豚肉に旋毛虫の寄生はないことを確認しようと、処理のプロセスを検討した。

一〇年間の交渉のすえ、旋毛虫の幼虫を突き止めるため、抜き取りによる豚肉の顕微鏡検査を必要とする検査規則が最終的に決められた。しかし、この方法では、すべてのブタの身体全体を検査することはできない。もし体中の検査を行なうと、売るための豚肉は残らなくなるのだった。旋毛虫の寄生した豚肉の輸出は続き、一九一〇年には規則は撤廃された。(3) 旋毛虫症の発生は特定の地域で、また輸入感染症として、イーディス・ベケットのように調理不十分の豚肉を食べた人の間で続いた。

*

ベケットが旋毛虫の幼虫を口にしてから二四時間後、虫たちは彼女の小腸を破壊していた。彼らは小腸の軟らかい内壁に侵入し、細胞に次から次へと動く針のように穴をあけていった。時間がたつごとに、彼らは組織を壊し、有毒な排泄物を放出しながら食物をとり、成長していった。二日もしないうちに彼らの急成長は終了した。

もしベケットが、炎症を起こした腸の組織を顕微鏡で覗くことができたなら、約三ミリメートルの細く青白い、まさに虫そのものの姿をした成虫を見ることができただろう。一匹一匹は、一列に連なって波打つ四〇〇個以上の細胞でできている。今や完全に育った雌虫は、自分より小さい雄虫を探し出す。もし、経験を積んだ寄生虫学者が顕微鏡を覗いたら、診断は可能だったはずだ。というのも、これらの侵入者はその形から旋毛虫であることがわかるからだ。イーディス・ベケットは旋毛虫症にかかっていたのである。

雌は交尾のあと卵を作り、その後、卵は孵化し幼虫が生まれる。顕微鏡で雌に焦点を合わせたら、何百という小さな幼虫が中でうごめいているのがベケットにも見えただろう。もし、十分時間をかけて——約三日間——見ていたら、幼虫が出て行くのが見えたはずだ。ソーセージを食べてから六日目、幼虫は腸組織の外に移動してリンパ系に入り込み、血管に向かう。

一方、ベケットの腸内の雌の成虫はまだ生きていて、さらに幼虫を生み続け、その幼虫は最初の幼虫のあとを同じように移動する。新たに生まれた幼虫は血流に入り、体中を移動する。そして再び血液を離れると、彼らは血管壁や他の組織に穴をあけて潜伏し、それらを破壊する。幼虫の軍団は心臓や他の臓器にも移動し、深刻な問題を引き起こす。

感染から三週目ごろまではベケットの筋肉や内臓に大きな障害が現われ、呼吸困難や心拍の乱れが引き起こされる。小腸から血流に到着した何千匹もの幼虫は筋肉に侵入し、最終目的地である個々の筋肉細胞へ入り込む。

筋肉の小片——理想的には寄生数が特に多い目の周辺や舌、顎の筋力——の生検（バイオプシー）を行なうと、生きた細胞の中に多くの幼虫が丸まっているのがわかる。ベケットの受けた治療の詳細はわからないが、この段階でもし医師が旋毛虫症を疑っていたとしたら、生検材料の非常に薄い組織切片のスライドを顕微鏡で見て、このことが確認できただろう。幼虫が観察されれば疑いなく旋毛虫症ということができる。

残念なことに、診断が下されてもベケットのためにできたことはほとんどなかったと思われる。感染の経過はひととおり過ぎ、症状はゆっくりと回復に向かいはじめていた。一ヵ月がたつころには危機は去っていた。嘔吐と下痢は徐々に収まり、熱は下がり、顔の腫れもひいた。

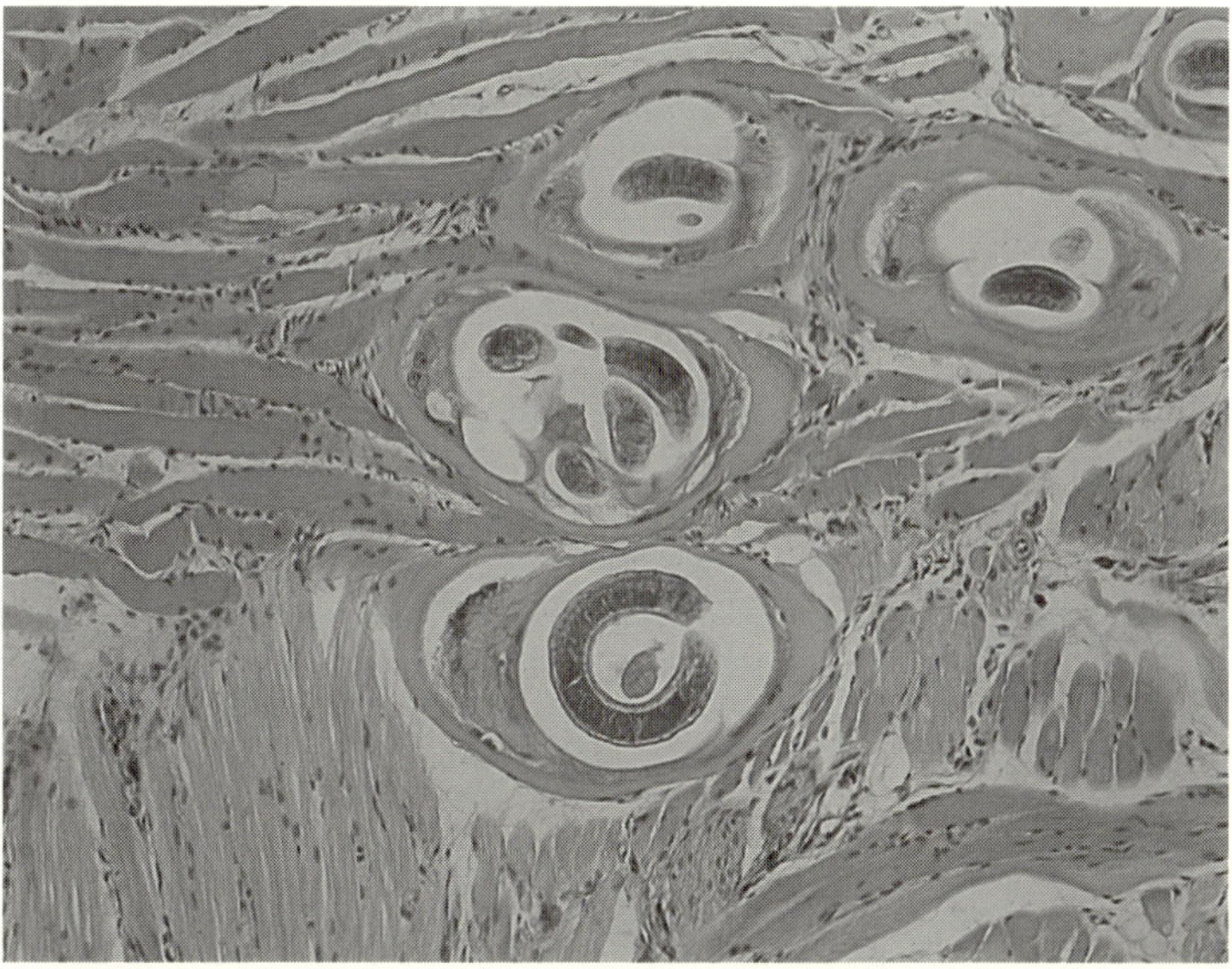

図3　寄生する筋肉のナース細胞中の旋毛虫（*Trichinella spiralis*）の幼虫。（写真／著者）

ベケットに急性症状が現われている間、一匹一匹の小さな幼虫は筋肉細胞の中にあって、恐るべき乗っ取りの命令者のように細胞の機能を支配した。必要なものすべてを細胞が提供してくれた幼虫は、長さが約一ミリメートルになるまで育ち、固くコイル状に丸まって、まだ小さな家の中に収まっていた。その時点で、ナース細胞と呼ばれる占領された細胞の一つ一つは、ほぼ二ヵ月間にわたって変化し、血液の供給量を増加させ、壁をさらに厚くして新しい仕事に適応し続ける。

結局、すべての変化がストップし、寄生虫の小さなタイムカプセルが休眠すると、幼虫は眠っているヘビのようにナース細胞の中に丸まり、次の宿主に食べられるのを待つ。ありえないことのように思えるが、幼虫たちは、三〇年以上も生き延びられるよう身支度をし、待つことができるのだ。

成虫たちは多産ではあるが、彼らもしまいには年をとる。そして数ヵ月後、すべて死に絶え、幼虫はベケットの体を移動して筋肉へ侵入しなくなる。休眠中の幼虫と、弱まってはいくがしつこく続く攻撃の余波だけが残る。筋肉の痛みは頑固で、内臓のダメージはなかなか回復せず、ベケットは苦しむ。最初は普通の風邪のように見えた疾患は、慢性疾患になったのだ。ベケットは、自分の健康は損なわれ、もう永久に回復しないのかと心配した。

ベケットが、この悲劇の原因をとがめる先を探したとしても、それは無理もないことだろう。案の定、寄生虫のいるソーセージを売った露店主に彼女は怒りを向けた。この病気になるまで、生の豚肉を食べたのは、それが初めてだったのだ。彼女と夫は、旋毛虫の寄生した豚肉は人の食べるものではないと主張した。彼らは、ブタを屠殺した精肉会社と露店主の両方を訴えた。

しかし、この訴訟を担当した裁判官は、旋毛虫症の歴史も豚肉の検査の限界も知っていた。本当のところ、イーディス・ベケットに売った豚肉に寄生虫がいたことは、精肉業者も露店主も知りえなかった。「シストの形の旋毛虫のいるブタは、不健康な動物でも病気の動物でもなく、適切に調理されていれば食物として適さないということはない……食肉としての豚肉は、火を通してから食べるべきものである」[4]。裁判官は判決文の中でこう述べた。そして、イーディス・ベケットの病気は完全に彼女自身に責任があるという判決を下した。

裁判官、精肉業者、露店主など、ベケットと同時代の人々は、みな同じ意見だった。旋毛虫症になりたくないなら、豚肉によく火を通すべきだ。しかし、完全に火を通すことが唯一の解決法であるかぎり、この寄生虫を食べてしまう危険性は依然として高かった。事態は一九四二年以降大きく変わった。旋毛虫をめぐるヨーロッパからの苦情によって、消費者にとって食物全般をより安全なものにするため、農業のありかたと農産物の検査体制が寄生虫を防ぐ方向へ向かうように変えられた。それゆえ、私たちは、旋毛虫を肉の検査の奨励者となった寄生虫と考えることもできるだろう。

＊

まもなく人々は、旋毛虫の裏をかくもっと良い方法を見つけた。寄生虫たちを利するように働いていた連鎖を無意識のうちに作り上げていた農家がそれに気づいて、この鎖を断ち切ったのだ。ブタたちは、動物の生肉に含まれる幼虫を食べるという人間と同じ方法で旋毛虫を口にしていた。また、ブタがお互いの尾をかじったり、農場にある屍肉を食ったりしたときも、他のブタからこの寄生虫に感染していた。彼らは、生ゴミを食ったときも寄生虫を食っていた。昔は、生肉や他の動物の死骸の切れ端の入った生ゴミをブタのエサにするのは一般的なことだったのだ。ブタはまたこの寄生虫の感染率の高いネズミからも寄生虫をうつされていたが、このことは、火を通す通さないにかかわらず、私たちが普通はネズミを食べないがために、おそらくほとんど見落としてきた事実である。しかしブタは、死んでいようが生きていようが丸々としたネズミを喜んで食べ、そして、ネズミたちも生ゴミが好きなため、寄生虫は簡単に彼らにうつった。

そういうわけで、ベケットの苦しみの背後には、露店主や精肉業者のもっと前の段階で、ブタ、ネズミ、人々がまとめて投げ捨てた生ゴミの物語があった。解決は、ベケットと同じ経験をする人々の数を劇的に減らす簡単で賢明な法律だった。多くの国が、ブタに生ゴミを与えることを禁止する法律

を可決したのである。(5)

明らかに、このような法律は畜産農家にやっかいな責任を負わせることになった。彼らは今や、農場で死んだ動物や処分した動物の死体等の廃棄物を、安上がりで容易に処分する方法を失った。彼らは死骸をどのようにすることにしたのだろうか？(6)

ある農家は、所有地の片隅に、誰も話題にしないし訪れることもほとんどない未使用の小さな一区画を確保してあった。典型的な例では、家からある程度離れ、深い常緑樹に覆われた人目につかない草地か、森の中の日陰の一区画が選ばれた。これは農家の小さな暗い秘密となった。このようないくつかの秘密の場所は、現在でも存在することは疑いない。暑い静かな夏の日の草地で唯一聞こえる音は、農場で死んで間もないものから灰色になった骨まで、腐敗がさまざまな段階の散乱した動物の死骸にひかれてたくさんやってくるハエの羽音である。

なぜ、死んだ家畜を野ざらしにして腐敗させてはいけないか、農夫はそもそも理解していなかった。しかし、そこには明確な理由がある。たくさんのハエは問題だが、そのことにはじきに触れるとして、死体を食う他の動物たちも問題を引き起こす。この行為が旋毛虫をまき散らすことはわかっており、その上、危険なエキノコックス（単包条虫、*Echinococcus granulosus*）も含め、病気の原因となる他の寄生虫などをまき散らすことになるのだ。エキノコックスについては、典型的には、人々がヒツジと牧羊犬を飼うことにより感染の連鎖が生まれる。

エキノコックスは、普通は農家のイヌがこの寄生虫に感染した死んだヒツジの肉を食うことで、イヌたちに広がる。他の腸内条虫のように、エキノコックスは腸壁——この場合はイヌの——に付着し、その皮膚を通して栄養を吸収する。この虫は小さく、長さが三〜六ミリメートルで、鉤のような頭節

――二列のフックと吸い口が一つついた頭――で引っかかっている。

エキノコックスの虫体は、成長するにしたがって三つの部分、すなわち体節に分かれ、その中で最も古くて最大のものには感染性卵が詰まっている。体節は虫体の先端から落とされ、豆粒の満たされた風船が破裂したかのような状態になって卵がまき散らされる。この虫は、体は小さいが、その代わり数は膨大だ。一匹のイヌの腸には数千匹の虫がいて、数十万の卵がたった一度の排便で外の世界に出されることもある。卵は草地に置かれると、次の宿主となる草食動物たちに食べられることもある。卵が人に飲み込まれれば、図らずもヒツジの代わりに人が宿主となる。

イヌたちは、毛繕いをするときに口や毛に卵を付着させ、糞によって環境を汚す。イヌは、野菜の植わった庭やキャベツ畑では排便しないとしても、卵は食物を容易に汚染する。エキノコックスの卵は、地表を流れる雨、鳥やハエや他の昆虫の活動、ミミズの移動によって広がり、さらに、畑にこやしがまかれたときにもばらまかれる。

通常、条虫類で見られるように、エキノコックスの卵は動物や人の腸内で孵化し、幼虫、すなわちオンコスフェア（六鉤幼虫）として生まれる。オンコスフェアは宿主の組織へ移動し、その目的地は普通肝臓だが、肺、骨、脳のような他の場所へ行くこともある。それは本当に、事実上どこにでも行き着く。そして、どこに行き着こうと、液体に満たされたシスト、すなわち包虫に包み込まれ、年がたつにつれどんどん大きくなる。シストの大きさを限定するのは、まわりの空間の大きさだけである。シストは、空間が許す限りの大きさになり、問題が生じるまで成長できる。結局、その大きなかさが、場所により、肝不全、骨折、脳腫瘍様の症状、あるいは他の症状を引き起こす。そして、破裂すると漏れ出た液体が激烈で、しばしば致命的なアレルギー反応を引き起こすこともある。

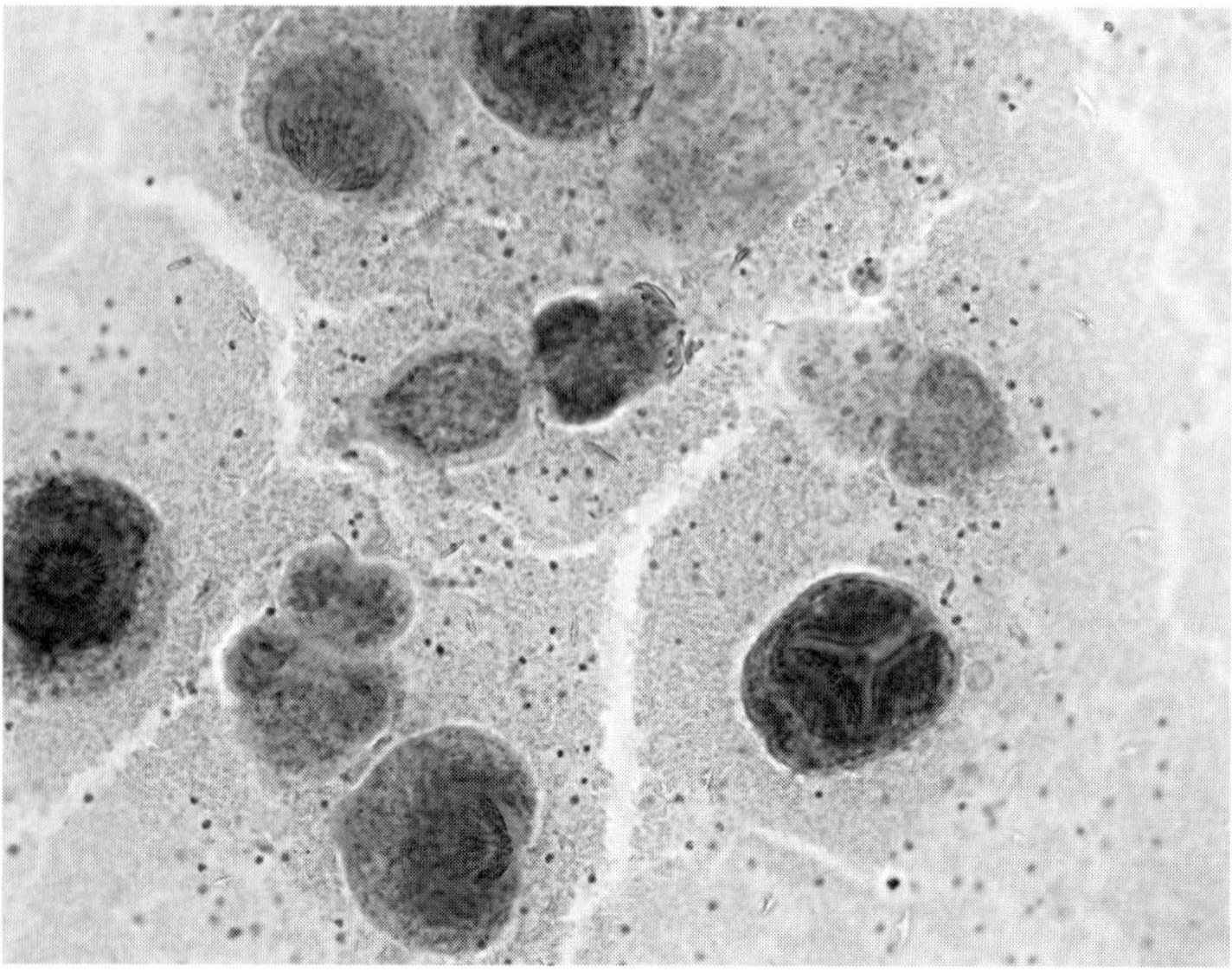

図４　包虫砂。飲み込まれるのを待つ単包条虫（*Echinococcus granulosis*）の原頭節。中央は、とりつこうとして広げられている小鉤。（写真／著者）

シストの中でもエキノコックスは休まない。増えるのだ。まもなくシストの中は、鉤を持った原頭節が何千も、実ったベリーのつぶつぶのような形になって、娘シストの中に単独、あるいは集団で認められるようになる。殻から逃れると、彼らはシストの底に落ち、包虫液中に浮遊する。このように浮遊して集まっているエキノコックスの原頭節は、包虫砂と呼ばれる。

多数のヒツジが集約的に飼育される場所ならどこでも、包虫症が問題となる。これには、ヒツジにも人間にも常につながりを持っている動物、牧羊犬も大きく関与している。(7) イヌが死んだヒツジの肉を食うと、包虫砂やシスト中の他の原頭節がイヌの腸に膨大な数の虫をまき散らす。約二ヵ月後、このイヌは人の居住地や収穫物の周辺でエキノコックスの卵を排泄しはじめる。

包虫症は何千年もの間、人類を悩ませてきた。動物の死体の処分が不適切だったり、動物の内臓が生ゴミ入れや水路に投げ込まれ、飼い犬も野犬もそれを食うことができる場所ならどこでも、包虫症の起こる確率は高いままだった。

何百年もかけて旋毛虫やエキノコックスは力をじわじわと増していき、私たちは彼らを極悪人だとイメージすることができるようになった。人類がイヌとヒツジを飼い、彼らと一緒に過ごすようになり、また、ブタを飼育し、彼らにくず肉をやりネズミのいる畜舎に入れるようになったのだから、これらの寄生虫は狂喜したわけだ。お膳立ては完璧すぎるほどだった。人は他の動物に食われることが普通はないため、人への感染は悪党どもにとり過去も現在もほとんど袋小路だが、それでも寄生虫たちは善戦してきた。

自分たちがこれらの寄生虫に対して手助けとなることをどれほど行なってきたか、また、それによる被害の程度を軽減するためにどれほど苦闘してきたか、今ではそれが理解できる。食物の安全対策は金と手間がかかる仕事で、あらゆる場所に無制限に適用することはほぼ不可能だが、それをやれば違いが出る。寄生虫を野生の世界に送り返すことができるのだ。動物の死体が適切に廃棄され、イヌの検査や治療、予防接種が適切に行なわれるなど、エキノコックス対策が実施されている地域では、この病気の発生率は激減した。これによりアイスランド、ニュージーランド、およびタスマニアでは事実上この病気の撲滅が達成されたが、これらの国々は島国という環境である。国土が広くて、特に野生動物に感染が見られる国ではそう簡単にはいかないだろう。

今日の法律は、生肉として売る予定以外の豚肉は、旋毛虫の幼虫を殺すために冷凍、調理、保存処理されなければならないとしている。養豚業者は齧歯類の管理にさらに注意するようになり、食肉用の動物に対しては検査ができるようになった。今日、アメリカ合衆国では、毎年の感染発生数が、一九五〇年代の四〇〇件以上から約一二件にまで減少し、最近のケースのほとんどは、豚肉よりもハンティングによる野生動物の肉に由来している。

豚肉が食用として安全で、イヌたちが包虫症をうつさないことを保証する責任は、消費者から生産者、食品検査機関、公衆衛生当局へと移った。今日なら、イーディス・ベケットの訴訟は違った展開になったろう。病気が診断されるや、誰かが感染経路をたどり、他の症例の有無を確かめ、それ以上の発生を防ぐために必要とあればあらゆる対策が立てられるだろう。

しかし、俗に言われるように、一つのドアを閉じれば、もう一つのドアが開く。法律は変わったが、同じように市場も変わり、今日の市場はもっと大きくなった。私たちは、世界中から集まる食物をかつてないほど楽しんでいる。おいしそうに陳列された食物の多くは、遠くの土地から旅をしてきたあともなお新鮮である。事実、食物はますます、消費地から何千キロメートルも離れた土地、多文化的な社会で育てられ、私たちは食の国際化を謳歌しようとしている。イーディス・ベケットがおそらく買い物をしたであろうその土地の市場ですら、特に、もしそれが年間を通じて開かれているなら、さまざまな輸入品を提供しているだろう。

＊

典型的な西欧の農家の産直店は、もはや、巨大な食品チェーン店ほど危険な病原体の源ではないように思われる。実際、大型店の好む大規模生産や流通システムでは、大勢の人々が食品中の寄生虫へ接触することがかつてないほど可能になっているのだ。しかし、私たちの多くは「農家の産直店」に対し、土臭いイメージを頭の中で作り上げている。そうした産直店ではどういうわけか、食物、生産物の出所、生産者たちに、より近しいと感じるのだ。そこでは、野菜や果物がどこでどのように成長し、動物がどのように育てられてきたか、私たちは理解している。このため産直の市場は、食品の中にそれまでに見たこともないものが潜む可能性を探る良い場所なのだ。

そこにはあらゆる種類の食品がある。中東食品のコーナーを回るとすぐヤギのチーズがあり、豆腐や生みたての卵から数歩のところに燻製のサバがある。その土地の、有機農法の、あるいは輸入された、果実、野菜、発芽穀物、フェアトレードのコーヒー、ゴーダチーズ、生肉や魚介、焼きたての食品、さまざまな自家製ピクルスやジャムがすべて、市場に供されている。

北国の冬の季節、輸入果実や野菜は春を待ち望む人々の味覚にはとりわけ魅力的だ。人々は、アスパラガス、イチゴのショートケーキ、フルーツサラダを夢見るだろう。農産物の売店に魅惑的に陳列されたふっくらと新鮮なラズベリーは、バニラアイスやチーズケーキにラズベリーを添えたいというイメージを呼び起こす。強く香り、抗いがたい魅力を放つ宝石のようなラズベリーを見て、普通は病気のことなど考えないだろう。

しかし、輸入果実は見た目ほどは健康に良くないかもしれない。ラズベリーはどこから来たのだろう？　アメリカ合衆国とカナダでは、グアテマラ産のラズベリーとブラックベリーの輸入は一年のうちのある期間に制限され、他の期間には厳しい条件のもとでのみ許可されている。この規制が行なわれているのは、サイクロスポラ（*Cyclospora cayetanensis*）と呼ばれる原虫のためである。

サイクロスポラは一九九〇年代に発見され、人に病気を起こす原虫としては比較的新しく知られることになったものである。人はオーシスト（接合子嚢）と呼ばれる楕円形をした袋状のサイクロスポラを飲み込むことで感染する。オーシストの大きさは七〇〇個を一列に並べても六ミリ程度にしかならないが、問題は、このオーシストが目に見えないだけではなく、ふっくらとしたラズベリーやブラックベリーの割れ目の奥に埋まっているため、取り除くこともできないことだ。これらの果物についたオーシストはよく洗っても完全には取り除くことができないため、人の口に入り込むチャンスは十分にある。

この原虫は、ひとたび口に入れてしまえば、その存在が知られるまで普通約一週間かかる。この間に、バナナの形をしたスポロゾイトと呼ばれる段階の原虫が現われ、腸壁の細胞に侵入し、増殖を始める。最初は無性生殖をするが、最後は雄と雌の形になり、有性生殖で増えて、数え切れないほどのオーシストになり、糞便の中へ排出される。

不幸にも感染した場合には、この間に、急激で猛烈な腹痛、食欲不振、激烈な水様の下痢、時に発熱と嘔吐に苦しむ。下痢は治まるかのように見えても、その後ぶり返し、激しい症状が周期的に長いこと続く。

サイクロスポラの生活環の次の段階はいまだに謎の部分がある。この原虫は人に流行を引き起こしていないときは、どこにいるのだろうか？　オーシストは排泄されるときは成虫ではない。曇ったガラスのような球体状で、体内に自分より小さな球体の集団を抱えた彼らは、誰か他の人を病気にすることのできるようになる前に、成長あるいは胞子形成を行なう時間が必要である。胞子形成は、おそらく暖かい湖や池の中のような環境で起こる。その後、サイクロスポラのオーシストを含む水が穀物に散布されると、オーシストは食物の上にのり、出発の準備が整う。

一九九六年春、胞子形成されたオーシストたちは、北アメリカで家庭やレストランに侵入し、仕事の会議、会社のパーティー、昼食会、披露宴を台無しにした。概算で一五〇〇人の人々がこの原虫に感染し、病気になった多くの人々は、共通して最近あるものをたくさん食べていた。グアテマラ産のラズベリーであった(8)。

グアテマラは中央アメリカ中部の山岳地帯にある美しい国である。国土の大半は土壌がやせており、農民は伝統的に土地を切り拓いては二、三年使用し、移動していった。それにもかかわらず、グアテマラの労働者の半数は農業に従事しており、国は大量の農産物を輸出し、その多くはアメリカ合衆国向けであった。グアテマラのおもな問題は、熱帯諸国の多くに見られるように、きれいな水の不足だった。このような状況でサイクロスポラははびこっていたが、汚染の正確な源は一九九六年まで同定されなかった。

一九九七年春、サイクロスポラは再び激増し、グアテマラの名が再度ささやかれた。栽培農家は、彼らや政府の省庁が対策に取り組む間、ラズベリーの輸出を止めた。一九九九年、グアテマラ・ベリー委員会とグアテマラ政府は「優良モデル方式」を実行した。グアテマラのラズベリー農家は、この方式に従うかぎりは再び輸出できるようになったが、これは、安全基準の実施、検査、アメリカ食品医薬品局（ＦＤＡ）による検査を義務づけた詳細で厳密な対策であった。この方式のもとに、そのベリーがどこで実ったか、農場を正確にトレースできるようにすべてのコンテナに印がつけられた(9)。

このような努力にもかかわらず、サイクロスポラのさらなるアウトブレイク〔突発的集団発生〕が二〇〇〇年春に起こった。フィラデルフィアでウエディングケーキに使われていたラズベリークリームから、サイクロスポラ原虫の遺伝的特徴を現わすＤＮＡが見つかったのであった[10]。このことは、サイクロスポラ症発生の真犯人がラズベリーであったことを示す決定的証拠となった。この時まで、グアテマラから国外へ輸出されるラズベリーはごくわずかになっていたが、この証拠が見つかったことは、ラズベリー産業や栽培農家に壊滅的被害を与えることとなった。二〇〇二年には、推定で八五戸あったラズベリー農家のうち、輸出を続けることができたのは三戸のみとなった[11]。

今日では、グアテマラのラズベリーやブラックベリーを北アメリカの市場で見つけても、カナダ食品検査庁とアメリカＦＤＡの検査のおかげで、それらの安全性は確保されているだろう。しかし、サイクロスポラ症はグアテマラ以外の熱帯諸国でも発生しており、グアテマラのラズベリーやブラックベリーだけに注目したのは間違いだったのかもしれなかった。さらに、二〇〇四年、ペンシルヴェニア州でのサイクロスポラ症のアウトブレイクは、どのように理解するべきだろう？　このアウトブレイクでは、原虫はサヤエンドウに乗ってやってきたことが明らかにされている。サヤエンドウは、寄生虫が目的を遂げるには良い乗り物で、それというのもサヤエンドウは生で食べることが多いからだ[12]。

サイクロスポラ症にラズベリーと不運なグアテマラのベリー農家が関わっていることに驚いた人々の中には、かつてはあんなに魅力的だったラズベリー・チーズケーキを素通りする人もいるだろう。そして、もしそれを知っていたら、サヤエンドウも避けたかもしれない。しかし、この他にも、新鮮な緑色野菜や他の野菜など、食欲をそそる農産物がまだ売られている。たとえば、新鮮なクレソンはフランスの産直店ではなじみ深い農作物である。このシャリシャリした葉物は、サラダやサンドイッチにするとおいしく、その独特な薫り高い味わいに代替品はない。

クレソンはウォータークレソンとも呼ばれるように、昔から流水の中で育てられていた。この植物

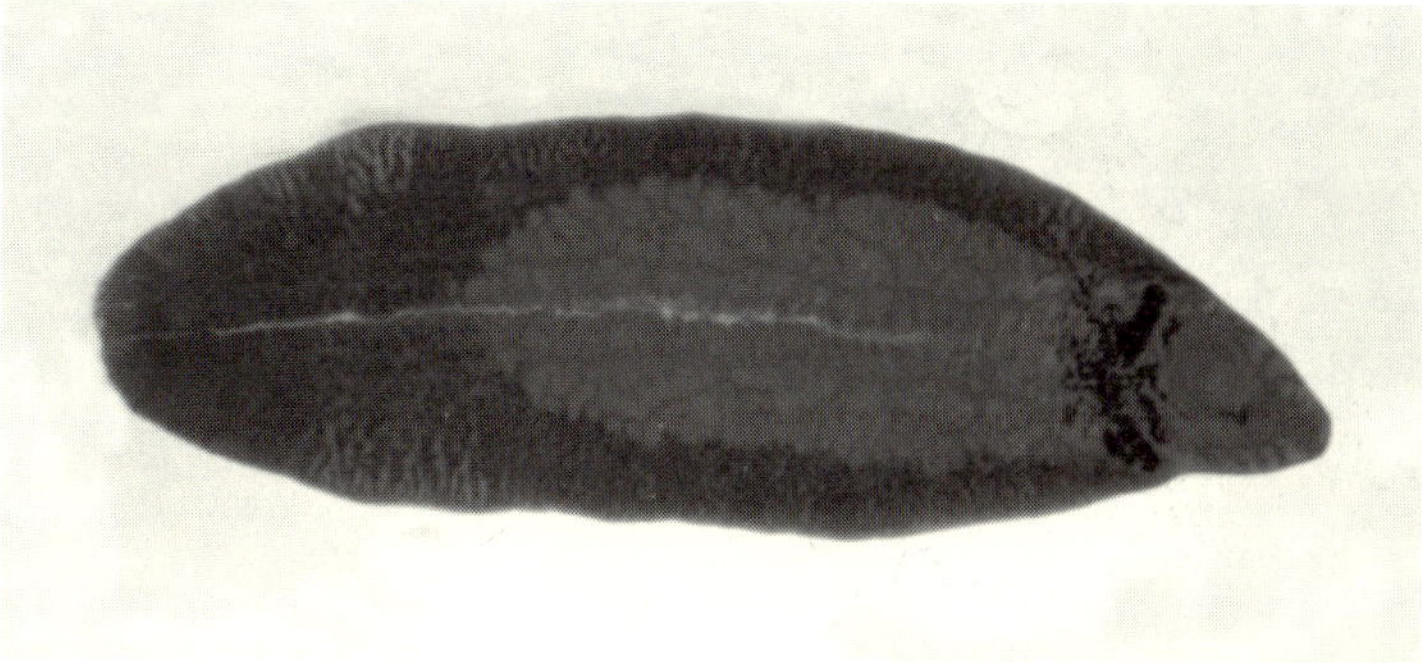

図５　肝蛭（*Fasciola hepatica*）の成虫。実際の大きさは3cm。（写真／Martin Thomas）

は涼しく湿った土地を好み、ヨーロッパの雨の多い春、小さい池、泉、沼地のような牧場によく生える。また、クレソン床でも長いこと育てられてきた。しかし、クレソン愛好者たちがクレソン床でこの植物を育てていた間、ある問題が彼らを悩ませてきた。クレソンにとり完璧な環境は、巻貝にも同じくらい完璧で、巻貝は、動物にも人にも隠れた脅威となるもう一人のクレソン愛好者を運んでくることがある。この脅威であるもう一つの寄生虫の存在が、なぜフランスのクレソン生産業者たちが灌漑水路を清潔に保ち、クレソン床を流れる水が動物のいる牧場を流れないようにしなければならないかの理由である。

　肝臓に寄生する吸虫である肝蛭（かんてつ）（*Fasciola hepatica*）は、「ヒツジ肝蛭病」の原因となる。この寄生虫は長さが三センチメートルほどで、大きく平たいヒルのような形をしている。この寄生虫は、胆汁を肝臓から胆嚢や小腸に排出する胆管をすみかにする。成熟した肝蛭は、その場で組織を食いながら金茶色の卵を産み、卵は胆汁とともに腸へ流れていく。一つ一つの卵には、小蓋という小さな跳ね上げ戸が端についており、たとえるなら、ニワトリの茶色の卵のとがった方の先端に、小さなドーム形のバネ仕掛けの蓋がのっているようなものだ。

ヒツジや他の草食動物の排泄した肝蛭の卵は、豪雨のときに水路に流れ込む。約一〇日後、卵は孵化し、一つ一つの跳ね上げ戸は、エリコのビルハルツ住血吸虫で見られたようなミラシジウムを放出する。そして、他のミラシジウムと同じように適当な巻貝を探す。もし、巻貝が見つかれば、この軟体動物の張り出した足から体内にもぐり込み、生殖を開始する。

もし、この巻貝がずっと水の中にいれば、セルカリアが現われ、さらに、巻貝が喜んで食べている青くシャリシャリしたクレソンの葉の上にいるのがわかれば、セルカリアは尾を脱ぎ捨ててメタセルカリアに変わり、透明な楯板を形成してクレソンの葉にとりつく。そこで彼らは待つ。もし草食動物がやってきて、メタセルカリアのついたクレソンを食べなければ、メタセルカリアはクレソンと一緒に収穫されて、クレソンの葉に付着したままスーパーや産直店に運ばれる。そこから彼らがあなたのサンドイッチに到着するのも、さもありなん、というわけである。

二〇〇二年春、北東部がベルギーと接するフランスのノルパドカレで、一八人の人々の肝臓に肝蛭が寄生しているのがわかった[13]。それまで、クレソンには肝蛭が付着していることが多いと知られていたため、検査官がこの野菜を調べたところ、感染した一八人中一七人が、地元のスーパーで買ったクレソンを食べていたことがわかった。

カプセルに入って葉の表面に付着していたメタセルカリアは、人や動物に食べられると小腸でカプセルから這い出して小腸壁へ侵入し、これを突き抜けて腹腔に達し、さらに肝臓に到達してその内部に入り込む。クレソンを食べてから間もない人の体内では、肝蛭の幼虫は肝臓内を数週間動き回り、その通り道が組織障害としてあとに残る。こうした破壊的な遊走痕が見られるために、この病気はヒツジでは「肝臓腐れ」とも呼ばれ、人の肝臓でも同じようなことが見られる。それより成長した虫たちはすでに胆管に落ち着き、そこで成虫になり、炎症と腫脹の原因となり、最後は胆汁の流れの永続的な障害を引き起こす。

感染が気づかれないまま進行しても、発熱と肝臓の肥大が肝蛭症の特徴である。貧血（赤血球の減少）も多く見られる。このフランスでの流行では犠牲者のうち一一人が、疲労、発熱、筋肉痛、腹痛、時に皮膚のかゆみで入院した。一部の患者は寄生が長期にわたり、蓋のついた金茶色の卵がすでに便の中に排泄されていた。

クレソンを食べた犠牲者一七人中一五人が、同じ栽培業者の生産したものを食べていたことが、検査からわかった。この寄生虫の生活環を知れば、この農家の状況は予測がつく。規則に反し、明らかに灌漑用水路は清掃されていず、雨水は動物たちが草をはむ牧場を流れていた。この不幸な連鎖の話が明らかにされたとき、これ以外にも多くの栽培業者が、小さな寄生虫が恐るべき力を振るうことになる可能性について、自ら思い当たることがあった。

この話は今日の私たちにも影響を与えている。ヒツジ肝蛭病のイメージは、マーケットで買い物客の気持ちをそそる罪のないクレソンにそのまま残り、事実を良く知っている人々と妄想にかられた人々はクレソン売り場から立ち去った。クレソンは誰か他の買い物客の判断にゆだねられた。マーケットにあるもののうち、食べても安全なのは何か？　目の前の棚には、果物、野菜、肉、魚介類、酢漬けがのっている。そう、酢漬けニシンには火が通っていない。

＊

土地が変われば、酢漬けニシンの食べ方も変わることが多い。カナダの沿海諸州では「ソロモン・ガンディ」と呼ばれ、普通、たくさんのタマネギとつぶコショウが入っている。ジャマイカでは、「ソロモン・ガンディ」はとてもスパイシーで、ドイツでは、ピクルスにニシンを巻き、しばしば「ロールモップ」と呼ばれる。典型的なレシピでは、軽く塩をした生ニシン、割った酢、ピクルスの香料、タマネギ、ドライチリが必要だ。塩水を煮立たせて冷まし、それをニシンの上にかけると、六日後には食べられるようになる。これはおいしい。酢漬けの魚が味の基本になるとともに、ピリッときいたスパイスも風味に加わるのだ。酢漬けニシンはまず大丈夫なはずだ。このような強い酸の中で、どんな病原体が生き残るというのだろう？

二〇〇〇年、ドイツ人のディーター・ヤンセン（仮名）は、自家製のロールモップを食べて約四時間後に具合が悪くなりはじめた[14]。突然体調が悪くなった彼は、下痢、急激な腹痛、ひどい胸の痛みでどうにもならなくなった。症状があまりにひどかったので、ヤンセンはすぐ病院へ向かった。そして、何を食べたか聞かれたとき、酢漬けニシンのことを話した。それを聞いてドイツ人医師たちにはぴんと来るものがあった。彼らはすぐ推定診断を下したが、その確認には内視鏡が必要だった。ヤンセンの胃の中を観察する必要があったのだ。

内視鏡は細長い光ファイバーでできていて、先端につけられたビデオカメラとライトが遠隔操作によって動かされる。医師は、喉、胃、腸の内部を、手術を行なわずに観察することができる。ヤンセンは喉に感覚を麻痺させる薬を吹きつけられ、ライトのついた内視鏡の先端を呑み込む。次に、筒を通して胃に空気が吹き込まれ、胃を風船のように膨らませてひだを広げ、平らにする。その間、光がつき、中の狭い空間を照らす。

ヤンセンの胃の中の動きがカメラで写されて送られてきた。すると、青白い巻きひげみたいな細長い、生きた虫のように見えるものたちがのたくっているのを、医師は認めた。虫たちは胃壁に入り込んでいるので、これがヤンセンの腹痛の原因と思われた。寄生虫たちはニシンの中にいて、塩でも酢でも死なず、今や新たな宿主の中で居心地よく過ごしていた。

ドイツの医師たちは侵入者が何者かをすでに知っていた。これは、ニシン虫、あるいはクジラ虫としても知られているアニサキス（*Anisakis simplex*）という寄生虫の幼虫であった。この種の病気は以前にも起こっていたので医師たちはこの寄生虫のことを知っていた。この虫は、オランダでは四〇年以上も前、さらに一九八〇年にも悪名を得ていた。最初に報告された文献には、それは、軽く塩をした魚の伝統料理を食べたオランダ人の集団で姿を見せている。

アニサキスの人への感染が最初にオランダで見られたことは、まったく不思議ではない。この国の北部は北海に面していて魚や海生哺乳類が豊富で、中世以来、漁業がオランダ経済の大黒柱となっていた。中でもニシン漁の割合は最大で、ニシン漁の技術や効率の面ではオランダの漁師たちが先導的立場にあった。彼らはニシンを知り、愛していた。

不幸にも、この未知の寄生虫があるオランダ人の体内に見つかり、その後、ニシンから来た寄生虫だと同定されたとき、オランダ政府は、この寄生虫が消費者や漁業に及ぼす影響を即座に理解した。政府はすぐ、新しい法律を制定して一九六〇年代には施行し、この幼虫対策を実行した。生、酢漬け、あるいは軽く塩をして保存してから食べるすべての魚は、寄生虫を殺すために、最初に少なくとも二四時間はマイナス二〇℃で冷凍しなければならないとしたのだ。

この寄生虫には、完全に人抜きで進化してきた複雑な生活環がある。海で一生を過ごすことのできるニシンは、年をとるにつれ寄生虫の幼虫がどんどん増えていく。長さが優に二・五センチを超す幼虫には、宿主の組織の破壊に役立つ穿歯が頭部についている。一匹一匹の幼虫はほとんどが魚の内臓の中に固く丸まっているが、もし、ニシンがイルカやクジラに食べられると、幼虫は魚から出てこれらの哺乳動物の胃壁の中に移り、成虫になる。人がこれらの幼虫を飲み込んだとき、この場合は偶発宿主と呼ばれる海生哺乳動物の臨時の代役だが、のたくる幼虫たちは、まるでクジラに飲み込まれたかのように振る舞う。

寄生虫たちの卵は、海生哺乳動物の糞の中に排泄されてまわりの水の中にまかれ、海底にゆっくりと沈んでいく。その途中で、海にいる多くの魚や哺乳類がエサとしているごく小さいエビのような生物オキアミに、多くの幼虫が食われる。オキアミが寄生虫の卵を食い、彼らがその後ニシンや他の魚に食われると、幼虫は魚の宿主に戻る。多くの種類の魚がこの幼虫の宿主となることができる。アニサキスと同じような寄生虫であるシュードテラノバ（*Pseudoterranova decipiens*）も、アザラシやタラの中でこれと同様の生活環を過ごすが、時に不幸にも人に寄生する。

魚の組織内に丸まっている幼虫は肉眼でも簡単に見えるにもかかわらず、これを食べてしまう事故がしばしば起こる。そして、このことをよく知っている人たちは感染を嫌って生魚を食べるのを控えることになる。一九八〇年代後半に、ドイツのテレビ番組にアニサキスの幼虫の話が取り上げられてから、人々の注意が急に高まった。突如として、皆がこの虫のことを知るようになり、いやがるようになったのだ。混乱に陥った魚好きの人々を落ち着かせようと、ヨーロッパの食品検査機関は、輸入魚類に含まれる幼虫対策を実施したが、この仕事は簡単ではなかった。魚も寄生虫も、国境になど従わないからだ[15]。寄生虫のいる魚がトラックで来れば、検査官たちは国境でそれを止められるが、魚が海を泳いできて地元の漁の網にかかるのを防ぐことはできない。海洋漁業国はどこもアニサキスの問題を抱えている。

オランダでの冷凍に関する法律と同様に、食べるときには幼虫が確実に死んでいるようにする法律は、EUとアメリカFDAの両方に採用されてきたが、土地によっては、本当に鮮度の高い魚が望める法律がまったく浸透していないことがある。たとえば、よく生魚とともに供される美味な米飯料理である日本の寿司に対し、冷凍に関する法律は何ができただろうか？　オランダでのアニサキスの発見によって、日本の医師たちは国内で長いこと謎とされていた病気の原因を知ることとなったが、解決は簡単ではなかった。日本人は生魚が好きで、冷凍を義務づける法律は長い間の伝統への挑戦だった。寿司への愛着は寄生虫に対するどのような恐怖よりもまさる。冷凍は魚の歯触りも風味も変え、生でないものは良くない、と寿司通の人々は主張する。

しかし、生魚を美味とは思わない市場の買い物客に、恐れは蔓延する。悲しいことに、丸まった幼虫がいないか探しながら酢漬けニシンを一口一口食べるのは、あまり愉快なことではない。酢漬けニシンはパスしよう。リスクは小さいとはいえ、この話を忘れてからだとニシンはずっとおいしくなるだろう。寿司もパス、セビーチェ〔中南米で食べられる魚介類のマリネ〕もだ。生魚はたくさん！　今夜は完全に火を通したものにしよう。

精肉店の冷蔵ケースには、さまざまな動物の肉が一緒に売られている。生の鶏肉や農家でとれた卵、牛挽肉、リブ、テンダーロイン、鹿肉、豚足、それに生豚肉のソーセージなどだ。この状態は許されるのだろうか？　肉の売られ方は今日では以前より安全になっているが、買い物をする品物の背後に危険なものは何も潜んでいない、と完全に確信することはいまだにできない状態だ。一九九七年から二〇〇一年の間、アメリカ疾病対策センターには七二件の人旋毛虫症が報告された。八件は流通ルートにのった豚肉の消費と関係し、九件は自家製か農家が直接売った流通ルートにのっていない豚肉が原因と思われた[16]。

生の豚肉の恐るべき歴史は知られているが、生の牛肉はどうだろう？　農夫、雌牛の群れ、そして条虫に関する古い話が、なぜ、私たちがあまり安心してはいけないかを示している[17]。その農夫――としておこう――は、プリンスエドワード島の違法牛肉生産者だったが、彼を話題にする理由は、そのサイドビジネスのためだった。「最大の敵は自分自身だ」とはよく言われるが、寄生虫が関わるときはこれはよくあることだった。この農夫は屋外トイレで墓穴を掘った。

一九五〇年代や一九六〇年代、北米の農村地帯では、屋外トイレはまだよく見られる風景だった。事実、電話ボックスより少し大きい程度の小屋に（もし運が良ければ）トイレットペーパーか古いカタログが、そして、便座の中に一つか二つの丸い穴があいているというトイレが、夏の山小屋や公園、キャンプ地にまだ見られた。当時、田舎のプリンスエドワード島でよくあるティーンエイジャーのいたずらは、暗闇の中で屋外トイレの建物を持ち上げて数メートル後ろに動かし、トイレへの小道を、不注意な人が破滅へ落ち込むための小道に代えてしまうというものだった。

しかし、人々は時に屋外トイレを別の理由で動かした。屋外トイレの下の穴が満杯になりはじめると、方策は基本的に二つある。新しい穴を掘ってトイレをその上に動かし、古い穴を埋め、なぜそこは草が青々としているのかは知らないふりをする。あるいは、屋外トイレがその場所のまま使えるように誰かを雇い、汚水だめを汲み取ってもらう。この農夫は後者の方法によって金を稼いでいたのだが、それが失敗の原因だった。彼はあいた時間に屋外トイレの汚物をきれいにしていたのだ。

　農夫にとって、これは一石二鳥の副業だった。汲み取りで儲かり、ゴミ捨ての支払いも必要なかった。それどころか、夜間の汲み取り（人糞）を畑に使用するという、古くから行なわれていることをして、お金のかからない肥料を手に入れていた。このやり方に問題があることは、食肉検査官たちは昔から知っていた。人糞をそのまま施肥することは、人の腸内にいる寄生虫の感染力のある卵を、それ以上言うまでもなく、人ときわめて接触しやすい場所に置くことだった。このケースでは、虫たちがウシと接触したことは事実上確実だった。

　このやりくり上手の農夫は知らなかったが、トイレの使用者の少なくとも一人は、腸にたくさんの虫、牛肉生産者の敵である無鉤条虫（*Taenia saginata*）と呼ばれるウシの寄生虫を飼っていた。キュウリの大きなタネのように目立つ体節と呼ばれる小片と、顕微鏡でしか見えない何千という卵を、この寄生虫は宿主の糞便中に、そして屋外トイレの汚水だめの中に放出していた。そこから移され、畑にまかれたこの小さな丈夫な茶色の球形の卵たちは、まさに格好の場所を得たといえる。その中の幼虫のオンコスフェアは、生存能力を何ヵ月も持っている。彼らはウシたちがやってきて草をはみ、飲み込むまでの時間を待てばよいのだ。

　ウシの体内では、孵化しつつあるオンコスフェアが腸から出る。卵は孵り、幼虫はウシの筋肉細胞へ移動し、そこで彼らは肉眼ではほとんど見えない小さな真珠のようなシストを形成する。ウシが屠殺され、挽肉やテンダーロインにされても幼虫たちは元気に生きていて、食べられるのを待っている。感染している牛が食肉処理場の検査をすり抜けたときは、ステーキやバーガーをレアで食べるのが好きな人がいることを考えると、生き延びた幼虫の中には人に感染するものもあるだろう。幼虫はシス

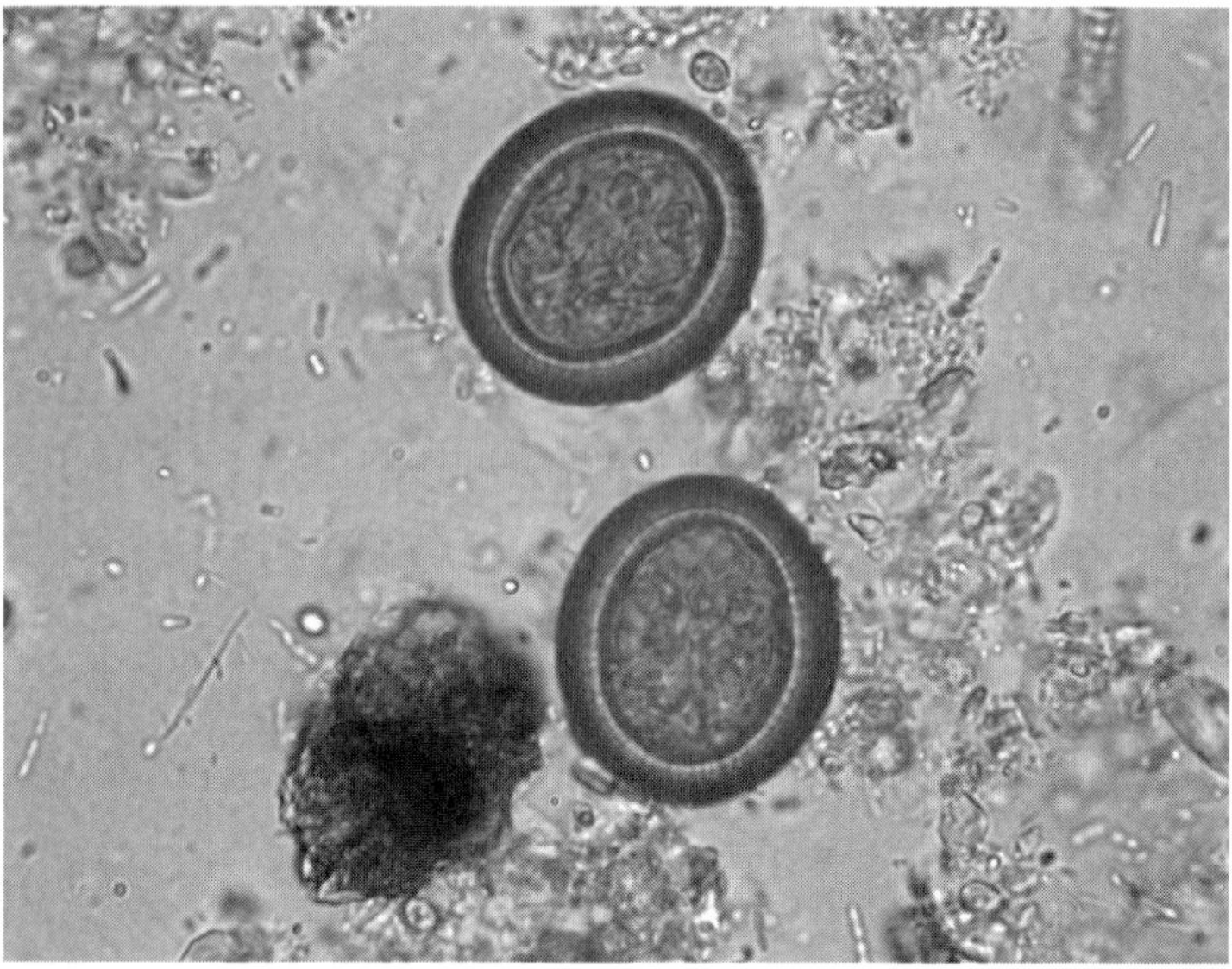

図６　条虫（*Taenia* sp.）の卵。（写真／著者）

トから抜け出し、人の腸壁に付着し、成長を始める。

小腸に付着した成虫は驚くほど大きく育ち、体節と呼ばれる数千もの部分が連なって、普通の屋外トイレのまわりを四、五回も回れるほど長いリボンを形成する。頭の部分の体節は頭節と呼ばれ、吸盤だけで腸壁にとりつく。腸にすむ無鉤条虫による症状は普通は軽微だが、それでも感染は避けたいものだ。少なくとも、便器やパンツの中で、生きて元気に動いていることもある体節を見てしまうと、それだけで一日が台無しになってしまうだろう。

現在、先進国では牛肉の検査に分子的手法が利用され、無鉤条虫に特有の遺伝情報が検出され、効果を上げている。しかし、一九六〇年代に行なわれていた食肉検査の方法では、無鉤条虫感染の四分の一は見逃されていた[18]。しかし最終的には、食肉検査によって農場のウシの感染が明らかにされた。こうして話が明るみに出て、犯人はウシの群れとされた。このため、汚染された農地は放牧地として不適切であると宣言され、すべてのオンコスフェアが死滅するまではウシを入れることは許されなくなった。このような対策がとられている現在、消費者の夕食のメニューに感染した牛肉が登場するかどうかは、想像の域を出ない問題と思われる。

このような一連の状況は、今日ならどのくらい起こりうるだろうか？　少なくとも、西側諸国では、下水の排水を規制する法律、衛生状態のいちじるしい改善、肉の検査過程の精度向上により、私たちは以前より安全と感じている。それでも、食の安全に関するルーティン業務には問題が生じ、規則は破られ、人々はミスをする。これらの例を通して感染は忍び寄る。規制対象にはこのような穴が常に存在する。

私たちは、何か問題がありはしないかと店の肉を調べるが、それでいて条虫のことは考えようとしない。肉屋ははかりの上に、挽肉をぺしゃりとのせる。そこに大きな灰色のハエが少しの間とまり、それから肉屋の牛肉にまみれた手に払われ、飛んでいくのが見える。ちょっと待ってくれ。食品のまわりを飛ぶハエは、健康を脅かすものだ。ハエを防ぐのは特に戸外では難しいが、食品販売者は、ハエによる食品の汚染を確実に防がなければならない。

ハエや他の昆虫から食品を守ることは、特に温暖な気候のもとでは難題だが、多くの人はこの仕事に無頓着だ。たとえば、インドのニューデリーの衛生検査官が、開店直後のケンタッキー・フライドチキンで、鶏肉を解凍するのと同じ場所にハエを二匹見つけ、店を閉店させたとき、多くの人はそれを馬鹿げたことだと思った。[19]　調理場にハエが二匹？　ニューデリーでは、調理場にハエが二匹しかいないのはおそらく清潔な証拠で、だらしないことではない。

ケンタッキー・フライドチキンはニューデリーに出店したが、営業はわずか一三日間だった。メディアはさっそくこの話を取り上げたが、その言い方は概して、ケンタッキー・フライドチキンの閉店は政治的な出来事であるというものだった。欧米からのファストフードの到来に対する抵抗だと言ったのだ。ハエはおそらく、捨て駒の〝歩〟だったのだ（とはいえ、彼らが病気を運搬することが許されるわけではない）。

ニューヨークの場合、ハエ三匹で世論ははるかにうまくまとまった。ニューヨークのレストラン「ラッコズ」は、演出が実話仕立てのテレビ番組「ザ・レストラン」のセットで、カメラが調理場に入り、テーブルの上をこっそり撮り、従業員の話を盗み聞きする。しかし、従業員と常連を利用し、陰謀を企てることはショーの主眼ではなく、主役はシェフである。レストランの開業はリスクの高い冒険で、シェフのロッコ・ディスピリトの試練がおもな筋立てだった。

従業員とのトラブルや料理に対する悪評などの問題を、ディスピリトは当初から山ほど抱えており、この「実話」番組の熱心な視聴者たちはそれを非常に楽しんでいた。しかし、この番組中のレストランは実在した。料理、常連、ハエは本物で、衛生検査官もそうだった。二〇〇三年七月の終わりに、ニューヨーク保健精神衛生局の検査官がラッコズに突然来て、検査が終了すると、ディスピリトはそれぞれ別個の六つの法律違反を通告された。そのリストの筆頭がハエだった。

「設備内に生きたハエが、また、裏の調理室に三匹の生きたハエがいた証拠がある」と告発文は述べていた。[20] この悪いニュースはすぐに広がり、ここで食事をしようとしていた人々の多くを他の店に向かわせた。特に「並み」以上のレストランでは、「ハエ」と「食品」が同じ文章中にあってはならないのだ。

ラッコズを破滅に追いやったのはハエだけではなく、それにより、他の多くの問題がより深刻になった。このレストランはすでにない。かつてラッコズのあった場所には、新たにできた店が繁盛し、その経営は調理室にはハエを入れさせないと人々は信じている。インドでは、ある保健調査員の行動の目的が疑われた一方で、北アメリカの保健調査員は調理室のハエや他の昆虫をきわめて深刻と考えた。それではなぜ店でハエを探さなければいけないか、これから理由を見てみよう。

せわしなく飛び回っている昆虫が、そのまま動かなくなったと想像してみよう。虫は、夏の暑い空気中に浮かんでいる。さあ、よく見てみよう。なぜそれは、かくも貶められるのか？ この虫を、自然の大きさの約五〇〇倍に拡大してみよう。それは、大きさが五メートル以上の小さな気球のように地面の上に浮かび、ガラスのような二枚の羽根と、剛毛質の曲がったスティック状の六本の脚を持つ、毛むくじゃらの怪獣だ。目は巨大で、多面体で赤く、熟れたラズベリーの表面のようである。

ハエの胸部には三本の太い黒縞があり、その縞は、さらに後ろの腹部の市松模様に刺さっている。これらの印から、おそらくこのハエは、動物の死骸に産みつけられた卵からウジが孵るニクバエだろうとわかる。そしておそらく、ここの挽肉には食べ物がたくさんあり、ウジを産み落とす場所として候補となることをこのハエは調べていたのだろう。ハエの成虫にとり食物は、死んでいるか、腐敗した有機物――動物の死骸、腐敗しかけている草木、人や動物の糞便――なら何でもよい。

私たちが店内を歩く様子は、さながらホラー映画の一シーンのようだ。巨大なハエたちは、もはや気弱ではない。実物の五〇〇倍の大きさに拡大してみるとこのハエは恐るべき存在で、店の棚の間の通路を完全にふさぐほど太り、そのねばねばした脚を、カーニバルのテントのポールのように後方に下ろす。しかし、ここで私たちが問題にするのは、この怪物でもなく、まるまる太った白いウジでもなく、ハエが他の場所から運んできた旅の仲間である。

寒い冬の日のナイロン・ストッキングのように、ハエの体には静電気がたまっている。その静電気は、まわりの小さなものをみな引きつける。その毛だらけの脚の下側にできるだけ近づくと、まわりには、ハエが周辺の下水のそばを歩き、そこからエサをとったときについた人糞中の有機物やくずが、クリスマスツリーの飾りのようにくっついているのが見える。近くの野原で死んだヒツジの腐りかけた体に、森や店の裏の路地に投げ捨てられたゴミがついているのと同じだ。数え切れないほどのものが、ハエの剛毛にとらえられたのだ。その曲がった脚のまわりの他のゴミも、クリスマスの明かりが放たれるかのように店の棚にふりかけられている。

それより大きいものの一つに、金茶色でビー玉ぐらいの大きさの球形の物体がある。光にかざすと、表面にあばた模様があり、無数の細い管が中心に向かっているのがわかる。ビー玉の中にも興味深い世界が広がっている。そよ風に吹かれる小旗にできる縞模様か、小さい泡の集団がはじけたかのような形は魅惑的だ。そのくすんだ濃い茶色の中には、ネックレスからサメの歯がぶらさがっているみたいな姿の、扇形のきゃしゃな鉤が見える。このビー玉は条虫の卵である。それは人の糞便についていたブタかウシの条虫の卵かもしれないし、イヌ由来のエキノコックスの卵か、他の条虫の卵かもしれない。条虫の卵は多くの場合似た姿をしている。ハエが糞便の上を歩いたとき、それはくっついたのだ。

さらに近づいてハエの汚れた体を覗いてみると、密集した毛の中にもっと小さいものがついているのが見える。料理され、少しつぶれたタピオカの粒のような大きな光る数個の球だ。一つ一つの球の中には、それより小さく輝くつぶれた球が見える。これらはサイクロスポラの親戚というべき原虫類、トキソプラズマ（・ゴンディ）（*Toxoplasma gondii*）のオーシストで、ネコの糞便中にしか現われないが、私たちや他の温血動物にも感染する。

このハエの腹の割れ目から突然、ヘビのような生き物が押し出されてくると、私たちは慌てて飛びのく。それは長さが一一～一二センチメートルで、鉛筆ほどの太さである。おそらくそれは、ハエの密集した下毛にとらえられた他の卵から孵ったばかりの幼虫だ。それは、土壌から拾われた、植物につく無害な線虫（回虫）の幼虫かもしれないが、ハエが喜んで動き回る場所がどこかを知ると、人か動物の糞便からきた寄生虫の幼虫である可能性が高そうだ。

もし、これが人につく鉤虫の幼虫なら、この段階では無害だ。幼虫は暖かく湿った土で二日間過ごすことができれば、人の皮膚に潜り込むことができ、肺を通り上に上って気管へ行くか、下へ下りて腸に行くかである。幼虫はそこで成虫になり、自分の卵を産みはじめる。見ていると、幼虫はのたうってハエから離れて地面に落ち、湿った土を這っていく。まもなくそれは、地面の下に消える。

もしずっと見ていれば、ハエには他にも病原体がついているのがわかる。寄生虫の卵、原虫のシスト、それに、小さすぎてきらきら光る薄膜のようにしか見えない何億もの細菌やウイルスだ。[21] この獣の腹を見続けているともっと不快なものが降りかかってくるかもしれないので、ここを離れて、次にハエの顔を見よう。

ハエは長く薄いストローのような吻を持ち、その端には、液体を吸い上げるようデザインされたスポンジのモップ状の毛だらけの口がついている。そして、エサになりそうなものの上に降りると、唾液を吐き出し、それと一緒に新しい食物を吸いはじめる。

私たちが突如、今夜は買ってきたハンバーガーを夕食に食べないと決め、ハエに投げると、この昆虫は丁重な態度で唾液をたっぷりとたらす。その中には、ハエがその前にその辺を歩き回って飲み込んだバクテリア、ウイルス、原虫が集まっている。唾液でどろどろした中をあちこち動く姿は、自分がハエの体にくっついて、他の人はそれに気づかない状態をまさに小さくしたようなものだ。何か小さな光った球形のものが、小さな泡のように表面にゆっくり浮き上がってくる。それらは酢漬けの塩粒と大体同じくらいの大きさで、通常の大きさを五〇〇倍にしてもあまりに小さいので、中身は詳しく見えない。

この球は小さいにもかかわらず、中にはさらに小さなものが入っている。これはある原虫の種虫で、スポロゾイトと呼ばれる発育段階である。この小さな球の内壁に沿って四匹のスポロゾイトがバナナの房のような形で収まり、人の腸の中へ飛び出すのを待っている。スポロゾイトは、ハエの唾液と一緒に食物の上に吐き出されても、ハエの糞と一緒に排泄されても強い感染力を保っている。人はこれを一〇匹でも飲み込めば、まず間違いなく病気になるだろう。

もちろん、私たちは、ハエの唾液に浮かぶこれらのくずを飲み込むことなど考えないだろう。しかし、覚えておいてほしい。本当の大きさは約二〇〇分の一ミリメートル（五マイクロメートル）で、まったく見えないのだ。この球状のくずは、上水道に混ざり、私たちの台所の水道に流れたことで悪名高いクリプトスポリジウム原虫のオーシストだ。クリプトスポリジウムやその仲間は、上水道や水回りの設備を人と寄生虫のもう一つの戦場にしてしまった。もし、農家の産直店を歩き回るのがお邪魔なら、水回りの設備に行ってみよう。

第３章

飲料水への警告

水と寄生虫

文学史の中では、井戸に毒を入れた男が一番の悪者だった。

著者不詳

トラックの運転手はそれを「カンボジアの旅」と言う。

空気中に粉塵のもやがたれこめ、赤いほこりをかぶった三〇人ほどの旅行者、観光客、地元の人々が、二台の半トン積みトラックから這い出て、急傾斜の川堤を我がちに降りていく。そして一列になり、人が乗る屋根つきの船の傾いた舳先へ勇敢に飛び移っていった。約三分の二の人々が下へ降り、残りは、カンボジアの熱い太陽に照らされ、平らな屋根の上で袋や包み物やリュックの間にはさまっていた。二月後半の乾期だった。今日、雨は降らないだろう。

乾期には、バタンバンからカンボジア最大の湖トンレサップまでサンカー川を行く船には、バタンバンから下流までのかなりの間、進行方向に邪魔が入ることがある。今回の停泊の際も、船は何度も泥の浅瀬にはまった。大胆な船乗りたちは、時に川に飛び込み、スクリューの羽根にからまったビニール袋などを取り除いたりして船を巧みに操った。水は少しずつ深くなったが、ミルク入りの濃いコーヒーを思わせる汚い茶色は決して薄まらなかった。

サンカー川は、カンボジア北西部をヘビのようにくねって流れている。乾期にも、あちこちの水辺のすぐ近くには緑が色濃く繁っている。他の場所では、高い土手の上に薄っぺらなあばら屋が列をなしているか、長く狭い集落が岸辺にへばりつくように浮いている。川幅が広くなっていく水路をモーターボートで進む間、川の水に浸かり遊んでいる幸せそうな子供たちに向かって私たちは手を振った。大人たちは川の水で皿を洗ったり洗濯をしたり、釣りをしたり、暗い水面に今にもすべり落ちそうに浮かぶ豚小屋のブタを世話したりしていた。

彼ら働きもののカンボジア人は、川からすべてのものを得る。彼らはもともとは漁師だが、他の職に就く人もいる。多くは魚の加工だが、中には、養殖をしたり、ワニ、アヒル、家畜を飼ったりする

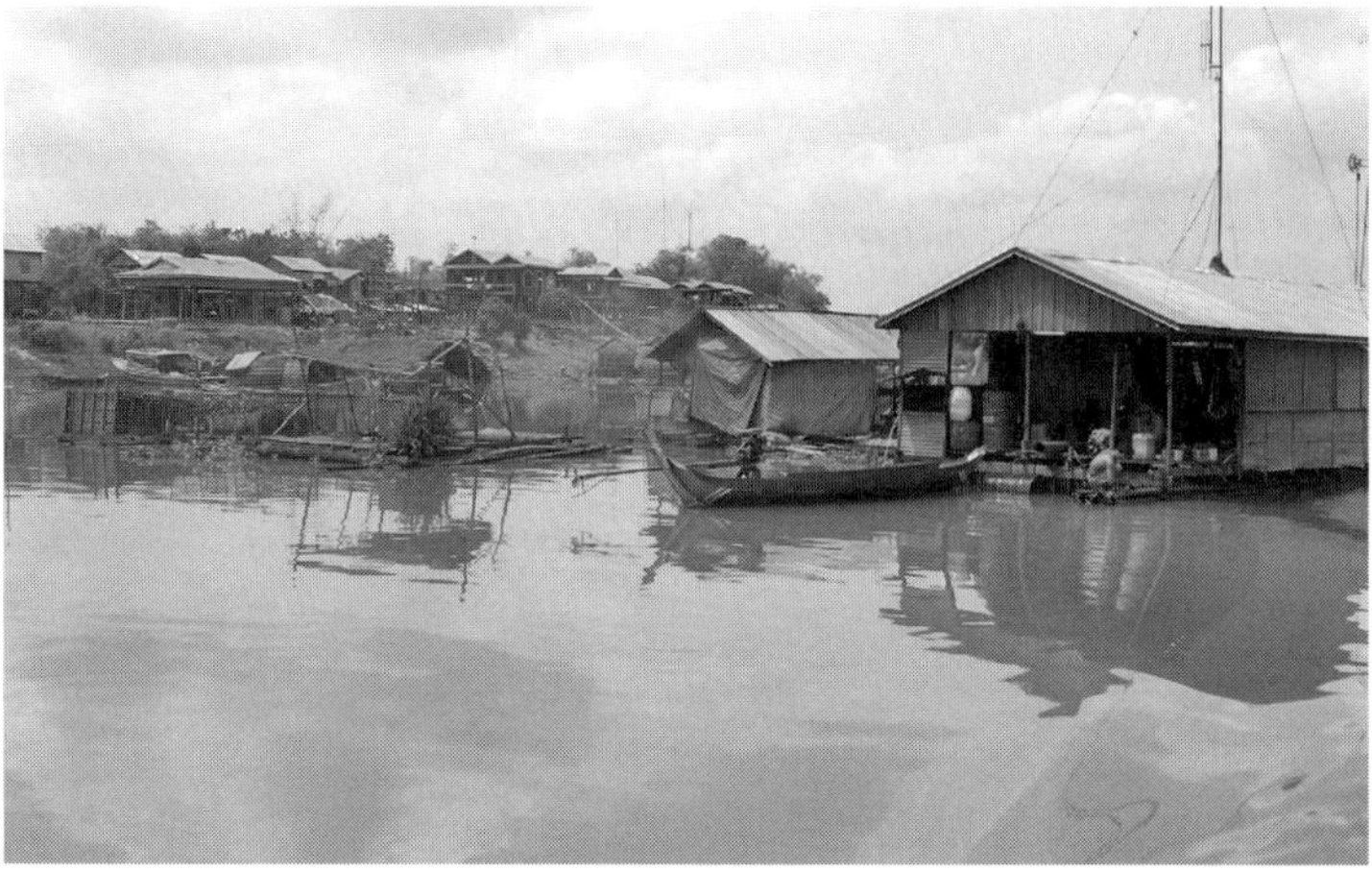

図7　サンカー川沿いの生活。（写真／著者）

人もいる。鳥を密猟し、その卵を盗ったりする者もいるし、雨が降れば洪水になる土地で小さな農家を営む人もいる。一握りの人は店を営み、おもに船で旅をする旅行客のような人々に補充品や食料を売る。

シェムリアップへの船旅は一日がかりで、トンレサップ湖に近づくにつれ人々や釣り船、その脇に浮かぶ集落が多くなる。船乗りたちは川に浮かぶ建物に船をつけると、客に向かって食料を買ったりトイレに行くよう大声で伝える。多くの人にとり、売られている食料は怪しげだが、トイレはシンプルそのものだ。建物の端のあたり、時に、茶色の水がわずか十センチほど下までひたひたと打ち寄せる細く恐ろしげな浮き橋を渡ると、大人の背丈に満たないほどの高さの壁と波形の鉄のドアのついたほぼ四角の小部屋に着く。中の床には、下の水にそのまま開いている四角い穴があいている。

訪れた土地の生活環境などほとんど気にしない旅行者も、目の前の真実を理解することになる。この川は本当に、ここで生活する人々にとってすべてである。

この川は水源、食物の源、すべての生計の基礎、交通路、すみか、そして、下水である。それはまごうことなく、多くの腸疾患の源なのだ。

＊

これ以降は、カンボジアのサンカー川からはとてつもなく離れた場所の話で、ここまでの話とは関係はなさそうだが、本当にそうだろうか？　ノースサスカチュワン川は、カナダのロッキー山脈の源流から麓へ、そしてプレーリーへと毎年春の雪解け時に駆け下る。三月には、気温の上昇とともに雪や氷が解け、水流が増す。そして六月と七月に最大になり、エドモントン市街からロイドミンスターのすぐ北のサスカチュワン州境を抜け、ノースバトルフォードとそれよりは小さな町であるバトルフォードが川を隔てて向かい合うバトルフォーズまで、毎秒数百立方メートルもの水を送る。エドモントン、ロイドミンスター、ノースバトルフォードは、この川に水源をすべて依存している。

川の土手付近の土地は雪解け水や春雨の流れですっかり洗い流され、表土の多くの物質が流れに注ぎ込む。この中には、牧草地の動物の排泄物が大量に含まれている。冬の凍土に堆積したゴミが、攪拌され、運び去られ、寄生生物やバクテリアとともに流れていく。さらに細い流れが川に合流し、遠くの流域の野生動物たちの腸内微生物のついたゴミを、同様に運び込む。サンカー川と同様、ノースサスカチュワン川は汚染されているのだ。

飲料水の清浄なことは先進国の証明であり、開発途上国の切実な目標であり、また、国連のような組織の第一の任務である。しかし、清浄な水を確実に供給することは容易ではない。水処理を最良の方法で行なうことは、典型的な多面的事業なのだ。まず、飲料水が引かれてくる流域を保護する。次に、水中の粒子を取り除く。最後に、消毒し、検査する。これらの原則を実行するため費やされてきた人類の努力は、驚異的なものだ。しかし、サンカー川やノースサスカチュワン川のように、実質的に地表のすべての水は汚染されており、私たちはいまだに水に由来する病気の犠牲になっている。今日開発途上国では、汚染水の関係した下痢のアウトブレイクの多くは、寄生原虫が原因となっている。

飲料水の中の危険なバクテリアやウイルスを殺す化学物質は、少なくとも普通の濃度では寄生虫に対して効果はない。水中の寄生虫を除く通常の方法は、濾過である。アメリカ合衆国では、汚染から水源が厳密に保護され清浄な水が守られていないかぎり地表水を濾過する処理プラントが必要であると、安全飲料水法で定められているが、このことは、寄生虫が最初の場所で水中に入り込まないようにすることを意味している。

最初に浄化を行なうのは良いアイディアだが、実行は難しい。清潔な水源が汚染されることがあったとしても、寄生虫が水中にいることは、あとからはわかりこそすれ、その時は気づかない。これが困難な方法であることは、カナダのブリティッシュコロンビア州の水処理施設で判明したが、それは、一九九五年、同州のヴァンクーヴァー島にある貯水池で予想もつかない何か特殊なことが起きたときだった。

問題の最初の兆しは、ヴァンクーヴァー島のヴィクトリア市内とその周辺で、原虫病トキソプラズマ症に感染した人の症例が、突然、説明のつかないほど増加したことだった。一九九五年三月、ブリティッシュコロンビア疾病管理センターと州都地域健康局が調査を開始したとき、普通ならば市全体で毎年一~四件しか発生しないトキソプラズマ症の症例が、その年はすでに一五件もあった。いつもよりはるかに大勢の人々がこの原虫に感染していたが、彼らはどこで感染したのだろう？

トキソプラズマ症は、サイクロスポラやクリプトスポリジウムと近縁の寄生原虫トキソプラズマ・ゴンディ（*Toxoplasma gondii*）により引き起こされる。ネコの糞や糞が残された土壌に見られるトキソプラズマの卵形のオーシストは人や他の動物に感染する。動物の組織内にすむ段階の原虫であるブラディゾイトや、三日月形のタキゾイトも同様の感染力を持つ。人のトキソプラズマ症の典型は、ネコの糞のついたものを偶発的に飲み込むか、火を通していない肉を食べるかしたときである。

しかし、ヴィクトリア市のアウトブレイクでは、感染源になかなかたどり着くことができなかった。検査官たちは、全員に共通の感染源を探し出そうとしていた。ネコの糞、生肉、すべての患者がとった飲食物、殺菌されていない牛乳、ヤギの乳といった、過去にトキソプラズマ症の大流行との関連が知られているものが直接患者に接触した可能性は除外された。さらに、海外旅行中に感染した患者も一人もいないという結論が下された。

しかし、検査官たちが患者たちの家を地図に記していくと、あるパターンが現われた。ヴィクトリア市およびその郊外の主要な水源は二つあるが、その一つであるハンプバック貯水池から給水される特定の地域に、ほとんど全員が住んでいたのだ。ハンプバック貯水池は清潔な流域に立地し、二〇万人以上の人々へ給水している。その水は化学処理されていたが、濾過はされずに蛇口や給水設備へ届いていた。

もし、水が原因のトキソプラズマ症であるなら、感染のステージはオーシストのはずだ。サイクロスポラと似ているが、これよりやや大きめの小さな卵形の原虫は抵抗力が強く、冷水の中でも生き延びることができ、人の腸内に安全に収まるまでスポロゾイトがオーシストの殻の中で待っている。(1)そして時機が到来すると、個々のオーシストから三日月形のスポロゾイトが八つ現われる。
外に出たスポロゾイトは白血球やマクロファージなどの免疫細胞や他の体細胞にも侵入し、急速に増殖を始める。このステージの原虫はタキゾイトと呼ばれる。タキゾイトはだぶだぶの三日月型で、中心付近に核の材料となる断片を持っている。この繊細な侵入者の遺伝子はすぐに二倍となり、同時にタキゾイトも倍になり、倍、倍、倍とどんどん数が増えていく。細胞はぱんぱんになってはじけてむごい死を迎えるが、それとともにこの原虫があふれ出す。彼らは新たな細胞に突進し、この過程を再開する。

最終的には宿主の免疫システムがこの原虫をうまく孤立させ、原虫はまわりにシストと呼ばれるバリケードを築く。今やブラディゾイト（すなわち「遅い生き物」）と呼ばれる彼らは、きわめてゆっくりと増えていき、たいていは組織の牢獄のように隔離された場所にい続ける。症状は、たとえ現われたとしてもすぐに消失する。この原虫が何年も生きたとしても、免疫システムは健全であるかぎりいつまでも彼らを監視し続ける。

トキソプラズマは、おもにネコや齧歯類により地上のあちこちにばらまかれ、あまりにありふれているため、世界中の多くの人は生涯のどこかで感染する。通常、症状は軽度かまったく気づかれない程度のため、ほとんどの人は自分が感染したことを知らずにいる。典型的な症状は軽い風邪に似ており、リンパ節の腫れ、筋肉痛、疲労感が起こることもある。しかし、免疫系が適切に働かない人や胎児の場合、感染ははるかに深刻になりうる。

もし、女性が妊娠中にはじめてトキソプラズマに感染すると、この原虫はおそらく血液中を移動し、成長中の胎児に侵入することがある。感染により、流産や死産で胎児が死亡しない場合でも、脳の障害や視力の喪失などの先天的障害の大きな原因になる。ヴィクトリア市では、診断のついた症例のうち四二人が妊婦だった。そのうち一一人は生まれた子が感染しており、その結果、多くの子が遅かれ早かれおそらく健康上の問題を抱えることになると思われる。

ヴィクトリア市では、一九九五年夏にトキソプラズマ症のアウトブレイクが終息するまで、一一〇人がこの病気と診断されたが、多くのケースでは症状が見られなかったか診断がつかなかったため、このグループは氷山の一角にすぎなかった。疫学的分析により、この流行による実際の感染者数は二九〇〇人～七七〇〇人と推定された。[2]

この流行は、市の給水がトキソプラズマ症の感染源として疑われた最初の例であった。水源におけるトキソプラズマ原虫の有無を調べるための検査方法として、標準的な方法は存在しない。しかし、通常疑われるように、ネコに対して調査を行なったところ、その答えが見つかった。貯水池は人の多い地域のそばにあり、飼い猫や野良猫だけでなく、野生のクーガーもここにやってきた。何頭かのネコを罠で捕らえて調べてみると、彼らにトキソプラズマの抗体があることがわかり、この寄生虫に感染していることがはっきりした。

降雨のパターンと水の混濁度（浮遊物質を示す濁りの度合）を見ると、さらに証拠が得られた。この地域は近年二度激しい降雨があり、最初は一九九四年一一月で、二度目は一九九五年二月だった。貯水池の記録は、この期間に混濁度が高かったことを示しており、降雨量が多いと水源から貯水池への流量が増え、土壌のゴミが水中へ流れ出るのだった。貯水池周辺のネコの数を考慮すると、ゴミの中に糞が含まれていたことは明らかだった。

もし、貯水池周辺のネコの糞が感染源なら、降雨と流水の多かったときの方が水中のオーシストが多く、結果的に感染件数も増加したはずだ。検査官はこう理由づけた。そして実際、一九九四年一一月と一九九五年二月の最大降雨時のあとの一二月と三月に、トキソプラズマ症の集団発生が診断されていた。

ハンプバック貯水池の水が感染源だったという結論は、この原虫からのとどめの一撃となった。濾過していない地表水に関し、ヴィクトリア州都地域水道部は、アメリカ合衆国環境保護庁の定めた事項に従うよう規定していたからだ。環境保護庁による条項の一つは、アウトブレイクの源であると一度でも同定されたすべての水源は、上水として用いるには濾過しなければならないと規定しており、ハンプバック貯水池は今やこのカテゴリーに属することになった。

ヴィクトリア市はこれとは別の解決法を選択した。ハンプバックは比較的小さな貯水池だったので、当局は濾過装置にお金は出さないだろうと判断したのだ。一九九五年、貯水池は市および郊外の給水源から外され、一九九八年に埋め立て処理が行なわれた。そこは現在、スークヒル自然保護公園の一部で、おそらく今でも、クーガーやネコたち、そして、トキソプラズマが訪れている。

濾過装置を使用する水処理施設の場合も、水源の保全は安全な飲料水の供給の重要ポイントである。水処理施設は普通、水源地帯への一般人の接近を制限する方法を模索し、水源地帯での家畜の飼育を禁じたり、人の出すゴミによる汚染を防ぐ対策を立てているが、ヴィクトリア市では、これらの措置を行なったにもかかわらず、トキソプラズマが人や設備へ取り返しのつかないダメージを与えることを回避することにことごとく失敗している。誰にも気づかれぬうちに水源がかくも簡単に汚染され、手遅れになりうるかは、実際にヴィクトリア市のアウトブレイクで示された。当時カナダでは、他に約九百ヵ所の水処理施設が濾過していない水を給水していたのである。(3)

水源地帯を清潔に保つことが望ましいとしても、それが常に可能とはかぎらない。二州にわたる穀倉地帯、牧草地、市街地を曲がりくねり、全長一〇〇〇キロメートル以上にもわたるノースサスカチュワン川流域は、その見事な例である。保全など不可能なのだ。その結果、ノースサスカチュワン川はバクテリアや寄生虫に苦しめられている。

春、水位が高まり水が濁ると、川ではジアルジア原虫（*Giardia lamblia*）のシストやクリプトスポリジウム原虫のオーシストの数が増加し、時に一リットルあたり一〇〇個、あるいはそれ以上になる。(4) クリプトスポリジウムのオーシストは軽いため沈まず水中に漂ったままのことが多く、春の冷たい水流の中でも生存できるようになっている。そして他のゴミと一緒にはき出されると、はるか遠くの下流まで運ばれる。カナダの大草原を流れる途中でノースサスカチュワン川から飲料水を引いている町や村には、これらの原虫が運ばれることになる。

これらの生き物は、まさに「微」生物である。いま仮に、あなたが長さ約〇・〇〇一〜〇・〇〇二ミリメートルという小さなバクテリアの大きさになってオーシストの上にまたがり、流れに揺られることができると考えてみよう。近くを漂うジアルジア原虫のシストは、あなたののるオーシストの船より大きく、マイクロバスぐらいの大きさに見えるだろう。近くに浮いている紙製のマッチ棒ははるかに大きく、あなたの一万七〇〇〇倍ある。これをあなたの実際の体の大きさと比較してみるなら、一万七〇〇〇倍の大きさというのは約三〇キロメートルほどの長さになり、これは、イングランドとフランスを隔てるドーヴァー海峡の一番狭い場所の距離にほぼ相当する。

クリプトスポリジウムのオーシストは球形で、オレンジのように表面が少しざらざらしている。上に座り、手をかける場所を探すと、閉まったジッパーのような細いみぞがあることに気づくだろう。

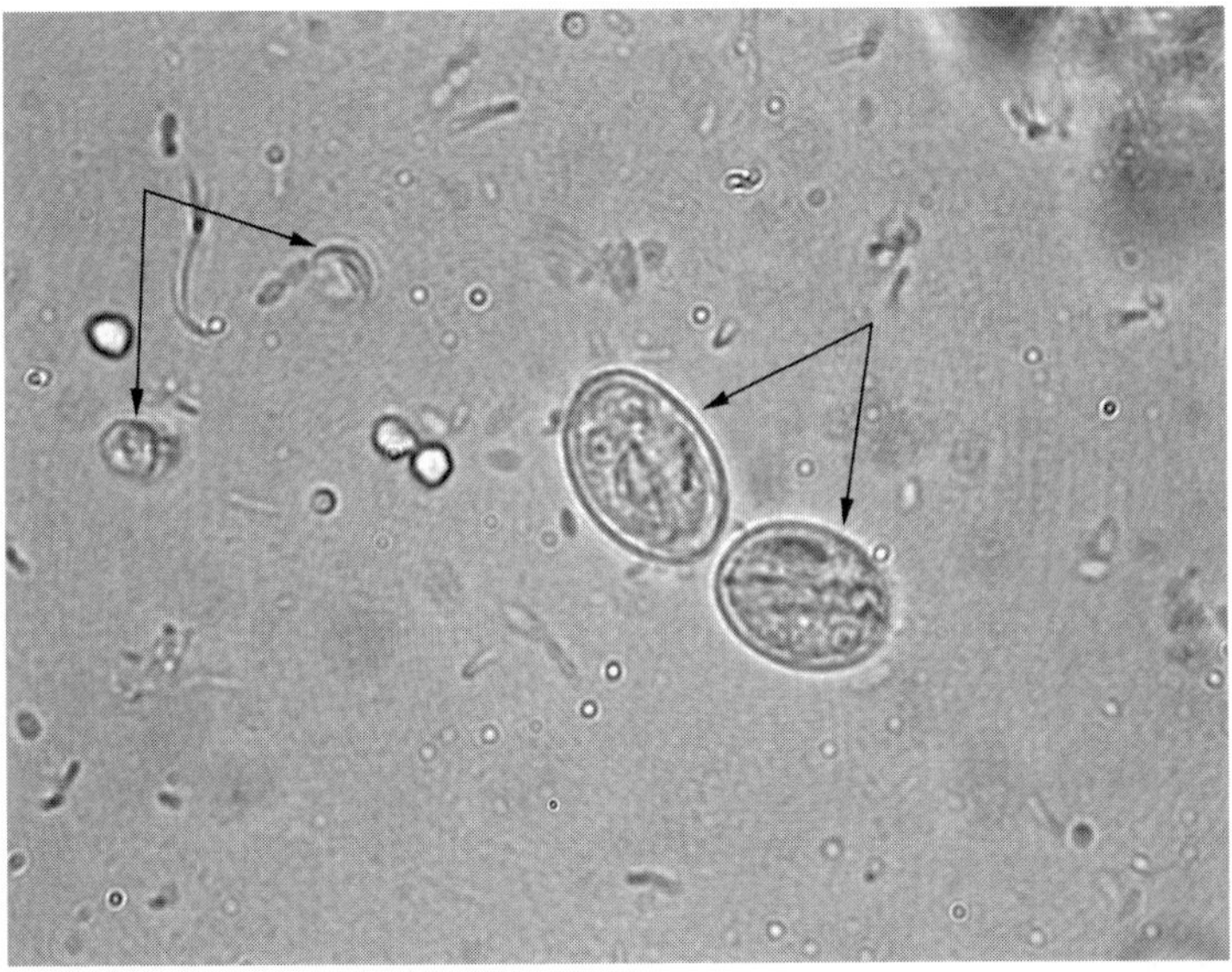

図8　並んで浮かんでいるジアルジア（*Giardia lamblia*）のシスト（右）とクリプトスポリジウム（*Cryptosporidium* sp.）のオーシスト（左）。（写真／著者）

ジッパーを開けて開口部の端をめくり、中を覗けるなら、片側にさらに小さい球の集団がぎっしり詰まっているのにまず気づく。さらに奥を覗くと、長いソーセージ形の太ったウジムシみたいなスポロゾイトが四匹、内壁のカーブに寄り添うように曲がり、横になっているのが見つかる。彼らはあなたより少なくとも三倍は大きく（あなたはバクテリアのサイズなのだから）、恐ろしげだが、この時点では無害である。彼らは、オーシストが水中にいるうちは動き出さない。

クリプトスポリジウムは環境中のいたるところにいるので、実質的に地表の水にはどこにもオーシストがいる。[5] ノースサスカチュワン川のオーシストは、おそらくさまざまな出所のものが混ざりあっている。ほとんどは、家畜の糞便中に散らばっていたのが春雨で川の中へ流されてきた。ウシはクリプトスポリジウム原虫の運び屋として悪名が高く、生まれたばかりの子ウシの多くはこれに感染している。生まれてから数日のうちに、彼らは「子牛下痢症」として知られる水様下痢便を排泄し、その中には何百万個ものオーシストが含まれている。大人のウシたちは、症状は現れなくとも糞便にクリプトスポリジウム原虫を出すことが多いため、生まれたばかりの子ウシたちがきわめて頻繁に感染するのは当然のことだ。

カナダガンもオーシストをばらまくが、ウシや人に感染するクリプトスポリジウム属では彼らは病気にならない(6)。この大きな鳥は農場によくやってきて、草をはむウシたちの後ろを歩き回り、糞の中の未消化のトウモロコシの粒をつつく。オーシストはこの穀粒を介してガンの体内へと入り込む。ガンの体内を通過することは、クリプトスポリジウムにとっては単なる迂回路で、鳥も原虫も害を被らない。鳥の腸内を通るしばらくの間、オーシストはただそこを通過するだけだが、地面でも水でも、ガンが次にその場所を訪れて糞をすると、そこに排出される。ノースサスカチュワン川に流れているオーシストの一部が、このようにしてカナダガンやその他の水鳥の渡りによって運ばれてきたことは間違いないだろう。

川にいるオーシストの中には、人由来のものもある。下水処理施設の廃棄物が水路を通って川に流れ出したのだ。エドモントン市は、下水処理施設を通ったあとの排水を川に流していたが、二〇〇一年、ノースバトルフォードでは、市の飲用水給水施設の二キロメートル「上流」にある下水処理施設から排水が流れ出したのである。処理後の排水にオーシストが残っていてはいけないのだが、未処理の排水が流されることが時にやむを得ず起こる。

下水処理施設から未処理の排水を流す一つの方法は、「ブレンド」として知られる処理である。ブレンドとは、処理された水と未処理の水を混ぜることだ。豪雨のようなひどい天気になると施設に入る水量は施設の処理能力を超すこともあり、そうなると、水は処理の完了しないまま施設をそれ、放水される。ブレンドが行なわれるのは珍しいことではない。二〇〇三年一一月、アメリカ環境保護庁は、降雨量が非常に多いときだけブレンドを許すのではなく、降雨時にはいつでもブレンドできるようにする新たな方法を提案した。

この提案に対して、ブレンドはどのような状況であれ水源を汚染から守るよう作られた法律に違反すると考えていた人たちは、激しく反対した。湖や水路は未処理の下水に何度も汚染されることになると彼らは想像し、それは明らかに正しかった。この提案については、二〇〇五年にアメリカ議会が論争に加わり、アメリカ環境保護庁がこの政策を実行しないよう、屋内・環境・関連機関歳出法の改正法案の投票が行なわれた。現在でもブレンドは悪天候のときは行なわれている。

二〇〇一年、ノースバトルフォードの下水処理施設には、ブレンドのための既設設備があった。もし、春の流水や降雨が豪雨時に水処理設備からあふれ、通りが洪水になったら、その水はマンホールから下水に流れ込む。そして、水位が十分高くなると、下水はマンホールの一つの「堰」を越してあたりの植物のまわりを流れ、処理された水と混ざりあってノースサスカチュワン川に流れ込む。ルートからそれた水に対して行なわれた唯一の処理は塩素剤の投入であった。原虫のシストやオーシストは希釈塩素による影響は受けず、それらはそのまま川に入る。そして、水の流れが変わると、下水処理施設から流れた水が下流に設けられた町飲料水の取水口を通ることがある。

二〇〇一年三月下旬、あなたののったオーシストは、その由来がどうであれ、ノースバトルフォードの水処理施設の取水口を通り、数百万のオーシストとともに施設内に入るはずだ。[7] ジアルジア原虫のシスト、バクテリア、沈殿物、他の細かいゴミも、同じように取水口を通る。あなたは着水井〔浄水場で最初に原水が到達する比較的小規模な水槽〕の中にはき出され、その後、砂を用いた濾過装置――もっと大きい粒子を水から取り除くよう設計されたカートリッジ――に吸い込まれる。砂粒、岩のかけら、植物の切れはしのようなさらに重いものは、遠心力であなたから引き離され、外へ飛ばされるが、あなたとオーシストは渦に捕らえられるにはあまりに小さく軽すぎるので、熱い空気が入った揺れる熱気球のように、その中央部に難なく浮かび上がる。

分離器のもう片端では水と化学物質が混合される。水中に残った粒子を凝集させる硫酸アルミニウムやイオン化ポリマーやポリ塩化アルミニウム、および、鉱物を酸化させて除去する過マンガン酸カリウム、殺菌剤としての塩素、水が酸性になりすぎないようにする石灰である。システムがうまくできていれば、これらの化学物質は水中によく攪拌されるが、ここノースバトルフォードではそれらは徐々に混ざっていったはずだ。水中のバクテリアは塩素で死ぬが、あなたののる休眠中のスポロゾイトを運ぶオーシストは、この化学物質の液体の中を静かに進み、凝集沈殿設備の中に落ちていく。

凝集沈殿設備では、あなたやオーシスト、ジアルジア原虫のシスト、バクテリア、ゴミ、水中の他のすべての粒子はもつれ合い、フロックと呼ばれる固くけばけばした物質にまとまるはずだ。フロックは、水中の粒子がまとまると形成される。普通の状態では、化学物質により粒子が互いに引きつけ合うようになっていて、一つにまとまったフロックの粒子は大きな土台のような働きをし、さらに小さな粒子を引きつけ、塊をどんどん大きくしていく。そして、十分な大きさになると水底に沈んでいき、スラッジ層を形成する。

しかし、その日は違った。二〇〇一年三月、ノースバトルフォードの地表水処理施設の凝集沈殿設備は稼働が停止していた。装置が故障していたので、施設のオペレーターはそれを調べ、もし必要なら修理しなければならなかった。そして、そのためには装置の中に堆積したスラッジをすべて掃除しなければならなかったのである。その日のうちに装置は直り、動くようになったが、再稼働したあとにも、装置内でフロックの形成を加速するスラッジの塊は残っていず、水中の粒子は除かれなかった。それらはひと月以上もそのままだったのだ。

凝集沈殿設備を通り抜けたあなたは、フロックが形成されていないため、化学物質の結晶中に固化されずにすむ。そして、水中に残るものはすべてノースバトルフォードの飲料水給水施設に入らないようにするはずの、無煙炭と砂でできたフィルターの方に漂っていく。フィルターは、町の最後の砦である。

クリプトスポリジウム属や水媒介性の他の原虫類は塩素の影響は受けないので、濾過は適切な地表水処理を行なうための標準的な方法である。カナダ保健省水質ガイドラインは原虫類の除去に濾過を奨励しているし、ほとんどの水源の地表水に濾過を要求しているアメリカ安全飲料水法は、そのモデル化を模索する他の多くの国々から先進的な立法として認められている。

飲料水を介する疾病のアウトブレイクは、それが起こるかもしれないというだけで大騒ぎを引き起こす可能性がある。一九九七年四月二四日、一〇〇万人以上のニューヨーク市民に飲料水を供給するクロトン水源の水を、市当局が濾過していなかったため、アメリカ合衆国政府はニューヨーク市を相手どり提訴した。当時、合衆国の一万ヵ所以上の地表水の飲料水水源のうち、安全な給水のための濾過が不要だったのはわずか一三五ヵ所だけで、クロトン給水設備はその中に含まれていなかった。

アメリカ環境保護庁とニューヨーク州からの圧力を受けたニューヨーク市は、クロトン水源の汚染を防ぐための対策に同意し、二〇〇六年九月までにクロトン給水施設に濾過装置をつけることにした。[8] 市は、水の濾過に関する重大な過失により一〇〇万ドルの罰金を支払った。しかし、二〇〇九年八月現在、反対者との軋轢や建設費の超過の影響で、クロトンの水処理施設はまだ建設中である。ジアルジア原虫とクリプトスポリジウム原虫は腸内のどこかに居心地よく収まり、乾杯しあっているに違いない――もちろん、水で。

*

濾過されていない地表水の安全性を信じるのは難しい。ブリティッシュコロンビア州ヴィクトリア市のトキソプラズマ症のアウトブレイクは、水源保全の保障がどれほど困難かを証明した。ネコと飲料水が関係したトキソプラズマ症のアウトブレイクはまれなケースであったかもしれないが、ジアルジア原虫、ビーバー、そして飲料水が関係した下痢症の発生には有名な例がある。

人が最初にビーバーや他の動物にジアルジア原虫をうつしたのか、彼らが人にうつしたのか。この問いには議論の余地がある。考えるまでもなく、山の渓流の水を飲むのが危険なことは、それによって不運にも被害を被ったアウトドア愛好家が後を絶たないことからも明らかである。たとえあなたがものすごく喉が渇いていたとしても、ビーバーのダムより下流を流れる水は避けるべきだし、人もビーバーも市の給水を汚染してきた例は多い。塩素の影響を受けないジアルジア原虫の小さなシストは、濾過して取り除かなければならない。

ビーバーと関連したジアルジア症の大流行で、最も詳しく調査された文献が残っているのは、一九九〇年にカナダのブリティッシュコロンビア州クレストン町で起きた例である[9]。ここはアイダホ州境に近い気候の厳しい田舎町で、北の山岳地帯は海抜が優に二〇〇〇メートルを越す。この地方の道路や集落は川により形成された谷の中にある。クレストンは、クーテネイ湖の低地側の先端のちょうど南にあり、西側のクーテネイ川と東側のゴート川にはさまれたくさび形をしている。

一九八〇年代後半には、約四二〇〇名の人々がクレストンに住んでいた。町には、山岳地帯から北西部へ下る小川であるアロークリークから、濾過していない未処理の水が引かれていた。アロークリークの上流には町はなかった。実際のところ、上流は入り込むのが難しい土地だったので、特に冬場はどのようなものであれ人の活動はほとんどなかった。アロークリークからもたらされる水は、想像しうるかぎり最も清潔な水だったのである。

一九八九年秋、おそらくゴート川付近の大集団から分かれたビーバーが、アロークリークにやってきた。そして、町の取水口の下流にすみ、歩き回るビーバーが発見された。下流なら害はほとんどないだろうが、この動物が再び小川の上流の新たな土地へ移動するかもしれないと住民は心配した。もし、ビーバーが取水口の上流に行ったら、町への給水が汚染されるかもしれない。ビーバーを移動させた方がよいと思われたが、そこは私有地で、人が立ち入りビーバーを移動させることを地主が許可しようとしなかったため、ビーバーは人に邪魔されず、そこにい続けた。

一九九〇年冬、アロークリークから給水されているクレストンとエリクソン付近の住民たちに下痢のアウトブレイクがあった。何人かの人々は医療機関に相談し、検便を受けた。事実、検査ではジアルジア症——ビーバー熱——に陽性反応が出た。まもなく検査官は、原因の可能性として水に注目した。

ジアルジア原虫の小さな楕円形のシストは、飲み物のグラスに入って飲み込まれると、小腸内で生活環の次の段階に入る。そして、シスト壁が破れ、涙の粒がつぶれたような形の一匹のトロフォゾイトを放出する。一匹一匹のトロフォゾイトは、丸い方の端に目のような形をした核、底に吸盤状のカップ、そして触手のような鞭毛が数本ついている。

腸内のトロフォゾイトは吸盤状カップを使って腸壁にとりつき、周囲にある内容物や粘液をエサにする。まもなく彼らは分裂を始める。一匹は二匹になり、さらにその一匹が二匹になり、ついには何百万もの涙粒形の原虫が互いに並びながら、腸壁の表面をラップのように覆ってゆく。

腸壁がこのように覆われた宿主は、栄養や水分の吸収が遮断されてひどい水様性の下痢になり、それとともに腹痛、ガス放出、体重の低下、脱水症状を起こす。犠牲者はなすすべもなく、液状の便の中に何百万もの原虫を排出する。

ジアルジア症は、最悪の状態は普通数日しか続かないが、完全に治ることはなく、症状が和らいだあとも何度も何度もぶり返す。下痢が治まっても、原虫は感染した宿主の便の中へと排出される。

トロフォゾイトは体外に出るとすぐに死ぬが、腸内を移動する間に自分を守るシスト壁にくるまり、恐るべき外界に備えるものもいる。それと同時にそれぞれの原虫はもう一度分裂し、楕円形のシストは、中に二匹の虫の入った顕微鏡でしか見えないタイムカプセルになる。シストはなかなか死なず、冬の水温にも通常の化学処理にも耐える。そして、もし運が良ければ最後は予定通り、再び台所の蛇口にたどり着く。

クレストンでは、アロークリークから町の対岸のクーテネイ川に下水を流していたので、トイレの水が台所の水道に戻ることはありえなかった。人々の排水から来たジアルジア原虫のシストが下水処理でも生き延びたとしても、町の給水に入るチャンスはない。それならどこで、住民はジアルジア原虫を拾ってしまったのだろう?

答えはこうだ。ビーバーが移動し、今や取水口から約一キロメートル「上流」にいた。彼らは新たな安全なダムの中に潜み、一メートル以上もの積雪の毛布にくるまれていた。小川は完全に凍結し、冬の天候はダムを事実上の要塞にしていたのである。今のところ、ビーバーを移動させることはできず、クレストンの人々は水を煮沸するようにというブリティッシュコロンビア州保健省の命令に従っていた。これはこの先長く続きそうである。

アウトブレイクの終息とともに、一二四人の便がジアルジア陽性であることがわかったが、これはまたもや氷山の一角で、もっと多くの人々は診断がつかなかった。クレストンの給水施設や取水口の下流のアロークリークから取られた水道水のサンプルには、すべてジアルジア原虫のシストが含まれていた。

一九九〇年三月一五日、ビーバーはついにダムから引き出され、ジアルジアの検査が行なわれた。案の定、その糞にはこの原虫のシストがたくさん含まれており、これらのビーバーが問題のもとである強力な証拠となった。その後まもなく、さらに強力な証拠が現われた。ビーバーが追い出されたあと、小川の水も、町の給水施設の水も、サンプル中からジアルジア原虫のシストが発見されず、詳細な検査の結果、ビーバーの排泄したシストはクレストンの患者から得られたシストと同じ系統であることがわかった。

多くのビーバーがブリティッシュコロンビア南部の水路を行き来し、そのうちのほぼ半数が糞の中にジアルジア原虫のシストを出していた。[10] おそらくクレストンのビーバーは、不幸なことに生まれてから死ぬまでこの原虫に寄生されていたと思われる。死んだビーバーがどのように処理されたかは記録が残されていないが、ジアルジア原虫はまだクレストンから消えてはいなかった。つまり、これは地域住民と保健省との間の長く熱い論争の始まりだったのだ。

保健省は、アロークリークからの給水に関し、塩素殺菌などを含む水処理を義務化する方法を模索したが、一方住民は、健康や環境を理由に塩素処理に反対した。結局、両者は濾過と紫外線による殺菌を行ない、塩素処理は最小限にとどめることで合意した。新設されたアロークリーク水処理施設は、二〇〇五年一〇月から稼働が始まった。

*

二〇〇一年のノースバトルフォードへ戻ると、濾過装置はすでに取り付けられ、それらは、凝集沈殿設備をすり抜けたどんなに小さなフロックも取り除くはずだった。濾過装置はさまざまだが、この処理施設のものは、砂の層の上に無煙炭の層が重ねられていた。粒子はこの型の濾過装置にやってくると、層の表面でつかまるか迷路のような装置のどこかに引っかかる。粒子はそこに残って堆積し、少しずつ固まりを作っていく。そして文字通り、フィルターのように働いて、あとからやってくる粒子をつかまえるのに手を貸す。物質がどんどん濾過装置に引っかかっていくにつれ、小さなサイズの粒子しか反対側に流れていけなくなる。

このような濾過装置は、中にあまりにたくさんのゴミが引っかかるため、最後は水の流れが妨げられ、掃除をしなければならなくなる。フィルターは、最初は空気を、次に水を逆流させて洗浄し、すべての物質はフィルターの中をもと来た方向へむりやり戻される。もちろん、逆流による洗浄後は、フィルターはもっと大きな粒子も通すようになるが、それも、ゴミがまたたまるまでのことだ。

フィルターの洗浄に使った逆流水は、その中にさまざまな物質が浮遊しているため捨てなければならないが、ノースバトルフォードでは廃棄されていなかった。逆流水はリサイクルされ、中に含まれているオーシストなどのさまざまな汚れは戻されて、再び反対側へと通過するチャンスが与えられた。ノースバトルフォードの濾過装置は、一番短いときで約三日ごとに洗浄されていた。

あなたとオーシストは凝集沈殿設備の中を進み、逆流による洗浄が行なわれた直後にノースバトルフォードの濾過装置に到着する。あなたは非常に小さいので、両サイドからの攻撃をうまくすり抜けることができる。そして、今の自分のサイズからすると巨礫のように大きな無煙炭と砂粒との間を、大きなビーチボールにのり波頭の白い急流をこぎ進むベテランのいかだ師のようにくねくねと進む。まわりでは、何百万個もの他のオーシストもすり抜けていく。そしてまもなく反対側に着き、あなたを待つもう一つの洗い場である塩素消毒のタンクに突入する。それからあなたは解放され、町の水道水の本管に入る。

ノースバトルフォードの処理施設のオペレーターたちは、クリプトスポリジウムのことや濾過設備の重要性について十分な知識がなかった。この原虫は塩素処理では死なないことも知らなかったし、凝集沈殿設備を完全にリセットするとオーシストがそこをすり抜けてしまうことも理解していなかった。もしそれを知っていたら、逆流水でフィルターを洗浄し完全にリセットしてしまえば、原虫が自由に通り抜けることがわかったはずだ。

彼らはそれを知っていなければならなかったが、それは単に、水の安全を守ることが彼らの責務であるだけでなく、クリプトスポリジウムによる市の給水の汚染は以前にも起きていたからである。八年前のちょうど同じ時期、ウィスコンシン州ミルウォーキー市では同じような災難に見舞われた。ミシガン湖の水を引いているミルウォーキー市南水処理施設のオペレーターたちは、三月二一日から水の濁度が増していることに気づいていた。彼らは、それまで水に加えていた化学薬品を調整しようとしたが、それでも濁度の改善は難しく、一つにはそれは、彼らの作業を補助するはずのモニターの設置がまずく、動作しないからだった。四月九日に水処理施設は閉鎖されたが、時すでに遅しだった。

ノースバトルフォードと同じように、ミルウォーキーの処理施設でもフロックの形成と濾過が適切でなかったため、効果的な水処理ができなかった。クリプトスポリジウムのオーシストは市の給水施設に入り、約四〇万三〇〇〇人が発症した[11]。そして、一〇〇人以上が死亡した。

当時、ミルウォーキー市のアウトブレイクの原因となったオーシストがどこから来たかは確かなことがまったくわからず、春に農地から流れ出す水、湖畔の屠場からの屑肉、下水口から出た人々のゴミなどと人々はてんでに原因を指摘した。このアウトブレイクのあとには、ミルウォーキー市と処理施設に化学薬品を提供していたジェネラル・ケミカル社との間で嵐のような訴訟が起き、結局、会社は個人訴訟と集団訴訟の決着に数百万ドルを支払った[12]。このアウトブレイクで生じた医療費と生産力の損失は、控えめに算出しても約九六〇〇万ドルだったが、そのうち三分の二は、生産性の低下に対する補償であった[13]。

ミルウォーキーでのアウトブレイクの衝撃により、クリプトスポリジウムの危険性は一般の人々にも水処理関係者にもはっきりと認められるようになった。このアウトブレイクの調査から得られた知識により、あらゆる地域で水質検査官は、現行法規や基準を注意深く詳しくチェックさせられることになった。水の濁度は水処理施設にとりはるかに大きな問題になったのである。

しかし、私たちにまだわかっていないことの一つは、オーシストを効率的に検知する方法である。クリプトスポリジウム属やジアルジア原虫の検査には、膨大な水を濾過し、試験する必要がある。それで試料の中に原虫が見つかったとしても、彼らがまだ生きていて病気を引き起こす能力があるかを見極めるのは難しい。実施には時間も費用もかかり、検査を継続的に行なうのは平均的な飲料水設備の能力をはるかに超える。

このような限界があるため、多くの水処理施設ではクリプトスポリジウム属とジアルジア原虫に対しては定期検査が行なわれている。それ以外のときは、濁度の測定、菌培養、適切な濾過の確認、および水源地域の汚染からの保護を行ない、検査官たちは問題が起こらないよう努めている。事実、彼らにはその法的責任があり、もしそれがうまく行かず、原虫が水処理施設をすり抜けて人々が病気になったら、オペレーターや監督官たちは責任を負うことになる。

ノースバトルフォードでは、あなたとオーシストは、自分たちを取り除こうとして設けられた障害物をことごとく逃れてきた。化学薬品の水槽、凝集沈殿設備、濾過装置は、はるか後方だ。水道の本管を転がりながら進むオーシストは、朝のラッシュアワーの通勤者たちのようにちりぢりになっていく。あなたは本管からさらに細い管に進み、ノースバトルフォードのある建物の配管に入る。あなたたちがそこにいることは、誰も知らない。

喉の渇いた男の子が水道の蛇口をひねる――いや、おそらくボタンを押すと、澄んだ冷たい水がほとばしり、そこからあなたは飛び出す。そして、男の子に飲み込まれる。あなたは喉をすべり降りて胃に落ち、まもなく小腸に入る。ここでオーシスト壁のジッパーのような縫い目が開き、あなたの旅は終わる。

オーシストの中でウジムシのようなスポロゾイトが生まれ、這いはじめ、開口部から出る。浮遊するオーシストからぶら下がっていた細長い三日月形の彼らは、そこからゆっくり現われる。すべてのスポロゾイトが完全にオーシストから出たころには、あなたは小腸の中で回腸と呼ばれる領域に入る。今や、あなたのオーシストは捨てられたポリ袋のように空っぽで、腸内の流れとともに去っていく。

一方、スポロゾイトは回腸の内壁を覆っている細胞を目指し、その外膜の中に潜り込む。彼らは完全に細胞に入りきるのではなく、まるで家の外壁の間に潜り込むように細胞膜の中の小さな袋の中にとどまる。そこでスポロゾイトは増殖し、八個の三日月形のメロゾイトを生み出す。メロゾイトはポケットから飛び出して新たな細胞へ侵入し、それぞれが新たなポケットを作る。そして増殖が再開し、メロゾイトがまたもや飛び出し、新たな細胞群へ侵入し、無性生殖のサイクルができあがる。これが延々と続き、その結果、きわめて多数の原虫が生まれる。

メロゾイトの中にはこれとは違う形で育つものもある。彼らは、ガメートサイトという雄と雌の原虫になり、有性生殖を行ないオーシストになる。オーシストは細胞膜内の同じ空間で成長し、大きな泡のように膨らみ、今にも破裂して自由に流れ出そうとする。そのいくつかが口を開くと、指でまさぐるように動きながらスポロゾイトが姿を現わし、自在にのたうって新たな細胞に侵入し、再び同じサイクルを開始する。何百万ものオーシストは無傷ではじけ出て、腸内を自由に浮遊する。

＊

二〇〇一年三月から四月、バトルフォードの約五八〇〇～七一〇〇人の住民と外部からの訪門者約四〇〇人が、ノースバトルフォードの水飲み器の水や水道水を飲んだあとにクリプトスポリジウム症にかかった。典型的な症例では、感染から約五日後に症状が出はじめた。腸細胞が破壊されて腹痛と発熱が起き、大量の腸内容物が流れ出し、水様の下痢が数日間続いた。そして、トイレに行くたびに何百万ものオーシストが外界に出た。

水処理施設の凝集沈殿設備をオペレーターが清掃してから一四日後、クリプトスポリジウム症と診断された最初の症例が公衆衛生局に報告された。患者は、ノースバトルフォードから約一三キロメートル離れた農家の子供だった。家畜への接触歴と季節的な病気の発生時期が発病の典型的パターンだったので、子供の母親と話をした公衆衛生調査官には、ノースバトルフォードの給水を疑う理由がなかった。

二例目の発生は翌四月五日のことであったが、保健師が不在で、その報告は四月一〇日まで確認されなかった。そうこうするうち、浄水場では沈殿池を使った自動的な沈殿形成が中止された。浄水場では沈殿池を清掃してスラッジが失われたため、代用としてベントナイト――火山灰の降下時に作られる吸収性のある粘土――を発注した。町の公衆衛生当局に施設の問題を警告しようと考えた人は、誰もいなかった。

二人目の患者も子供で、ノースバトルフォードとは川の対岸にあるバトルフォードに住み、最初の症例の子供と同じ学校に通っていた。その母親は、学校では多くの生徒が下痢をしていると聞いていると話した。まもなく、二番目の子の弟が発症した。

二番目の患者のかかりつけの医師であるジョフリー・リップセットは、地元のウォルマート薬局に電話し、下の子に与える下痢止め薬はないかとたずねた。薬局は、店の下痢止め薬が店頭からあまりに早くなくなっていくので、要望に応じきれないと医師に話した。これを聞いたリップセット医師は、何か大変なことが起こっているのではないかとはじめて疑った。彼は、バトルフォード保健局長のガーハード・ベナードに電話をした。

流行のピークは四月一三日だったが、その日になってもなお、当局は、それが流行であるとは信じていなかった。四月一四日の医薬品調査では、下痢止め薬がたくさん売れた小売店はウォルマートだけでないことがわかったが、病院の救急病棟の外来では下痢の患者の増加は見られなかった。ほとんどの患者は医者や病院の救急外来には行かなかったので、当局にはこの問題の確たる証拠がなかった。四月一七日、症例がもう一つ確認された。患者はバトルフォードに住んでいるティーンエイジャーで、学校はノースバトルフォードのジョン・ポールⅡ世校だった。四月一九日に報告された次の症例は、市から約九〇キロ郊外のタートルフォード町のもので、この町の三家族が相次いで病気になった。これらの症例はすべて、この地区の保健局長であるベナード医師が気づいたが、それでも彼は一部始終を知っていたわけではない。ただ、一つ気がついたのは、タートルフォードの一家が最近、ノースバトルフォードにホッケー・トーナメントの観戦に行ったということだった。

四月二三日にはさらに四症例が報告された。そのうち三人の患者はノースバトルフォードに住み、それでようやくこの町に注意が向くようになった。ベナード局長は今や完全に疑いを強め、この町が感染源を同じくするクリプトスポリジウム症のアウトブレイクに巻き込まれているかもしれないとわかった。しかし、何が、そしてどこが、感染源なのか？　プールかもしれないし、イベントで出された何かかもしれないし、農家の動物かもしれない。タートルフォードかもしれないし、バトルフォードかもしれないし、ノースバトルフォードかもしれないし、あるいはまだ特定されていないどこかかもしれない。クリプトスポリジウム属の発生源として評判の悪い、水かもしれない。

ベナード局長はノースバトルフォードの給水のことを考えた。すべての病人からノースバトルフォードの水栓へつながる、一連の証拠は存在するだろうか？　答えは四月二五日まで出なかったが、その日、サスカチュワン環境資源管理局の環境保護官であるスコット・ミークマがばらばらだった証拠を結びつけることに成功した。流域が汚染され、地表水処理施設の凝集沈殿設備が正しく設置されていず、そして人々がクリプトスポリジウム症にかかったということは、水道水がクリプトスポリジウムに汚染され、その給水が、ノースバトルフォード市民へ一ヵ月以上も続けられていたことを示していた。

四月二四日の遅い時刻に地表水施設から採取された処理済みの水のサンプル二本には、クリプトスポリジウムのオーシストが存在し、四月二六日に川の取水口から取られた生水のサンプルも同じだった。四月二八日には、凝集沈殿設備の固着率も良くなり、その後、感染力を持つオーシストがノースバトルフォードで処理された水から見つかることはなくなった。

オーシストがノースバトルフォードの飲料水にすべり込み、数千人もの人々がクリプトスポリジウム症にかかった。サスカチュワン州政府は原因の調査を命じ、いくつかの集団訴訟が起き、三五〇万カナダドル以上の金銭のやりとりがあった。しかし、これらは序の口だった。

この調査の監督官を務めた法律家のロバート・D・レーイングは、ノースバトルフォードの水質汚染には多くの要因が関わっていることを見出した。そこには、不十分な流域保護、老朽化し管理財源も不足していた処理施設、教育を受け、資格を持ち、必要とされる専門知識のあるスタッフの欠如、水処理の適切な監視の欠如、飲料水の安全管理を軽視していた市の行政、安全を守る責任を市当局へ押しつけていた州政府などがあった。さらに他の自治体でも、同様な要素が飲料水の安全に明らかに影響を与えていた。

こうして、クリプトスポリジウム症に関するノースバトルフォードの経験により、改善に向けて多くの活動が起こった。しかし、レーイングの報告は単なる「するべきこと」のリストではなく、この原虫を水道水から常に閉め出すことが、そして、彼らがそこに入った場合、それを突き止めるのがどれほど至難の業になりうるかを具体的に示していた。周囲にはいたるところに原虫がおり、水処理施設はこの先も、このような難題になおいっそう力を注がなければならないのだ。

*

ここに至りすべての地表水は、汚染されていないという証拠のないかぎり汚染されていると考えなくてはならないことがわかった。不幸なことに私たちは、給水システムの確立と同時に、それを通して病気の原因になる微生物を何十万人もの人々に同時にばらまく力も、完璧なまでに獲得してしまったのだ。ジアルジア、トキソプラズマ、そしてクリプトスポリジウムなどの原虫は、どうしてこのようにどこにでも存在するようになったのだろう?

人類がジアルジア原虫を発見したのは、一六八一年、初期の顕微鏡の発明者、アントニー・ファン・レーウェンフックが、自分の糞便中に涙の形をした原虫を見つけた有名な瞬間である。それから三〇〇年以上たっても、それがいつどこで人に感染したのか、ビーバーや他の水生哺乳類が最初に感染して私たちにうつしたのか、あるいはその逆かはわかっていない。しかし、今日、ジアルジア原虫は地球上のいたるところに見つかっており、ビーバーがいなくとも、人々や地表水にいくらでも広がっていくことはわかっている。イヌやネコ、ヒツジやウシや他の家畜の体内にもこの原虫は潜んでいるが、これらの動物がいなくとも感染は起こる。[14]

研究の結果、世界では土地により、〇・五パーセント〜三〇パーセントの人々が腸内にジアルジア原虫のいることがわかった。感染者の便一グラム中には、ジアルジア原虫のシストが一〇〇万以上存在することもある。たった一〇匹のシストが侵入しただけで発症することもあるのだから、流域に一人病人がいれば、その潜在的な力がどれほどか想像してほしい。[15] 排泄された環境中にこの原虫がいつまでも存在し続けることができることを考えると、私たち全員が感染しているわけではないのは驚異的なことだ。

トキソプラズマ原虫は、ジアルジア原虫よりずっとあとに発見された。この原虫が初めて科学的な文献に現われたのは一九〇八年であったが、その生活環が完全に明らかになったのは一九七〇年になってからであった。しかし、この原虫は病原体として出現してからすでに久しく、世界中に広く分布していた。この原虫は人から人への伝播は起こらないため――食人による可能性を例外として――、ジアルジア原虫の場合のように人が伝播の後押しをすることはない。しかし、人は別の方法でこの原虫の手助けをしてきた。それはイエネコによる拡散である。

おそらく八〇〇〇年の間、ネコは人とともに暮らしてきた。[16] 今日の飼いネコの祖先の野生種として一番可能性の高いのは、アフリカとアジアにすみ、比較的扱いやすい性質のネコ科の小動物、リビアヤマネコ（*Felis libyca*）といわれる。それからどのくらい経ってからこの動物が移動しはじめたかは定かではないが、ネコはエジプトでは聖なる動物とされ、船旅に順応したことが増加と拡散に好都合な要因となったに違いない。

おそらくネコはエジプト人によって、今日では中東と呼ばれている各地へ連れていかれたが、リビアヤマネコはそれらの土地でも家畜化されていたと思われる。このようにして家畜化されたネコは紀元前五〇〇年までにはギリシャへ、紀元前二〇〇年までには中国へ、そしてその後はローマ人によってヨーロッパ北部へと広められた。家畜化されたネコと野生のネコは西暦一〇〇〇年にはヨーロッパとアジアの広い地域に見られるようになり、中世に迫害を受けた歴史はあるものの、現在では地球上で人が住む場所には必ずと言っていいほど見ることができる。そしてこれはトキソプラズマ原虫についても言えることなのである。

ネコの数がどのくらいかは本当のところは誰も知らないが、概算では、アメリカ合衆国にはペットとして飼われているネコが約五〇〇〇万匹、野良猫が四〇〇〇万匹いるとされている(17)。急性トキソプラズマ症にかかっているネコは、糞の中に数百万個のオーシストを排出し、それは人や他の動物への感染力を有している。集団飼育されているネコを対象とした研究では四五パーセント以上が、トキソプラズマの抗体を持つことが示されている(18)。ネコを飼うことはトキソプラズマにとって非常に有り難いことだということは、計算をしなくともわかる。

クリプトスポリジウムが人の病気の原因となることが明らかになったのは、ここわずか三五年間のうちのことである。遺伝子レベルの研究により、かつてクリプトスポリジウムとして知られていた原虫には、実際には二種類の生物がいることがわかった。一つはウシと人に感染し、もう一つは人だけに感染する。後者はジアルジア原虫と同じように、人の糞便による地表水の汚染を通じて増殖する。

もう一方はトキソプラズマ原虫と同様に、この場合の動物はウシであるが、動物の家畜化という恩恵を受けて人への感染ルートを確立してきた。

現在見られるウシは、約九〇〇〇年前に北アフリカやユーラシアに起源を持っていたオーロックス（今日では絶滅）から家畜化され、南極大陸を除く地球上のすべての大陸へと広がった。南北アメリカへはヨーロッパ人が入植するまで持ち込まれることはなかったが、今日両大陸では非常に多数が飼育されている。今や、一五億頭以上のウシが地球にすんでいる。その多くがクリプトスポリジウムのオーシストを排出し、疫学的研究からは、アメリカ合衆国で飼われているウシには糞便中にオーシストを排出している感染個体が多数含まれていることが明らかにされている。[19]

ミルウォーキーとノースバトルフォードのクリプトスポリジウム症のアウトブレイクは、どちらも生活排水の地表水への流出に由来すると思われ、人だけに感染するタイプのクリプトスポリジウムによるものであることが、検査の結果示されている。しかし、人の症例の多くはウシに由来する。皮肉なことに、一九九七年にノースサスカチュワン川から採取された水のサンプルは、当時、この川のオーシストの大半が農地から来ていることを示している。それらは人にもウシにも感染するタイプだったのだ。

これらの寄生虫が、現在、六〇億以上もの人々がひしめき合う地球に広がっていく。さまざまなレベルの貧困、劣悪な衛生環境、不適切な衛生施設、および、単なる無知により、環境汚染は続く。現在アメリカ合衆国では、下痢症の原因として最も多く検出される原虫はジアルジア原虫である。クリプトスポリジウムは、陸上動物や鳥類に運ばれるだけでなく、水の流れ込む海岸に生息するカキやエサを漉し取つて食べるフィルター・フィーダー〔濾過摂食する動物〕の中に現われ、今でも下痢の発生原因となっている。地域で水泳の楽しめる川は、かつてほどのどかな場所ではなくなり、近年科学者たちは、クリプトスポリジウム症のアウトブレイクの多くは水泳プールや他のレクリエーション施設の水と関連があると考えるようになった。一方、トキソプラズマは明らかに非常にありふれたものになったため、陸から海へ大量の原虫が流れ込み、ラッコの生息数に影響を及ぼすほどになっている。他の海生哺乳類への感染も同じである。

今や私たちは、これら三種の侵入者や他の寄生虫の活動を手助けしている。自分たちの生活から彼らを閉め出そうと、時間と金銭を際限なく費やしているが、いまだにそれは成功していない[20]。水処理の次の段階では、飲料水中のシストやオーシストの不活性化にオゾンか紫外線を使用することになるだろう。将来、水処理施設の中には他の方法をとるところも出てくるかもしれず、それは、カンボジアのサンカー川に住む人々にも利用できる唯一の方法である。飲料水は、他の家事で使用する水とは別に処理し給水しなければならないだろう。

もちろんこの方法は、サンカー川の浄化には何の役にも立たず、ノースサスカチュワン川や他の汚染された地表水をきれいにすることにもならないだろう。清浄な地表水を取り戻すのに必要な改善は、もしそれが可能だとしても、はるかに大がかりなものになるはずだ。一方、人々の移動や活動で運ばれるのは、ジアルジア、トキソプラズマ、クリプトスポリジウムだけではない。他の多くの寄生虫もすでに感染源から広がり、あるいは広がりつつあり、混乱を起こしているのである。

第4章

不法入国者

人の移動と寄生虫

ほとんどの「熱帯的な」病原体はその発祥地で大発生し、他の土地と同様、南北の寒冷地にも広がっていく……私たちの世界は決して分割されていないのだ。

ロバート・デソヴィッツ『コロンブスが持ち帰った病気』

人体の臓器や組織が寄生虫で描かれている解剖図を想像してみよう。皮膚は、ダニ、ハエの幼虫、ミクロフィラリアである[1]。血液中には、マラリア原虫、トリパノソーマ、条虫の幼虫、住血吸虫が列をなしている。筋肉は旋毛虫の幼虫とトキソプラズマのシストからできている。肝臓は、吸虫と条虫の頭節が形作っている。腸には、あまりに多くの寄生虫がひしめいているので、全部見つけるのは難しい。

今度は体をスーツケースだと考えてみよう。中を開けて見ることも、X線で検査することも、探ってみることもできないスーツケースだと――。寄生虫の荷造り者でもあり、発送者でもあるあなたの体は、どこへでも寄生虫を連れていく。他の寄生虫の宿主も同様で、それは、無数の寄生虫がひそかに移動し、世界中の新たな環境へ広がっていけるということだ。この種の移動は往々にして、無知や愚かさ、あるいは隠れた行動といったほとんど意図せずに行なわれる人々の行為の結果である[2]。

歴史の流れをたどり、どこでもよいから多くの人々や家畜が通った場所を指し示してみよう。そこには多くの寄生虫も同じように通っていたことがわかるだろう。人々や動物と同じように、新たなすみかで生き延びられなかった寄生虫もいる。生き延びることのできた寄生虫たちは、そこで生活環をまっとうし、繁栄することのできる環境を獲得した。北アメリカは、人々、家畜、そして密航者である寄生虫が絶えずたどり着いた大陸である。

*

時は西暦一六九四年、場所は、今はアメリカ合衆国となった最古のイギリス人植民地、ヴァージニア州ジェームズタウンである。大西洋の奴隷貿易はアフリカ西海岸で二〇〇年間栄え、その後さらに一〇〇年以上続く。西アフリカの奴隷商人に捕らえられた数えきれない若い男の中の典型的な若者が、八週間以上にも及ぶ苛酷な船旅ののち、新世界に着いたところを想像してみよう。試練を経てもなお生きている彼は、幸運な者の一人だった。

四月のある晴れた朝、船はジェームズタウンに停泊し、やつれ果てた若者は日の光の中へ引き出され、一生を奴隷として過ごすことになる居留地へ連れていかれた。ヴァージニアの土の上にはじめて排便したとき、彼は前後の他の無数の者たちとともに、アフリカから来た「何か異様なもの」をそこに出した。アメリカ鉤虫（*Necator americanus*）という鉤虫の卵だった。彼の腸についていた鉤虫の雌たちは、一匹一匹が毎日数千もの卵を産み、このアフリカ人がこれからの生涯を過ごすことになるサウスカロライナのプランテーションに、この寄生虫もすみかを見出したのである。

便とともに排出された鉤虫の卵が生きてゆくには、暖かさと湿り気が必要だ。湿り気を帯び、有機物の豊富な日陰の土に置かれた卵は、二日もすると孵り、顕微鏡でしか見えない大きさの幼虫が出てくる。幼虫は土壌の中のバクテリアや腐敗物をエサにし、一週間もすると約〇・五ミリメートルの長さに育つ。その後、幼虫は他の人に感染できるようになる。それには、むき出しの皮膚を突き破るのだ。

鉤虫の幼虫が新たな人の宿主を見つけられる条件は、奴隷制度のあった二百有余年の間、アメリカ南部ではわけなく見つかるものだった。アフリカの故郷からむりやり連れ去られた奴隷たちは、畑を裸足で働き、地面にじかに用を足し、戸外の同じ掘り込み便所に繰り返し行くのだった。排出された鉤虫の卵は、一週間すると感染力のある鉤虫の幼虫になり、毎日の裸足の歩行を待つのである。

奴隷たちは汚染された土にさらされることで、何度も繰り返し感染した。プランテーションに来たときは鉤虫のいなかった者も、皆すぐに感染した。しかし、その報復とでもいうべき興味深い幸運が働き、北アメリカへの寄生虫の到着は、奴隷より白人の方にはるかに苛酷に作用した。それゆえ、この寄生虫アメリカ鉤虫の学名は ***Necator americanus*** ——文字通り「アメリカ人殺し」という。

おそらく、アフリカ人の血筋を持つ人々には自然の免疫があるためだろうが、白色人種は黒色人種より鉤虫による病気の影響を受けやすかった。畑を同じく裸足で歩く貧しい南部の白人たちにとってこの弱さは困りものだった。足もとの土の中で宿主を探す幼虫たちは、皮膚細胞外層の下に滑り込み、血管に潜り込む。回虫の幼虫のように、これらの小さな細長い生き物は、血流にのって肺に到達するとそこで血管を破って肺の中に現われ、気道を上り、喉に向かう。

今や若い成虫となったこの寄生虫は、自分が落ち着く場所でもあり栄養源でもある腸内で食物を口いっぱいほおばっている。彼らは長さ一センチメートル近くに成長し、青白く、頭の端が内側に鉤のように曲がり、口はヨーデルを歌うかのように大きく開いている。口のまわりには、腸に付着していられるよう円形ののこぎりのような刃が四枚並んでいる。

その後五年から一五年間、一匹一匹の寄生虫は、毎日、半滴ほどの血を吸い取るか腸内へ漏らすかして、宿主は血液を失っていく。このくらいの量なら無視できそうだが、鉤虫によるおもな慢性疾患の症状は、腸管へと血液が失われることから起こる貧血やタンパク質不足である。鉤虫感染では数千匹もの寄生が見られることもあり、特に、感染者の食事が貧しいときは、時がたつごとに出血は多大なダメージを与える。

奴隷の寄生虫は雇い主にもうつり、貧血が連鎖的に波及したり、南部の健康や経済を徐々にむしば

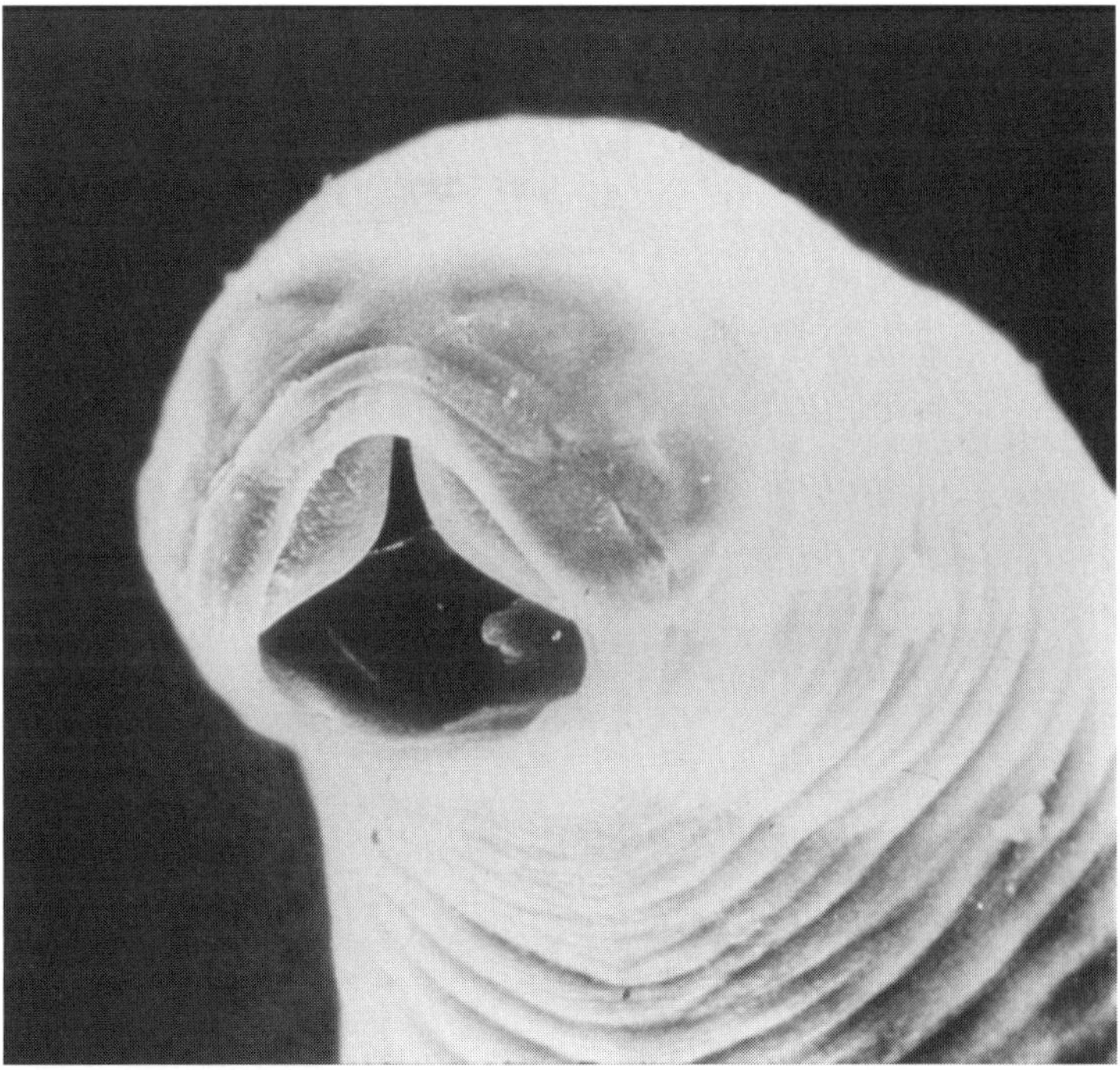

図9　アメリカ鉤虫（*Necator americanus*）は、口中にある歯板で組織に付着することができる。J.W. Smith, ed., 1976, *Diagnostic Medical Parasitology: Helminths*, photographic slide no. 40 : hookworm: *N. americanus*, buccal capsule（走査型電子顕微鏡写真）より。（写真／ Chicago: American Society of Clinical Pathologists. ©1976 American Society of Clinical Pathologists.）

んだりした。これは、意図的ではないが奴隷制へのかすかな報復だった。あまりに多くの南部人が鉤虫の犠牲になったため、典型的な慢性的鉤虫感染者の姿が、南部のプアホワイトのステレオタイプ的姿になった。いわく、貧乏白人、痩せて生っちろい無気力なカカシ、たいてい裸足の怠け者だった。実際には、これらの南部人たちは怠け者というよりは病気で、貧血がひどいため毎日きちんと働くことができなかった。

南北戦争で奴隷制度の維持が難しくなったころには、鉤虫は、南部ではおなじみの山火事のようなものとしてすっかり定着していた。歴史家のトマス・D・クラークは以下のように述べている。

現代の米軍の標準的な身体的、精神的、倫理的適合性に従うと……シャイロー、チャンスローズヴィル、ゲティスバーグの森を砲撃したり、ヴィクスバーグでペンバートンの側についたりしていたジョニー・レブ［南軍兵のこと］の半数以上は、家から出られなかったかもしれない……どれほど多くのペラグラ［ニコチン酸欠乏症］や鉤虫の支援によって、北軍が持ちこたえられてきたかは、誰にもわからない(3)。

栄養不足で無気力なカカシのような南軍は、比較的健康な北軍と戦った。戦時中も、南軍の兵士たちの中には履く靴もないまま戦う者が多かった。彼らは行く先々で鉤虫をまき散らした。

もちろんこの寄生虫はどちらの側にもつかず、政治的動機も道徳的規範も持たない彼らは裸足をみな同等に扱った。もう一つ予測されなかったおぞましい結果の例は、ジョージア州アンダーソンヴィルの南軍収容所で捕虜となった北軍兵士に寄生虫が最大の猛威を振るい、多くがそこで死亡したことである。この悪名高い収容所は三万人以上の北軍兵士を収容したこともあった。それは鉤虫がなしうる最も衝撃的な事例になった。

アンダーソンヴィル収容所の鉤虫は建設した南部人たちが残していったのかもしれないし、南部で長期間過ごしたためにすでに感染していた捕虜たちとともにそこへ到着したのかもしれない。いずれにせよ、この寄生虫が成功を収めるのに、これ以上の好条件はまずなかったろう。捕虜たちには自分たちを守る免疫も、衛生設備も、靴もなかったのだ。彼らは、歩き、食べ、眠る地面の上に排便したのである。まもなく地面は、人の皮膚に接触しようと待ちかまえる鉤虫の幼虫であふれ返った。腸に鉤虫の集団のいない捕虜は、めったにいない強運者だった。[4]

アンダーソンヴィルでは、栄養不良が原因のビタミン不足と、少なくともその一部は急性鉤虫感染が原因であった血液の混じった下痢がひどかったので、一八六四年九月、南軍の軍医総監は当時の感染症専門家ジョセフ・ジョーンズを調査に送った。ジョーンズは、調査の前から間違いを犯した。兵士の検死からは腸に広範囲に損傷が広がっていることがわかったが、寄生虫のことは何も知らなかったジョーンズは、死因を「壊血病性の下痢」(ビタミンC不足から生じる出血性の下痢)とした。「アンダーソンヴィルの水や土壌にこれと認められる病気の原因はない」と彼は言った。[5]

ある意味でジョーンズは正しかった。それというのも、アメリカ鉤虫の存在は当時知られておらず、それが見つかったのはほぼ四〇年後だったからだ。一九〇二年ごろにこの寄生虫が発見されると、まもなく科学者たちはこれが合衆国南部では手に負えない被害を与えた原因だとわかった。奴隷となったアフリカ人の腹の中の寄生虫がどのように新世界にやってきて、南軍と南部の貧民の力を吸いとり、アンダーソンヴィルの捕虜たちの約三分の一を殺したか、歴史家たちはこのように遠い過去を振り返って理解した。

奴隷とともにやってきた危険な寄生虫はアメリカ鉤虫だけではなかった。第1章ですでに述べたビルハルツ住血吸虫も、腸付近の血管にすむ似たような寄生虫であるマンソン住血吸虫もやってきた。このうちマンソン住血吸虫だけが、彼らを待つおあつらえ向きの巻貝を見つけ、住血吸虫は南米北東部とカリブ諸島のいくつかの島に今でも生存している。河川盲目症を引き起こすアフリカの寄生虫、回旋糸状虫（*Onchocerca volulus*）は、中南米の一部に条件の適した土地を見つけ、この問題は今日でも残っている（第7章参照）。ガンビアトリパノソーマはアフリカ人奴隷により間違いなく北米と南米に持ち込まれたが、幸い、睡眠病はアフリカのツェツェ・ベルト内にとどまっている。[6] ツェツェバエは新世界には生息していないが、アフリカのトリパノソーマはこのハエなしには生きることができない。

マラリアもやってきたが、こちらは何ら新しいものではなかった。マサチューセッツ州では、一六四〇年にはマラリアは一般的に見られた疾患で、おそらくそれ以前にヴァージニア州に到達していた。[7] この原虫が最初どのようにやってきたか知られてはいないが、イギリスを含むヨーロッパにはしっかり定着しており、マラリアに汚染された地域出身の入植者もいた。この病気はイギリス人によるアメリカ先住民の駆逐に荷担したのではないかと、歴史家たちは考えている。

これらすべての寄生虫は、強制移住させられた人々の中に潜む密航者として偶然やってきて、望まれざるよそ者となった。しかし、いくつかの寄生虫が新たな土地へもたらされると、彼らが歴史の流れを変えてしまうかもしれないと心配した人は、奴隷貿易関係者の中にはいなかった。その可能性は、寄生虫自体にも、奴隷たちにも認められなかった。そして、北米の地に移動させられた宿主は人だけではなかった。

入植者たちは遠方の動植物をしたがえてやってきた。ブタ、ウシ、ウマ、ブドウの木、果樹、穀物植物、それに他にも多くの生き物がスーツケースに詰め込まれていて、中には故意ではなかったものの微生物も含まれていた。一六二二年、セイヨウミツバチ（*Apis mellifera*）というヨーロッパミツバチの巣箱がジェームズタウンに到着し、これに始まるハチの寄生虫の行進は二一世紀まで続くこと

となった。(8)

輸入されたミツバチはそこにすみ着き、野山に広がり、必要不可欠なものになった。彼らはただ蜂蜜と蜜蝋を作って時を過ごしていたのではなく、花から花へ蜜を探し回り、多くの植物の受粉を助けた。ミツバチが野生の果実やナッツ類を受粉することは野生動物の利益となり、まもなく農夫たちは、収穫高を最大にしようとミツバチに依存するようになった。北米に持ち込まれた多くの作物——私たちが今でも楽しんでいるほとんどの果実、野菜、花々——は、もしミツバチがいなければ供給量はまったく足りなかったであろう。

二〇世紀後半には、北米のミツバチは蜂蜜の生産だけでも数億ドルの価値を持つようになった。受粉活動にはその一〇〇倍の価値があった。ミツバチたちは、リンゴ、アルファルファ、アーモンド、カボチャ、その他多くの作物の受粉を行なった。一方、北米の養蜂家は、二〇世紀の多くをハチの寄生虫が侵入しないようにすることに費やした。彼らの恐れたダニは、ハチのコロニーをほとんど一晩で全滅させてしまうのだ。このような侵略者で最初に気づかれずに侵入してきたのは、アカリンダニ(*Acarapis woodi*)という、ハチの気管に寄生するダニだった。

アカリンダニはハチの小さな気道にすみ、そこで雌は卵を産む。卵が孵化すると彼らは成虫になり、交尾した雌たちはハチの体毛の上に這い出し、他のハチへ移る。そこで彼らはまた同じことを始める。寄生されたハチは呼吸が困難になり、早く死ぬ。他の何らかのストレスにさらされているコロニーのハチは、気道ダニに感染すると成長しないが、健康なハチには症状がほとんど出ない。

アカリンダニは、一九二一年にイギリス南部海岸の沖にあるワイト島で発見された。当時、島のほとんどのハチが「ワイト島病」という謎の病気で突然死んだ。調査した人々がその後ダニを見つけたときは、謎が解けたと思ったが、ハチがいなくなったのはおそらくウイルスが原因だろうと今日の科学者は考えている[9]。実際に、気道ダニがこの島から世界中に広がったのか、彼らはそこで最初に見つかっただけなのかは誰もわからないが、このダニがどこへ行こうと、望ましからぬ行ないもついて回り、影響は広がった。

アカリンダニが歩を進め、アメリカ合衆国のミツバチに侵入するかもしれないという恐怖は、極端な法規制を促進させた。一九二二年のハチ輸入法で、自国へのミツバチの輸入を禁じたのである。この施策はほぼ六〇年間続いたが、その後一九八〇年代初期に感染したハチがメキシコからアメリカへ飛来し、それは禁止法でも国境でも防ぐことはできなかった[10]。

アカリンダニは合衆国のミツバチのコロニーに定着し大陸全体に広がったが、このダニの進出成功はアメリカの養蜂家たちが恐れていたような破局ではなかった。アカリンダニへの対処は、来たる困難に向けての予行演習にすぎないことがわかったのである。はるかに始末の悪いミツバチの寄生虫へギイタダニ（***Varroa destructor***）が侵入をうかがっており、もし、アカリンダニを閉め出そうとする努力がなかったら、それはおそらくずっと早く北米に到来していたと思われる。

一八〇〇年代後半、東アジアに持ち込まれたヨーロッパミツバチは、トウヨウミツバチ（***Apis cerana***）というアジアミツバチに出会った。彼らは、アジアミツバチの小さな寄生虫ミツバチへギイタダニにも出会った。ミツバチへギイタダニはトウヨウミツバチからセイヨウミツバチへ移り、自分たちに適した宿主であることを見出した。彼らはヨーロッパミツバチの巣箱に侵入し、自分たちの生活環とハチたちの生活環が完璧に合っていることに気づいた。どちらも、生活環が巣の中で卵から始まるのである。

セイヨウミツバチの巣箱は、並べて掛けられた巣が組み合わされて作られ、一枚一枚の巣には、数千もの六角形の蝋の巣室が背中合わせになっている。ハチたちは巣室に蜂蜜と花粉を蓄えて幼虫を育てる。巣箱の中でハチの成虫から落ちた雌のヘギイタダニは、巣の底にある孵化の途中の個室へと侵入する。卵が孵ると、ダニは、ハチの子の巣室に自分の卵を、普通四個、三〇時間の間隔で産み落とす。一方、ハチの幼虫は、働きバチの与えるロイヤルゼリーを食べて育つ。まもなくダニの卵から脚の六本生えた小さな幼虫が現われる。寄生虫の彼らはハチの幼虫をエサにし、約一週間で成虫に育ち、交尾する。雄ダニはハチの子の細胞の中で死ぬが、雌ダニは生き残り、成長していく働きバチや雄バチにつく。

雌ダニは体の太さが二ミリ弱、長さはそのわずか三分の二で、前から見ると、裏返しにされたディナー皿の下に隠れたタランチュラのような姿をしている。メスダニはハチの腹のひだにうまく収まり、ハチが一生懸命取り除こうとしても無駄で、ハチの固い外皮に穴を開け、内臓の浸る血液に似た液体である血リンパを吸う。ハチの子の細胞から現われたときにはすでに彼らの体内に落ち着き、それを食べてきた雌ダニは、巣箱にこぼれ落ちて再び同じサイクルを繰り返す用意が整うまでたいていそこにとどまる。

ミツバチへギイタダニの寄生に対してトウヨウミツバチは耐性を示したが、セイヨウミツバチは致死的な経過をたどり、寄生のひどいコロニーは、普通数ヵ月で全滅する。[11] 慎重を期して、アジアで感染したヨーロッパミツバチを巣箱ごとそこに残してきたならダニの拡散を防げただろうが、人々はそれまでの習慣通り、ミツバチへギイタダニに感染したヨーロッパミツバチをアジアからヨーロッパに連れ帰った。感染したハチはそこから南米に行き（一五〇〇年代に輸入されたミツバチが多数飼われ

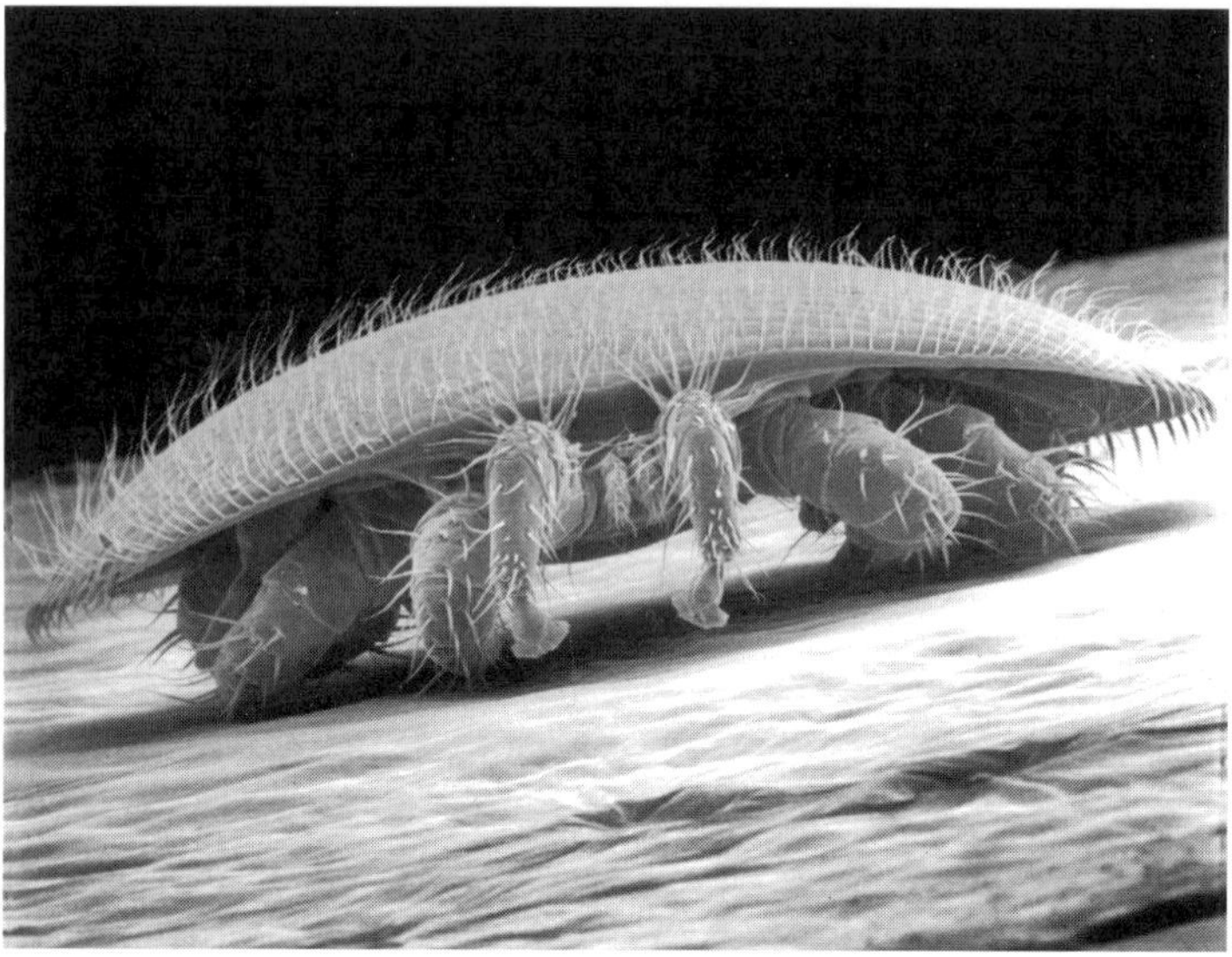

図10　ミツバチヘギイタダニ。(写真／Harvey L. Cromroy, University of Florida の厚意による)

ていた)、ダニを三番目の大陸へ広めた。ミツバチヘギイタダニが一九七〇年代に南米に着いたときには、北米への道はハチ輸入法により封鎖されていた。ダニが北米のハチに入り込むには、別のルートが必要に思われたが、養蜂家たちは法律を無視し、再度ダニを持ち込んだ。

通常、養蜂家たちは他の場所で飼われていた女王バチや、また時にはミツバチを巣箱ごと買い入れてコロニーの遺伝的多様性を増やしたり系統の改善を図る。アメリカ合衆国の禁輸法はこれらの行為にかなりの制限を設けているが、六〇年間の封鎖を経て、養蜂家の中には法もリスクも無視しようとする者が出てきた。ハチは時として国外からアメリカ合衆国へ密輸入された。違法な荷物とともにダニも運ばれてくるのは時間の問題にすぎなかった。

養蜂家たちは、女王バチやハチの巣箱を

売るだけでなく、養蜂家にも農家にも利益をもたらす措置として、受粉の必要な作物のある場所にハチのコロニーを常時移動させていた。農家の作物は受粉され、養蜂家のミツバチには花粉がたくさん与えられた。しかし、ハチの売買や巣箱の移動はハチの病気や寄生虫を広げる原因でもあった。一九八七年秋、フロリダ州からウィスコンシン州へ移された巣箱が突然死滅し、養蜂家たちはその原因がミツバチヘギイタダニであることがわかった。驚いた他の養蜂家たちが自分たちのハチを調べると、すでに一二州で巣箱が感染していることがわかった。このダニはすでに合衆国におり、早いスピードで広がっていた。

人々が手を貸さなくても、ハチはミツバチヘギイタダニを広げる。花の上で別の巣箱から来たミツバチと接触することもあるし、ハチが一匹一匹他の巣箱へ流出することもある。巣箱の状態が悪いときは他の巣箱のハチに侵入されるし、もし、コロニーがミツバチヘギイタダニに感染していたら、侵入したハチたちはそれも運んでいく。巣が拡大すると女王バチは毎年交替し、古い女王バチは群れとともに巣箱を去り、他のどこかで新たなコロニーをスタートさせる。そして、ダニも彼らとともに移動する。

一九八七年の終わりには、ネブラスカ州のようなはるか西方やメイン州のようなはるか北方の州にもダニが認められ、ダニの出現した場所ではどこもミツバチが壊滅した[12]。二年後ミツバチヘギイタダニは、合衆国西海岸の沿岸全域とカナダとの国境のほぼ全域に足がかりを獲得した。カナダは合衆国からのミツバチの輸入を禁じる法律を通過させたが、この規制はダニの歩みを遅らせただけだった。この国にも「密航バチ」がおり、政治的に境界を作ってもミツバチたちの飛来に何の影響も与えなかった[13]。

ミツバチヘギイタダニはカナダ国境を越し、一九八九年、ニューブランズウィック〔カナダ南東部の州〕のハチに感染した。そして、一九九〇年か一九九一年にアラスカに入り、一九九五年にはワイオミング州へと侵入し、これでアメリカ全州にダニが認められるようになった。カナダの最初の報告は、一九九七年三月のヴァンクーヴァー島のものだった。実質的にすべての野生ミツバチが死に絶えたことで、受粉によりこの地域の野生生物に供給される食物が通常のわずか半分になるだろうと専門家たちは予測した。飼われていた巣箱の三分の一が失われ、養蜂家たちは殺虫剤でダニに勝とうと悪戦苦闘したが、化学薬品への耐性を獲得したダニは広がりハチを殺し続けたので、これは困難な仕事だった。その間、ミツバチを必要とする穀物の生産農家は他の受粉媒介生物を探した。

もし、私たち人類がミツバチヘギイタダニの缶を地球上のすべての国に落としたとしたら、これ以上の散布の仕方はない。ヨーロッパミツバチの貿易によって、今日、地球上のオーストラリアを除くすべての養蜂地帯にミツバチヘギイタダニを運んでしまい、オーストラリアもいつまでもこのダニを閉め出しておけるとは思えない(14)。セイヨウミツバチがこれに持ちこたえるためには、最終的にこのダニに対する自然抵抗性を獲得するしかないだろう。一方、多くの国のハチのコロニーは「蜂群崩壊症候群」と呼ばれる謎の病気にすみかを失いつつあるが、アカリンダニ、ミツバチヘギイタダニ、他のハチの寄生虫がこの衰退にどのような役割を果たしているかはまだわかっていない。もし、解明が間に合わなければ、ジェームズタウンがヨーロッパミツバチを迎え入れてから四〇〇年後に、彼らは北米から姿を消しているかもしれない。

新世界のミツバチヘギイタダニと鉤虫の歴史は、多くの寄生虫の興味深くも困った性質を表わしている。寄生虫が進化をともにしてきた種とは異なる種へ、あるいは、寄生虫にさらされてこなかった同じ種の個体群へ首尾良く感染を果たしたとき、それらの引き起こす病気は予測がつかず、しばしばもとの宿主に対するよりはるかにひどい結果になる。健康な宿主に潜む寄生虫は、ことわざに言う「ヒツジの皮を被ったオオカミ」で、危険だが、侵入する姿を見ることはできない。

寄生虫はオオカミと違い、見つかるまで長時間潜み続けることもあり、これにより、ある場所から他の場所へ何かを移したため生じた結果に気づくまで、さらに多くの犠牲者となる「ヒツジ」の誕生を許すことになる。そして悲しいことに、私たちはこの過ちを犯し続け、同じ結果を多様な形で生み出している。このおなじみのパターンを打破するには、国境を越えるすべての生物を徹底的に調べる必要があるだろう。国境を越えて——そう、サンタのトナカイのように。トナカイもまた、寄生虫を広めたのだ。

＊

一九〇七年一二月、二一日間の航海のあと、蒸気船アニタ号はニューファンドランド州北部のセントアンソニーズ近くのクレマイエール港に着いた。乗船していたのはラップ人のトナカイの放牧家たちと、ラブラドルとニューファンドランド北部の漁師たちへの援助に生涯を捧げた医師で、博愛主義者であるウィルフレッド・グレンフェルによりノルウェーから輸入された三〇〇頭のトナカイだった。[15]

ニューファンドランド州は「ザ・ロック」として知られていたが、それはもっともなことだった。セントローレンス湾口のほとんどをふさぐ三角形の荒れ地は、海岸の北東部以外はどこも険しい岩が切り立っている。風の吹きすさぶ岩場と深い森に囲まれた一〇万八八〇〇平方キロメートルの島は、荒々しくも美しい場所だ。「ザ・ロック」は今でもきわめて強く野性味を帯びており、ほとんどの集落が海岸沿いに点在し、人口は南部に集中している。

ニューファンドランド北部の冬は長く寒く、夏は短く、岩だらけのやせた土は農地にならない。とりわけこの地の集落は孤絶しており、ほとんどの人は生活の糧を海に頼っている。グレンフェルの時代にも、海は主要な食料源であり交通路でもあった。

トナカイは、それまでも北米に来ていた。一八九二年、食料とするため、あるいは荷を引かせるためのトナカイの群れがシベリアからアラスカへ船で送られ、毛皮は衣類にも利用された。グレンフェルも同じ理由でニューファンドランド州にトナカイがほしいと思った。長い冬のさなかに漁はできず、現地のカリブーは逃げるのがうまく、つかまえるのが難しかった。人々は飢えた。グレンフェルは、このようなときにトナカイが食料となり、役畜としても働いてくれればと思った。

グレンフェルが知らなかったのは――知りようもないことだったが――、トナカイがある密航者とともにやってきたことだ。のちに、この島のカリブーの群れに広がり、思わぬ災難として人々が苦しむことになる寄生虫である。その寄生虫は、普通は宿主の肩、臀部の筋肉層の間にすむ細い糸のような回虫、エラホストロンギルス・ランジフェリ（*Elaphostrongylus rangiferi*）だった。この寄生虫の雌は血管の壁を突き破り、卵を血液中に直接産む。卵は血流によって肺へ運ばれ、そこで孵る。出てきた顕微鏡サイズの幼虫は気管をのぼり、喉へ達し、飲み込まれる。幼虫は最後に宿主の糞中に排出される。

それより数百年前にアフリカで捕らえられ、アメリカ南部へ連れてこられたアフリカ人のように、グレンフェルのトナカイも土に糞を残し、寄生虫を新たな環境へ広めた。トナカイの一部は逃げ出し、必然的にその土地の森のカリブーの群れに加わった。同じ種である彼らは遺伝子も寄生虫も難なく分け合った。

ニューファンドランドのカタツムリやナメクジは、感染したトナカイの糞を食べた。糞の中の幼虫は、軟体動物の大きな肉付きのよい足を突き破り、ノルウェーの軟体動物と同じように自分たちが中に入れることがわかった。そうして彼らは、感染力を持つ段階に育っていった。その後、草を食んでいた他のカリブーが感染した軟体動物を偶然食べた。胃酸のおかげで自由になった幼虫はすみやかに胃壁を通って腹腔内へ入り、横隔膜を通って脊髄と脳に達した。ここで彼らは成虫に育つ。

若い成虫は神経組織を離れて神経を伝い筋肉へ行き、そこで交尾し、血液中に残したより多くの卵を産む。もし感染した動物が生き延びれば、成虫は何年も生き、雌は一生卵を産み続ける。

頭蓋や脊髄でたくさんのエラホストロンギルス・ランジフェリが育っているカリブーは、ぼうっとしているように見え、人や捕食者への恐怖を失い、群れから離れることも多い。彼らはよろめき、円を描いて歩き回り、後ろ脚が弱るためまっすぐ立っているのが難しくなる。孤立し無力になった彼らは、密猟者や捕食者たちに簡単に捕らえられるか、風雨にさらされ飢えて死ぬかである。ひどい場合は、カリブーの群れの生まれてきた赤ん坊一〇匹のうち九匹が感染していることもあり、その多くが死ぬ。

グレンフェルのトナカイは最初は元気で、一時は約一〇〇〇頭を数えたが、一世紀後には一頭も島に残っていなかった。彼らは死んだり、島のカリブーの群れに逃げ込んだり、食料にするため殺されたりした。しかし、寄生虫は残り、ニューファンドランドの野生のカリブーの群れに時折思い出したかのように深刻な災難を引き起こした。

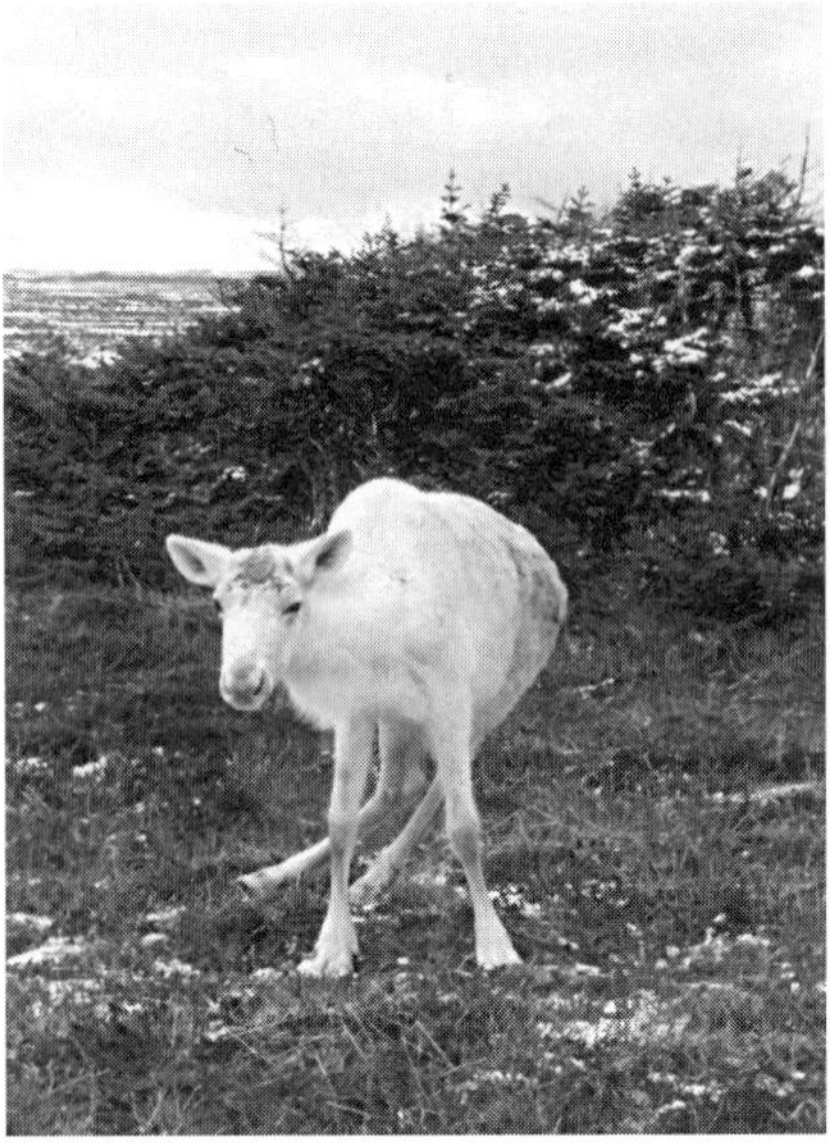

図11　エラホストロンギルス・ランジフェリ（***Elaphostrongylus rangiferi***）に感染したニューファンドランド・カリブー。（写真／Abra Whitney）

この病気は、脳脊髄エラホストロンギルス症と呼ばれる。ニューファンドランド州のカリブーの中では一九七〇年代まで見つからずに潜伏していたが、あまりに広範囲に大発生を引き起こしたので、野生動物の専門家の目にとまった。寄生虫の到来から六〇年以上たって寄生虫学者たちはこの寄生虫をエラホストロンギルス・ランジフェリと同定し、北米初の発見とした。しかし、この寄生虫はスカンジナヴィア半島ではよく知られており、科学者たちはすぐ、ウィルフレッド・グレンフェルの輸入したトナカイが問題の原因だとわかった。

当初、エラホストロンギルス・ランジフェリは全島に広がっているようには見えなかった。カナダ最南端のカリブーの群れであるアヴァロン半島の群れは感染していなかったのだ。しかし、寄生虫は否応なしにゆっくり進軍を続け、半島に入り込み、一九九〇年には南の群れに大感染を引き起こした。これまでのところ、この寄生虫は輸入されたトナカイとともにアラスカにやってきたようには見えなかったし、カナダの北極圏やその近くの地域、トナカイが連れてこられた可能性のあるオンタリオ州にもいるようには見えなかった。現在、カナダでは、この寄生虫はニューファンドランド島にしかいない。しかし、この寄生虫によりカナダは、その近縁種のエラホストロンギルス・セルヴィ（*Elaphostrongylus cervi*）に注意を払うようになった。

エラホストロンギルス・セルヴィは、最初はスコットランドのアカシカに、のちにヨーロッパ大陸のシカに発見された。ニュージーランドでは猟獣飼育家がイギリスからアカシカを輸入したとき、知らず知らずのうちにこの寄生虫を持ち込んだ。そして毎度のことながら、ニュージーランドの猟獣飼育家たちは、まもなく繁殖したアカシカを世界各国へ輸出しはじめた。

エラホストロンギルス・セルヴィは、アカシカにはほとんどダメージを与えないが、この寄生虫と接触してこなかった動物に対しては脳脊髄エラホストロンギルス症ときわめてよく似た症状を引き起こす。もし、そのシカが北米で脱出した飼育猟獣で、それが野生のシカの中に広まったらどうなるだろう？　一九九一年、カナダ農業省はニューファンドランドの経験から学び、エラホストロンギルス・セルヴィに感染していないことを輸出者が証明しないかぎり、アカシカとダマジカのカナダへの輸入を禁じた。残念ながら、この寄生虫がまだ到来していないという確信は誰も持てなかった。九万頭以上ものシカがすでにニュージーランドを出て、一部はカナダの猟獣農場に向かっていたのだった。

この病気の恐るべき性質を考えると、エラホストロンギルス属が人の健康に何ら影響を与えないと思われるのは幸いなことだ。しかし、動物の寄生虫は人にも感染し、時に似たような恐ろしい結果を引き起こす。このため、ある寄生虫がどこか新しいところに居着いたときには新しい心配事が生まれ危惧される条虫エキノコックス（多包条虫、*Echinococcus multilocularis*）である。

るることになる。このような寄生虫の一つが、北米とヨーロッパのキツネについていて、その広がりが

*

アラスカの村を訪れたら、キツネの皮をはいでいる人を見ても驚いてはいけない。土地の人々は何世紀もの間、毛皮をとるためキツネに罠をしかけてきた。この動物はアラスカの原野ではよく見られ、村でも物怖じせず、人里付近にも侵入しハタネズミや他の小型哺乳類を捕らえる。運の悪いことに、世界の中でもこの地方のキツネは、人に寄生すると最も危険な条虫であるエキノコックスを持っていることが多い。

第2章ですでに見てきたきわめて小さい単包条虫（*E. granulosus*）の近縁である多包条虫（*E. multilocularis*）は、さらに小型で、最大でも長さ三ミリほどにしかならない。自然の生活環では、キツネ、オオカミ、コヨーテ、イヌ、ネコまでが成虫の宿主になり、感染した野生の齧歯類を食べると腸内にこの寄生虫の成虫がつく。飼い犬や飼い猫が一緒に感染したキツネの狩りをする地域では、ペットたちも感染しやすくなる。

齧歯類と同様に人々も、動物の糞便中に出された卵を偶発的に飲み込むことでこの寄生虫に感染する。感染したキツネの腸内には数百匹もの条虫がいることもあり、数千もの卵が糞にいるので、ごく微量の糞にも感染力がある。もしこの卵をいくらか飲み込んだら、彼らは胃を通って腸に行き、そこで孵化する。そして、多包条虫の幼虫が現われる。

単包条虫と同様、多包条虫も人の肝臓に移動して成長を始める。この寄生虫は、最初はシストのような一つのつぼみ形をしているが、まもなく、最初のつぼみにさらにつぼみがくっつく形になる。その固まりを真ん中で切断すると、中は、液体の満たされた泡が不規則なハチの巣のようになっている。この寄生虫の固まりは着々と大きくなっていく。

人の体内ではこの寄生虫の感染はその先のない袋小路だが、多くの場合宿主も同じだ。病はゆっくり進行し、感染者は何か悪いことが起きているとわかるまで、一〇年あるいはそれ以上もの間病気を抱えていることもある。つぼみがどんどん増え、泡が膨張するにしたがい、塊は悪性腫瘍のように振る舞う。そして、感染は肝臓癌のように広がる。つぼみは破れ、体の他の部分へ移動し、そこで成長を続けてつぼみを作り、広がっていく。彼らは心臓や肺や脳にすみつき、管や血管、臓器の機能を妨げる。

かつては北米からカナダ北部やアラスカにしか分布していなかった多包条虫は、一九六〇年代半ばにはアメリカ中西部に侵入していった。一九九〇年代には中西部の一部できわめて一般的になり、キツネの五〇パーセントが感染していた[16]。同時に、これらのキツネたちは静かに東へ広がっていき、寄生虫も彼らと一緒に移動した可能性が高かった。興味深いことに、北米のキツネは自分たちで生息域を広げたのではなく、人々がスポーツのために彼らを移動させていた――キツネ狩りである。

南東部の州に住む人々は多くがキツネ狩りを楽しむ。このスポーツは、イギリスの植民地時代から、地形や植生などの変化による影響を受けてきたが、土地開発や地主の所有権にも対応しなければならなかった。多くの場所では、国境を越えた狩りはもはや行なわれなくなったが、キツネや他の捕獲動物が逃げられないように私有地の野山が柵で囲われるようになった。数十～数百ヘクタールもにわたるこのような保有地は、狩り場あるいはキツネ狩り場として知られている。

今日、ほとんどのキツネ狩りはキツネが逃げおおすことを想定している。キツネが安全な場所に隠れたら狩りは終わるが、すべての方向に高い柵が張り巡らされているので、キツネはまた別の日に、間違いなく追われることになっている。この策略はキツネの生涯を厳しいものにする。彼らは何度も命がけで走らなければならないだけでなく、最悪の事態が起こることもある。キツネはそんなに素早くもずる賢くもないので、猟犬たちはキツネを捕らえるとずたずたに裂いてしまうのだ。囲いの中のキツネの数は減る一方だ。

囲いの中でイヌたちが追う動物が尽きると、管理者は外から動物を補充しなければならない。運び入れられるキツネはしばしば他州のもので、それがすでに多包条虫に汚染されている地域だと、寄生虫も間違いなく彼らにのってやってくる。囲いの中で感染したキツネたちは、糞の中に幼虫の卵を出し、その土地にすむハタネズミや他の齧歯類がその糞を食い、感染する。

もし、感染した齧歯類をイヌがつかまえて食べれば、感染はイヌに広がり、卵を含むイヌやキツネの糞に人がさらされれば、人も感染する。捕らえた野生のキツネの輸送に関わる人々は動物たちとの接触が濃く、とりわけリスクが高い。密輸されたキツネは不衛生な檻で輸送されることも多く、人々がキツネの糞に汚染される確率は高い。

一九八九年、合衆国南東部には約一五〇ヵ所にキツネ狩り場があり、その運営のためキツネの需要は継続的にあった。いくつかの州では州外からのキツネの持ち込みを禁じていたし、許可と獣医師の証明書が必要な州もあった。狩り場に入れられるキツネの多くは不法な持ち込みだった。

一九八九年一二月、アメリカ魚類野生生物局はサウスカロライナ州で密輸の疑いのあるグループを摘発した。サウスカロライナ州野生動物海洋資源省と連携した野生動物担当者たちは一〇〇匹近い動物を捕獲し、その中には五七匹の生きたキツネと一八匹のハイイロギツネが含まれていた。彼らは多包条虫への感染を含め、動物たちの病気を検査した(17)。

もしあなたが、一九七〇年代後半に多包条虫の卵を飲み込んでいれば、おそらく今になって感染の影響を感じはじめていたはずだ。はじめは右側の肋骨のすぐ下にもやもやとした不快感を感じるようになるが、そこでは寄生虫の塊が肝臓を侵している。あなたの免疫系はその腫瘤のまわりに線維状の組織層を築くが、寄生虫は殺さず、組織層のバリケードが血管と胆管を圧迫し、組織の肥大と肝機能障害を引き起こす。肝臓からは出るべき胆汁が出なくなり、皮膚は黄色みを帯び、黄疸となる。この段階では、医師は普通は肝臓癌を疑うことが多い。

この寄生虫は癌のように不気味な振る舞いをする。寄生虫を含む嚢胞(のうほう)は時に破裂し、新たな塊を作る。嚢胞は体内の他の部分にも運ばれ、そこでまた成長を始めることもある。総胆管を下へ移動すると、胆石に似たひどい腹痛が起きる。もし、寄生虫の塊がそのまま膨れ続ければ、患者はまず確実に死亡するだろう。

一九八九年当時、感染した多包条虫の成長と広がりを止める唯一の方法は、それを摘出することだった。外科的に肝臓からたくさんの多包条虫を摘出しても、この寄生虫はすでに他の部位へ拡散していることが多いため、またぶり返すこともよくあった。寄生虫の塊をさらに除く手術を繰り返せば延命はできたが、寄生虫を殺すことはできなかった。

頭痛が次第に悪化するのは、多包条虫が脳に移動した可能性を示す不吉な徴候である。もしそうなら、脳のスキャンで病変はわかり、寄生虫に侵され黄緑がかった組織の塊の情け容赦ない成長を防げるのは、またもや外科的処置のみだ。今日では、外科的処置と抗寄生虫薬との組み合わせで犠牲者に回復のチャンスがあるが、その保証はなく、寄生虫が確実に去ったとわかるまでは一〇年あるいはそれ以上かかるかもしれない。

しかし、アメリカ南東部への多包条虫の侵入は止められなかった。サウスカロライナ州で捕獲されたキツネ三匹の腸にこの寄生虫が見つかり、検査で陽性になった最初のキツネには三〇〇〇匹以上が寄生していた。さらに悪いことに、密輸者たちは二五の州とカナダの数州にネットワークを張り巡らし、三〇〇〇匹以上の動物——ほとんどはキツネである——がすでに狩り場に移されていたことが、摘発で押収した記録に記されていた。[18]

もし、感染したキツネが輸送されたキツネのわずか四パーセントだとしても、この密輸組織は、すでに約一二〇匹の感染したキツネをアメリカ東部と南東部中に広めたことになる。しかもこの数は、たった一人のディーラーの数字だ。一九九四年に行なわれた別の摘発では、モンタナ州とワイオミング州から違法に持ち込まれたキツネ九八匹が差し押さえられた。最初に検査された三〇匹の中で寄生虫が発見されたのは六匹、二〇パーセントだった。[19]

一〇年以上を経ても、猟犬たちは依然として走り回っている。キツネを追う狩り場は今でも補充が必要で、キツネたちはいまだに南東部へ違法に運ばれている。多包条虫が今日も彼らとともにやってきているのは確実だ。もし、この寄生虫が定着したら——おそらくそうなるだろうが——その除去は誰にもできないだろう。そして、汚染範囲を拡大しそうな寄生虫は、もう一種類いる。

＊

新世界の鉤虫、ハチダニ、エラホストロンギルス属などの寄生虫は、すべてよその世界から北米にやってきたが、ヨーロッパの人々が来る以前、アメリカはきれいな白紙の状態だったというわけではなかった。いくつかのケースでは恐ろしい寄生虫たちは他の道をたどった。その一つが、アメリカラセンウジバエ（*Cochliomyia hominivorax*）という地球上で最もいやらしいハエだった。

一九八八年のアフリカのリビアへ行ってみよう。暖かな春の早朝、一匹のハエが頑丈な殻をリビアの柔らかい地面の深さ二センチに埋め、日差しの中を飛び立っていった。大きさが平均的なイエバエの二倍のこのハエはアメリカラセンウジバエの雌の成虫である。彼女は威嚇的な姿で、三本の黒縞が入り、少し毛の生えた光る青緑色の体と、ショッキングな赤い大きな目が見るからに恐ろしげだ。アメリカラセンウジバエは、おそらく地球上で最も敵意に満ちたハエで、本物のモンスターだ。学名*Cochliomyia hominivorax*の〝hominivorax〟は「人食い」の意味である。

このハエには、すぐにしなくてはならないことが一つある。相手を見つけ、子をもうけることだ。二、三日で性的に成熟する雌は、必要なら長距離を飛ぶことができ、雄を追う。そして三日目には、雄の待つ木立や花の咲く灌木に近づき、花の蜜を吸う。雄が彼女を追い、交尾をする。四日ほどすると雌は卵を産むことになる。その準備として生まれてくるウジのために食物が豊富にある、卵を産みつける場所を見つけることが仕事となる。

この雌バエは生まれたところから百数十キロ以上も離れたところで飼われていたヒツジの群れまで飛んできた。群れの中には脇腹にひっかき傷のあるヒツジがいて、ハエはその臭いにひかれてきたのだ。ハエは約一五分間止まり、ひっかき傷のそばの乾いた皮膚の一ヵ所だけに、二〇〇個以上の卵をあわただしく並べて産みつけていった。傷口は少しじくじくしており、彼女は飛び立つ前にそこに止まり、食事をしていった。さらに数日後、彼女はもう一つの卵の塊を、生後まもない子ヒツジのふさがり切っていないへその緒のそばに生みつけた。三番目の塊は、暑さでぐったりしてうとうとしている男の頭皮の傷に残していった[20]。

ハエが二番目の塊を産み落とすころには、最初の卵が孵り、ウジたちがヒツジの傷口から侵入した。ウジたちは健康な組織を食べ、傷口は腐敗臭を放った。二匹目の雌バエがこの臭いにひきつけられ、最初の卵の塊のそばにもう一つ塊を産みつけ、さらに一日たったころには二〇〇匹のウジが新たに生まれ、他のウジに加わった。一匹一匹のウジは傷口の中心付近に頭をうめて肉に食い込み、外に出ている後部で呼吸した。

約四日後、最初に生まれたウジたちが地面に落ちていなくなり、すぐに数センチもぐってさなぎになる。気候は暖かく、彼らはわずか七日間で若い成虫バエになって現われる。一方ヒツジは、ウジの寄生でひどく痛めつけられ、バクテリアに二次感染する。そして、次世代のハエが暖かい春の朝に土から出はじめるころには、死んでいる。

アメリカラセンウジバエは、その名が示すようにアメリカ大陸の寄生虫だ。このハエは、かつてはアメリカ合衆国の南三分の一、中米、南米北部といった西半球にしか見られなかった。彼らは、平均気温が長期間にわたり一二℃以下に下がる場所では冬を生き延びられないが、暖かい月に雌が動き回る習性があるため、冬の生息場所からはるかに離れたところまで移動できる。感染した動物たちが移動すればハエも動くので、このウジバエは過去に北はカナダ国境に出現したことまであった。

ハエは温血動物なら何でも攻撃し、感染した動物の五分の一は死に至る。お好みの場所は生まれた

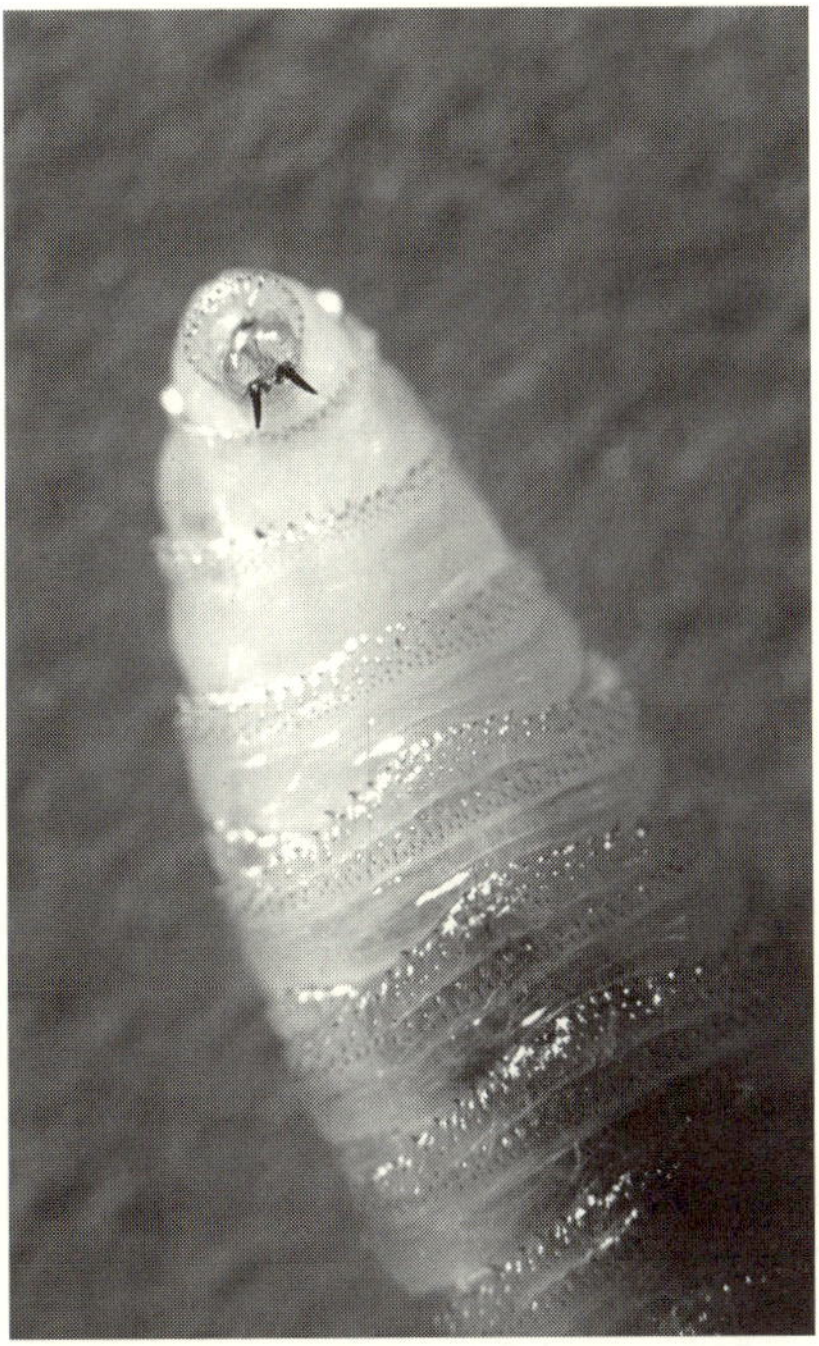

図12　ラセンウジバエのウジの頭。口は生きた組織を裂くのに適している。（写真／John Kucharski, USDA Agricultural Research Service.）

ばかりの動物のへその緒で、若い個体なら野生動物も家畜も殺してしまう。このハエは「経済的側面では、おそらく世界中の飼育哺乳類にとって最も深刻な害虫」と考えられている[21]。人への感染も頻繁に起こり、治療が施されなければ致命的になりうる。人では鼻の孔への寄生が多く、ウジはこの部分の肉を食いあさり、顔貌は破壊される。

しかし、アメリカラセンウジバエには弱点が一つあり、雌の生活環が決定的な鍵を握っている。雌はたった一度しか交尾しないのだ。彼女は、おびただしい数のハエを容器の中で繁殖させ、放射線を照射して生殖能力を奪い、感染地帯に放てば、野生の雌は生殖能力を失った不稔雄バエと交尾して無精卵を産み、数が急減する。そして、不稔バエを繰り返し放ったのちにこの昆虫は絶滅する。

最初の主要な撲滅作戦は、フロリダ州南部で実施された。フロリダ州南部は、合衆国でかつてラセンウジバエが冬の数ヵ月間を生き延び、夏が来るごとにそこから北に向かい、ジョージア州やアラバマ州南部へ広がっていた場所だ。一九五七年暮れから、一四〇〇万匹の不稔バエが毎週フロリダ州南部に放たれた。その結果、感染数はたちどころに減り、効果は北へ広がった。

一九五八年に計画は拡大され、フロリダ、ジョージア、アラバマで毎週五千万匹以上の不稔バエがまかれた。絶滅は早く、フロリダでラセンウジバエの最後の感染が見られたのは一九五九年六月だった。この最初の成功から一九九六年までに、この「不稔バエ技術」によってアメリカ合衆国とメキシコ、そしてさらに南のパナマとコロンビアの国境までのアメリカラセンウジバエが一掃された[22]。

リビアではラセンウジバエによるハエウジ症の最初の症例が、一九八八年三月にヒツジに発見された。幼虫が傷口から採取され、アルファテ大学で確認された。まもなく症例がさらに現われ、それらはすべてトリポリから半径一〇〇キロメートル以内だった。アメリカラセンウジバエはリビアで何をしていたのか？　その時まで、この寄生虫はアメリカ大陸以外では見つかっていなかったのだ。

ハエたちは風にのって西から流れてきたのではなかった。ラセンウジバエは風にのると長距離を移動できるが、大西洋を渡ることはできない。一九八〇年代を通して、リビアは毎年一〇〇万頭を優に超す家畜を輸入し、そのほとんどはヒツジだった。この害虫はおそらく、感染した動物の傷口中のウジか敷きわらの中のさなぎの形で、船か飛行機で到着した。一九八八年に約二〇〇万頭のヒツジが定期便でリビアにやってきたが、感染源のハエ探しの中で疑わしい動物は見つからなかった。

確かな報告ではないが、積み荷の記録に残されていないヒツジがラテンアメリカやカリブ諸国から持ち込まれ、ハエはこの二ヵ所のうちどちらかから来たものであるという可能性がDNA分析の結果から示されている。科学者たちは、さまざまな国で採取したラセンウジバエに特有なDNAパターンを分析することで、リビアのハエは中央アメリカのハエとは異なるグループに属し、中米よりさらに南方のハエやカリブ諸島のハエと似ていることを見出した。

リビアへのラセンウジバエの到着は、動物も人も餌食にするこの寄生虫について何も知らなかったリビアの農家にあっという間に災いをもたらしたが、その危機はまもなく国際的なものとなった。新世界の寄生虫の歴史は、他の大陸で何ができそうかを示していた。アメリカラセンウジバエが渓谷を伝い高速で広がり、ナミビア北部の国境まで南下し、アフリカ大陸のほぼ全域に広がるかもしれないと科学者たちは恐れた。おそらくそれは、植物が生え、気候が温暖な場所ならどこでも蔓延するだろうし、アラビア半島全域や地中海に接する中東やヨーロッパ諸国へも広がるかもしれなかった。あらゆる可能性を考えると、ハエが地中海沿岸で越冬することも考えられ、そうなると、スペイン、サルディニア、シチリア、ギリシャ、レバノン、イスラエルが直接脅威にさらされ、ちょうどアメリカ合衆国のときと同じように夏ごとにそのテリトリーをはるか北へ広げるかもしれなかった。

ラセンウジバエはその拡散とともに家畜をおびやかし、野生動物の集団に圧力を加えるだろう。かつてこのハエが北米のオジロジカに与えた衝撃を考えると、東アフリカのアンテロープの大群には、新生獣の八〇パーセントが失われるほど壊滅的なダメージが与えられるかもしれないことが示唆された。孤立していたり絶滅の危機に瀕していたりする生息数の少ない動物種が失われる可能性があるし、野生動物や狩猟動物の肉を利用している現地人の食糧供給に危機が発生する可能性もある。このハエは生きた動物の商取引を縮小させ、野生動物観察ツアーに深刻な影響を与える可能性もある。

アメリカラセンウジバエは、人にも脅威を与えるだろう。感染からわずか数日間で死に至ることもあるため、先進的医療から遠く離れた土地に住む人々は特に無防備だ。そして、小さな子供たちと老人たちが一番打撃を受けるだろう。どのように考えてみても、アメリカラセンウジバエが将来旧大陸に与えることになる被害は莫大なものになりそうだった。

リビア政府は、ラテンアメリカからの生きた動物の輸送をすべて禁止する措置を素早くとったが、この防衛は遅きに失した。すでにハエは侵入していたのである。ラセンウジバエはアフリカでの最初の冬を生き延び、一九八九年には一九三七件の感染が確認された。一九九〇年のリビアでは一万二〇六八件の発生が見られた。当然のことながら、感染地域の多くは農業地帯で、人々は果物、穀物、ナッツ類、野菜を栽培し、家畜——ほとんどはヒツジ——を飼育していた。この土地に咲くアカシア属やネムリグサ属の花の蜜からはハエの成虫に必要な炭水化物が、動物たちからはタンパク質が得られた。

振り返ってラテンアメリカの生きたヒツジの貿易の規模を考えると、リビアでなくとも旧世界の他のどこかへ恐ろしいハエが広がるのは、単に時間の問題だった。ある意味では、ハエがこの時期にやってきたことはこの国には幸運だった。「不稔バエ技術」がすでに合衆国とメキシコで改良されており、中央アメリカではラセンウジバエ撲滅がまだ進行中で、この危機に対処する専門家たちもおり、政治的障壁さえ乗り越えられればよかったからだ。

ハエがこれ以上広がる前にリビアからハエを根絶しようとする国際協力事業が立ち上げられた[23]。協力者には、ラセンウジバエ感染の脅威の差し迫っている八ヵ国、国連の四機関、二二の資金援助団体、必要物資を供給する私企業数社が含まれていた。この計画では、大量の不稔雄バエを汚染地帯へ散布してその後の成果を監視する方法と、寄生を受けた動物が発見された場合はただちに治療を行なう方法とが組み合わせて実施された。不稔バエは、中米のラセンウジバエ根絶計画のために生産を続けていたメキシコの工場から送られてきた。

リビアの根絶プロジェクトは一九九〇年二月一日に開始された。不稔バエの輸送距離が長いため、この仕事はアメリカのプロジェクトより複雑だった。もし、リビアに着いた不稔バエが繁殖力旺盛な現地の雄の敵でないなら、計画はうまくいかないだろう。不稔バエは、繁殖が行なわれ、荷造りされ、大西洋を輸送され、無傷で放たれなければならない。旅の間、さなぎが温暖な国々の高温を間違いなく避けられるよう事前の注意が練られ、冷蔵トラック、飛行機、トレーラーの連携が展開された。

ラセンウジバエのさなぎは箱詰めされ、あまり早く羽化しすぎないよう冷蔵された。撲滅計画の初期、荷物は冷蔵トラックでメキシコの空港へ週二度運ばれ、それからドイツのフランクフルトへ空輸された。そして、フランクフルトで再度飛行機を乗り換え、トリポリへ向かった。その間温度は終始一〇℃に保たれていた。一九九一年五月にはさらに簡単なルートが考案され、さなぎは毎週、メキシコのトゥストラグティエレスの繁殖場から給油のためバミューダに止まり、直接トリポリへ運ばれた。毎回、四〇〇〇万匹のハエが二〇℃の温度に保たれて輸送された。

リビアの地に着くとさなぎは冷蔵トレーラーに保存され、成虫の出現をコントロールするため温度が徐々に上げられていった。一、二日後、ハエの成虫がさなぎから現われる二六℃になると、箱から羽音が聞こえた。早く羽化したハエは、残りのハエたちが羽化するまでそれぞれの箱に入れられた小さなポットのエサを食べることができ、残りのさなぎがわずか二〇パーセントになった時点でハエたちの放出の用意は整った。

ハエを放つ日、リビア飛行クラブのメンバーが操縦するプロペラ機「ツインオッター」は、西はトリポリ西のチュニジア国境まで、東はリビアの都市ミスラタの先まで広がる四万平方キロメートルにわたる撲滅ゾーンを四キロ間隔で飛んだ。彼らは、一つ一つに一六〇〇匹のラセンウジバエの入った小さな段ボール箱を、高度約四六〇メートルの高さから投下した。下方に広がる土地に、一平方キロメートル当たり少なくとも八〇〇匹のハエがまかれるよう、一機の飛行機から毎分三箱から一〇箱が落とされた。もしすべてがうまくいったら、箱は着地前に開き、不稔ハエが放たれるが、箱が開かなくても、連絡を受けているリビアの人々が着地時点でふたを開いた。

この撲滅計画では、一二億匹以上の不稔ラセンウジバエが放たれた。撲滅ゾーンの地面では、ハエの散布状況を調べるため試験チームがハエとりトラップを仕掛けた。彼らは動物の検査を行ない、感染した動物は治療し、ウジムシを採取し同定した。この地帯に出入りする動物は、ラセンウジバエに感染していないことが道路に設けられた検査所で確認された。

計画の効果はすみやかに現われた。最初の不稔バエが一九九〇年一二月にトリポリに到着し、ラセンウジバエの最後の感染動物が治療されたのが一九九一年四月だった。不稔バエの散布はさらに六ヵ月継続され、生殖能力を持ち個体群を再び形成するハエが残っていないことが確認された。一九九一年一〇月に撲滅の成功が宣言され、以来リビアではアメリカラセンウジバエは見られていない。結局、撲滅は国際協力と外交の勝利だった。費用は約七八〇〇万ドルだった。

このような経験により、次の外来種——ヒツジの皮をまとったオオカミ——の到来に先んじて、法律家たちは立法化を大至急進めるよう強いられた。今日、国境を越えるということは、あなたが持ち込むあらゆる動植物を税関に申告することを意味する。食物、ペット、天然素材でできている土産品ですら、疑われる。それでも彼らはやってくる。バクテリア、ウイルス、他の生命体と同様、寄生虫は移動し続けるのだ。私たちは意図しようとしまいと、地球上の生命を徐々に均質化しているようだ。寄生虫は時に、ＳＦ映画から出てきた何ものかのように「私たち」の常に先を行くマスタープランをほぼ獲得してしまったかのように見えることもある。

第５章

宿主を支配する寄生虫

ＳＦのような寄生虫の振る舞い

寄生虫に感染した動物が捕食者を避けようとしなくなる例は、驚くほど多い。このような不注意は何が引き起こすのか？

ジャニス・ムーア『寄生虫と動物の行動』

旧約聖書によると、「イスラエルの民」〔ヘブライ人〕はカナン人を破ったあと恐ろしいヘビたちにひどく悩まされた。彼らは

ホー山から紅海を通り、エドムの地に達した。人々はその道のりにたいそう意気阻喪した。人々は神とモーセに不満を言った。なぜあなたは、私たちをエジプトからこのような死の荒れ地に追いやったのですか？　というのも、私たちにはパンも水もないのです。私たちの魂はこの軽いパンを憎みます。すると主は恐ろしいヘビたちを人々に送った。ヘビたちは人を噛み、多くのイスラエル人が死んだ（「民数記」二一章四節〜六節）。

それから数千年たっても、アラブの農民は、熱や悪心、くるぶしや脚の焼けつくような痛みに苦しむときは、神のことより恐ろしいヘビのことを考えることが多かった[1]。脚は腫れあがり、赤いあざが約五センチもの大きさになった。さらに悪いことに、傷はかゆみを伴った。

感染していても目には見えないが、この傷口の下にある肉の中には雌のメジナ虫（***Dracunculus medinensis***）の頭部が存在している（ラテン語の属名の意味は「小さな龍」あるいは「小さなヘビ」である）。長さがヤード物差しほど、つまり約一メートルある雌は、気づかれぬまま組織の中を通り、約ひと月でここへ移動する。今やたくさんの幼虫を世界に放とうとする彼女には宿主の助けが必要だが、その方法はわかっていた。

赤い傷口は徐々に膨らみ、三日ほどで水疱になる。水疱は最後は破れ、患者の苦痛は治まり、熱と悪心が引く。だが、水疱は不快きわまりないままだ。水疱はかゆく、ほてるので、患者は少しでも楽

になろうとして、冷たい水に脚を漬けたくなる。すると虫が姿を現わす。

水疱が破裂すると、長さ約五センチのスパゲティのような虫が中心付近の小さな孔から突き出てくる。虫は太さ約二ミリと非常に細いが、よく見える。顕微鏡で調べれば、子宮にはとても小さな幼虫がいっぱい詰まっていて、幼虫が体壁を膨らませていたり口から突き出たりしているのがわかる。

ほてりとかゆみはしつこく続き、宿主が一番近い水場によろよろと歩いていくときのこの不快感は、熱い石炭が皮膚に押し当てられているかのようだ。痛む傷口が水に入るやいなや、虫の子宮は収縮して破れ、五〇万匹ほどの幼虫が泳ぎ出る。冷たい新鮮な水はまさに彼らが必要なものだったのだ。丸まったり伸びたりしながら水中を漂う小さな虫のような生き物は、このようにして生活環の新しい段階に入るためのスタート地点に到達する。

病変は一時的に軽快し苦痛も治まるが、ほとんどの患者はこの皮肉な状況に気づかない。比較的乾燥した場所では、虫は見た目には勢力が弱まるが、彼らが生殖を行なう水は常にあるに違いない。実際には、水が豊富だと、この虫が生活環を全うするチャンスは低くなるかもしれない。一年のうちのある期間だけでも水の乾ききるところでは、人々は水場や井戸に集まる。乾期には、水を得るにはそうした場所しか残っていないことが多いのだ。[2] これらの水場は、飲料水、料理、水浴、そして、メジナ虫の水疱の悪化したとき脚を楽にする場所と、何にでも使われる。水場は寄生虫とその宿主を引き合わせる場所なのだ。

水は、メジナ虫の幼虫など他の水生動物を食べる小さい甲殻類、ケンミジンコのすみかでもある。この幼虫は食べられても死ぬことはなく、ケンミジンコの体内で感染力を持つ段階へ成長する。そして、人が水を飲みにきて、偶然この甲殻類を飲み込むと、寄生虫の一匹一匹の幼虫は人の腸壁を破って体内に入り、一年にわたる成長を始める。この生活環は、子をはらむ雌が苦しむ宿主を水へ文字通り導くことで完結する。

家庭におけるメジナ虫の伝統的退治法は、傷口の外に出ている虫の先端を枝に巻きつけ、さらに虫が出てくるのを待つことである。二、三日もすると虫は体内から幼虫を出そうとして傷口から外へ出てくるが、そのたびに患者は激しい痛みを経験する。虫が傷口から完全に姿を現わすには一ヵ月近くかかるので、少しずつ枝に巻いていかなければならない。

そして主はモーセに言った。お前は恐ろしいヘビを作り、竿に乗せなさい。そうすればヘビは道を行き、ヘビに噛まれた者がそれを見上げれば、お前は生きられるだろう。そこでモーセは青銅のヘビを作り、それを竿に巻きつけて道を行き、その青銅のヘビを掲げると、ヘビが人を噛み、彼は生き延びた（「民数記」二一章八節〜九節）。

昔からメジナ虫は何百万という人々に感染し、その苦しみはあまりにもひどかった。ヘビは「アスクレーピオスの杖」に巻きついた医の象徴としてなじみ深いが、イスラエルの子供たちにとってはメジナ虫は苦しみをもたらす恐ろしいヘビであったことであろう。この寄生虫に対する対策が功を奏しはじめる前の一九九〇年代はじめには（第9章参照）、毎年三〇〇万人以上もの患者がこの痛みに苦しんでいた。虫が出てきた傷口に発生する二次感染が原因で生命が脅かされたり激痛が現われる患者も多い。この虫のせいで、何週間あるいは何ヵ月もの間、大人は働けなくなり、子供は学校を休み、経済的にきわめて困難な状況に追い込まれる。

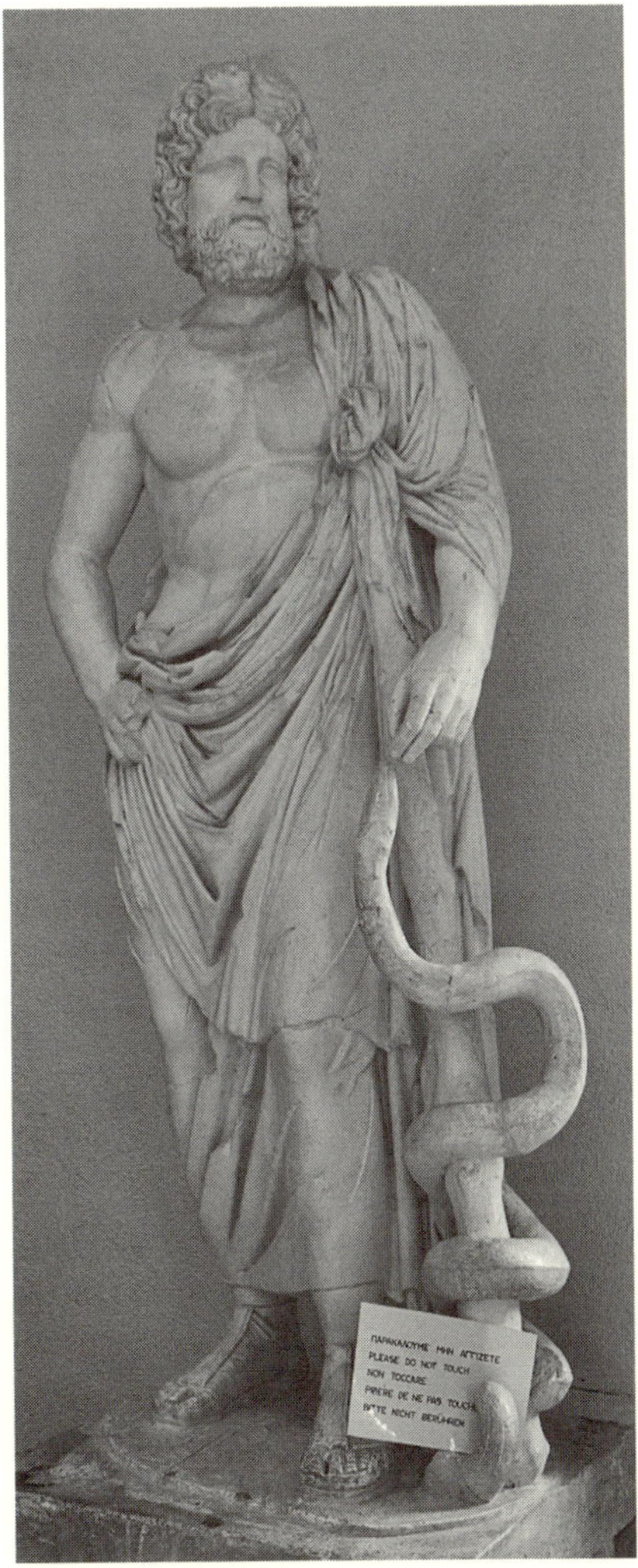

図13　棍棒にヘビを巻きつけたアスクレーピオスの彫像。ギリシャのエピダウロス考古学博物　館（Museum of Epidaurus Theatre）に展示されている。（写真／ Michael F. Mehnert. http://creativecommons.org.）

メジナ虫は、鼻風邪にかかった人がティッシュの箱に手を伸ばすように、宿主を水場へ連れていく。その違いは、虫は宿主よりはるかに水を必要とすることだ。人々はどのみち足を水中に頻繁に浸すとしても、傷口を楽にしようとする宿主を一番近くの池に向かわせる力は、虫にとり大きな利益になる。この種の些細な宿主のコントロールは多くの寄生虫に見られ、その存在を考えもしない人物の精神や肉体に静かに入り込み、彼の一挙手一投足を少しずつ支配していくというスリラーSFを暗示するかのようだ。しかし、寄生虫に本当にそんなことができるのだろうか？

残念ながら、運の悪い宿主にはそれが起こりうる。その制御力についてこれまで研究されてきた寄生虫の一つが、槍形吸虫（***Dicrocoelium dendriticum***）だ。これは、草食動物につく長さ約八ミリのヒルの形をした小さな吸虫で、胆管にすみ、卵を胆汁とともに肝臓から腸へはき出す。ほとんどの感染はアリを食べることから生じるため、人への感染は比較的珍しく、この寄生虫が致命的な制御力を発揮する相手は人ではなくアリである。

ピクニックが好きな人は、たまたま豆サラダやレモネードに入り込んだアリを食べてしまうことがあるかもしれないし、グルメ料理として知られるチョコレートをまぶしたアリを食べるのが好きな人もいるかもしれない。そういう人は、ある日、肝臓にたくさんの槍形吸虫がすみ着き、便の中に卵を排出することになるかもしれない。[3] そしてもし、ピクニックの途中（あるいはアリを集めている最中）に一番近くの木陰で大の方の用を足してしまったなら、この寄生虫を放出する数少ない人間になるかもしれない。

感染した草食動物が草を食む木の下や牧草地では、カタツムリなどの巻貝が動物の糞を食べ、同時に槍形吸虫の卵を取り込む。卵が孵り、巻貝の体内で寄生虫が増える。約三ヵ月後にセルカリア（有尾幼虫〕が巻貝から出てその粘液にくるまり、巻貝の這う植物につく。[4] この粘液にはエサを探し回るアリを引きつける物質が含まれていることが知られていて、アリたちは、一つ一つに数百ものセルカリアが入っているかもしれないと思われる粘液をボールにして巣に運ぶ。そして、セルカリアに汚染された粘液の球を食べたアリとその幼虫は、この寄生虫に感染する。

今や寄生虫は、少なからず袋小路に入り込んだかのように見える。アリ塚をかじったり、アリの這ったあとを舌でなめ取ったりする草食動物は、そんなにはいない。感染力を持つ槍形吸虫は、どのようにしてアリから次の宿主に移るのだろう？　この寄生虫は必然的に、アリが他の動物に食われるよう仕向けなければならない。

槍形吸虫のメタセルカリア（被嚢幼虫）は他の個体のため自分を犠牲にする。それは、アリの口をコントロールする神経の近くに移動し、それを思いのままにする。すると、感染したアリは夜の冷気の中を草の葉先まで何も警戒せずに上りつめ、朝の太陽の熱でアリが活動を取り戻し、下へ降りていくまで大顎でそこに取りついている。アリは毎晩、草のてっぺんに戻るが、そこは、草食動物に偶然食べられる確率が平均よりはるかに高い場所だ。もちろん日中にはアリは普通の活動に戻り、ピクニックに来た人がうっかり食べたり、グルメ料理になったりすることもある。

この寄生虫の人間への影響は、メジナ虫ほど直接的ではない。この寄生虫は肝臓に病変を作るため、ヨーロッパ、アジア、北米、およびオーストラリアでは、屠殺時に肝臓の廃棄処分が必要となる家畜が多数現われている。昆虫食を愛好している人々に対して、この寄生虫が原因で将来悪影響が現われるのではないかという可能性については、確かなことはわからない。

メジナ虫も槍形吸虫も、自分たちが次の宿主に飛び移る機会をより簡単に確実に得られるよう、宿主の行動に影響を与える。足からメジナ虫が現われた人には変化は見られない。槍形吸虫に感染したアリは伝説の狼男のようで、昼間は正常だが、夜には奇妙な欲望に取りつかれるのだ。寄生虫にまつわる真のホラー物語には、それまでの自分自身を生きた屍に変え、性格を変えて完全に乗っ取ることのできる実体が必要とされる。

*

もし生き霊が、ブリティッシュコロンビア州アリスアーム海岸のうち捨てられた町キッツォルトの無人の水辺に現われるとしたら、それは、不運にも恐るべき寄生フジツボにとりつかれたタラバガニの幻かもしれない。

通常、フジツボは恐ろしい悪さをする存在ではない。普段は人の脚を切るのがせいぜいだ。しかし、ブリアロサックス・カロスス（*Briarosaccus callosus*）と呼ばれるフジツボは外見も振る舞いも、私たちがよく目にする海岸の岩についているフジツボには似ていない〔フクロムシに分類されている〕。このフジツボはタラバガニの体内に侵入し、その後のタラバガニのありとあらゆる行動が彼らを利するように、タラバガニを支配しはじめる。

このフジツボは、タラバガニに害を与えはじめるときにはノープリウスという小さい幼生で、櫛形の脚を持ち口も腸もない。雌のノープリウスは、タラバガニの甲殻の薄い部分の近くに取りつく。この寄生虫は脚や他の器官を捨て去り、いわば生きた皮下注射器に変身し、それを通して自分自身が柔らかい体内に入っていく。タラバガニは寄生虫の侵入には気づかない。

この小さな細胞の塊はタラバガニの中に入ると下腹部の神経索へ移動し、成長を始める。そして、巻きひげが神経索に巻きつき、周辺組織へ伸び、根がネットワークを張り巡らすように器官のいたるところにまとわりつく。同時にノープリウスの本体も成長し、タラバガニの殻をさらに強い力で圧迫するようになる。そして最後は、タラバガニの後脚の間の殻を突き抜け、丸いソーセージのようにそこにぶら下がる。寄生虫のこの部分は、エキステルナと呼ばれる。

今やフジツボは支配者である。感染した雌ガニは成長も脱皮もしなくなり、この寄生虫にひたすら奉仕するために生きるようになる。タラバガニは卵を産めなくなるが、エキステルナは健康な雌ガニが交尾後に卵の塊を付着させる場所にある。タラバガニはまるで、エキステルナが自分の卵塊であるかのように振る舞う。水中をさらに潜り、そこでエキステルナを自分の卵のように守り、手入れをする。面白いことに、フジツボは雄ガニの体を乗っ取ることもある。すると、感染した雄ガニは雌化して、まるで卵塊を抱えた雌ガニのように振る舞う。

水中で自由生活をしている雄のフジツボはエキステルナに引きつけられ、交尾し、ソーセージ形の組織の中で新しい世代のノープリウスが成長する。ノープリウスが外に出ると、あわれなタラバガニはこの寄生虫に最後の奉仕をする。フジツボに操られて隠れ場所から出、腹を前後に揺すり、まるでノープリウスが自分の子であるかのように水中に送り出すのだ。

この現象は他の場所に比較して特にキッツォルト沖合で多く見られるが、それにはアリスアームの特有な地形が関係している。この場所はポートランド入り江と呼ばれ、フィヨルドが陸地の奥深くまで入り込んだところに位置しているためである。そのため、アリスアームの水深深くでは水の入れ替わりが比較的緩慢で、タラバガニや寄生虫の幼虫が海流によって運び去られることがない。その結果、たくさんのタラバガニがここの水域を故郷とし、多くがこのフジツボに感染している。[5] 当然のことながら、この海域はタラバガニの豊かな漁場である。

同じように、この海流の流れによって、一九八〇年代初期におけるキッツォルトやそこにあるモリブデン鉱と漁業、タラバガニおよびこの寄生虫との関係が説明されている。この寄生虫は、フィヨルドでは全然新しくなく、新しいのはキッツォルトの町で、ここには荒野の中の失われた都市のような空想的雰囲気を持っていた。この町はどこからも数キロ離れているが、すべてが揃った映画のセットのようだった。家もアパートも、学校もショッピング街も、医療施設も娯楽施設も、鉱夫とその家族たちのための施設は何でも整っていた。

鉱山は一九八一年四月に採掘が始まったが、当初からそこは特別な制度の恩恵を受けていた。そこは、廃液を直接海水に流すことの許されたカナダ唯一の鉱山だったのである。[6] タラバガニやフジツボの幼生と同様、廃液や重金属類は沈殿し、外海へ流れ出て汚染の原因となることはないと科学者たちは予測した。アリスアーム廃石廃棄法により鉱山会社は多額の節約ができたが、この免除措置によって会社は、環境問題研究家、地元の漁民や先住民と争いを起こすことになった。そして、ちょうどこの時期にアリスアームのこの水域のタラバガニの個体数が激減し、カニ漁船が手ぶらで帰港していたため、漁師たちはタラバガニを殺したのは鉱山だと非難した。鉱山会社は、乱獲とタラバガニの繁殖能力を奪うフジツボ、ブリアロサックス・カロススを持ち出して防戦した。

多数のタラバガニが、まるで子供を産んでいるように振る舞いながら、実際には一匹も産んでいない状況を想像してほしい。このフジツボに感染したタラバガニは繁殖能力を失い、タラバガニの個体数にもタラバガニ漁にも破壊的影響を及ぼすことになる。しかし、アリスアームのタラバガニがいなくなった原因は、この寄生虫なのか、それとも、鉱山の廃石がタラバガニにとって有害だったのか？おそらく、両者は何らかの形で相互作用を及ぼしているのだろう。タラバガニに寄生するフジツボがいたということでタラバガニの個体数減少の科学的な説明が複雑となり、たまたま鉱山側にとって都合よく働いたのではないだろうか？

フジツボが原因であったかどうかは、予想外の、そしておそらく直接は関係を持たないと思われる事柄が展開したせいで、ついぞはっきりすることはなかった。モリブデン鉱の市場が底をついたのであった。一時は一キログラム当たり六〇ドルもしたこの鉱物は、一九八二年には四ドルにもならなくなった。鉱山はもはや採算が合わず、閉山された。

閉山を見た多くの人は喜んだが、おとぎ話の町のようだったキッツォルトは現代の北のゴーストタウンと化した。一〇〇〇人以上の人々がどこか他の場所で新生活を始めようと出て行くと、町は空っぽになった。家々や他の建物は何十年も空き家のままだった。二〇〇五年、キッツォルトの町は、七〇〇万カナダドルという値でまるごと売りに出された。

その間、ひと組のカップルがこの人里離れた町にぽつんと住み、家屋や財産を守っていた。スティーヴン・キングの『シャイニング』では、ジャック・トレンスと妻のウェンディがコロラドのシーズンオフの無人ホテルで管理人をすることになったが、キッツォルトのカップルも多少ともそのような雰囲気を味わうことになったかもしれない。しかし、管理人の仕事には役得があった。二人はアリスアームの自然や海産物、特にフィヨルドでは今なお豊富だったサケとタラバガニを楽しんだ。タラバガニは生き延びており、その寄生虫であるフジツボも間違いなく一緒に生きていた。

結局、アメリカの億万長者のチャンドラ・クリシュナンが金額を伏せてキッツォルトを買い、この町を科学者や芸術家向けの隠れ家的別荘や、エコツアーのリゾート地として開発するつもりだったという。彼はこの町で映画を作りたいとも考えていたが、それは、中にエイリアンが住んでいるにもかかわらず、外見はかつての自分たちの姿をしている殻へと宿主を変えてしまうような寄生虫を主人公とした映画ではなかった。

このような映画はフィクションだろう。ブリアロサックス・カロススがタラバガニに対して行なうようなことを人に対して行なう寄生虫はいない。だが、寄生虫の中には、文字通りにせよ比喩的にせよ、私たちの頭に侵入することができ、私たちを変えてしまうものがいる。その一つがネコによくいる原虫トキソプラズマ（第3章で貯水池を汚染した原虫）で、それが人に対して何をするかを理解するため、まず齧歯類に対する振る舞いを見てみよう。

*

どこの町でも、繁華街の中心にはドブネズミが多い。目にすることはそう多くはないかもしれないが、私たちの大好きなフランス菓子店やピザ屋の暗い隅によく潜んでいる。ドブネズミたちは穴や建物、下水にすみ、エサをあさり回っても気づかれない夕暮れ時になると姿を現わす。彼らはどこにでもいて、人間の生活に順応している。

よくある繁華街の町並みで、ドブネズミたちが春の夕闇の物陰で食べ物をあさっている。レストランの中では友達どうしのグループ、仕事仲間、二人連れなどが食事を楽しみ、裏口からはおいしそうな香りが漂っているが、彼らは通りでゴミあさりをするものには気づかない。魅惑的な匂いは、湯気を立てているゴミ捨て場や壁ぎわに並ぶゴミバケツからもやってくる。この光景は大勢の人がいるビュッフェのようで、とても活気に満ちた場所だ。昼間はハト、カラス、海鳥たちが、ハエ、アリ、ゴキブリ、その他の昆虫と一緒にやってくる。時おり野良犬や野良猫も立ち止まり、ゴミを調べていく。しかし、夜になるとこれらの生き物はほとんど見当たらず、代わって、ドブネズミやハツカネズミたちがゴミと闇を我がものにして出現する。

ドブネズミは皆そうだが、彼らは人間の投げ捨てた食物や、食料の貯蔵された場所に侵入できる隙間をすべて探し出す。都会はチャンスに恵まれた場所なのだ。夕闇が濃くなるにつれ、巣から出て通りを探すドブネズミの数が増え、彼らは闇の中を歩き回り、残飯をかぎ、下水のエサをとり、建物をかじって穴を開け、中へ侵入する。

しかし、ドブネズミには我慢できないものがある。ネコの臭いである。ドブネズミたちは幾世代もにわたり、自分たちの不運な経験からネコは危険だと学んできた。ネコは避けなければいけないということは、今では本能のレベルになっているので、ネコに出会ったりネコの臭いをかいだりしたことのないドブネズミでも、臭いに気づいただけでその場から急いで去る。

春のこの夜も、ネコの臭いはピザ屋のそばの暗い通路に残っていた。この魅惑的な場所に入ってくほとんどのドブネズミは、素早く身をひく。「ネコだ！」彼らの鼻がそう告げると、食べ物やすみかの好ましい匂いを探していた場所からドブネズミたちはあたふたと去る。しかし、路地にぽつんといる一匹のドブネズミだけはなぜか無関心だ。彼は地面に落ちているゴミの中の食物を満足げに探し、ネコの臭いをもの珍しげに確かめるようにかいでいる。そして、この湿った臭いのもとを探し出しては何度もそこへ戻ってうろつき、恐れを見せない。

その時、何かが一瞬月の光をさえぎるかのように、通りの影が濃くなった。そこには、もう一匹がそっと加わった。何かが近づいてくる。ゴミの中で、ネコが不用意に立てた柔らかな足音やしなやかな尾が地面を打つ音から、そこにいるのが自分だけではないことがドブネズミにもわかった。ドブネズミは、ゴミあさりから顔を上げ、ネコを見る。しかしまだ、恐れを感じない。ネズミは走ったり隠れたりしようとせず、捕食者の近づくのを無視してゴミをあさり続ける。ネコは身を低くしてドブネズミを見据え、身構える。このドブネズミは再びすみかに戻ることはないだろう。

ドブネズミが、まるでネコに食われるのを待つかのようにぐずぐずしていたら、何かおかしいとほとんどの人は思うだろう。しかし、もしこのネズミがトキソプラズマに感染していたとするなら、ネコは、ネズミの典型的な捕食者であると同時に、トキソプラズマ原虫の固有宿主であることにも思い至るかもしれない。固有宿主とは、この原虫が有性生殖の段階を完結することのできる唯一の宿主を指す。そこに関連はあるのだろうか？

事実、関連はある。研究の結果、健康なドブネズミは常にネコの臭いも存在も避けるが、トキソプラズマの感染により、彼らの生来の恐怖心が払拭されることが判明した[7]（第3章参照）。感染したドブネズミはネコを避けないのだ。ネズミは感染すると活動量が増加し、なじみのないものへの恐怖が減少するが、それ以外ではほとんどの行動に変化は現われず、餌やネズミの臭いもかぎ分けるし、交尾や食事も普通にするのだ。この原虫はドブネズミの脳や他の組織に寄生し、最終目的地であるネコにはるかに食べられやすくなるようその行動を特異な形に変化させることができるのだ。

ハツカネズミを用いた研究でも行動の変化が明らかになった。感染したハツカネズミは健康なハツカネズミより活発に動き回るが、逃げたり隠れたりすることは減り、より攻撃的になる。いくつかの

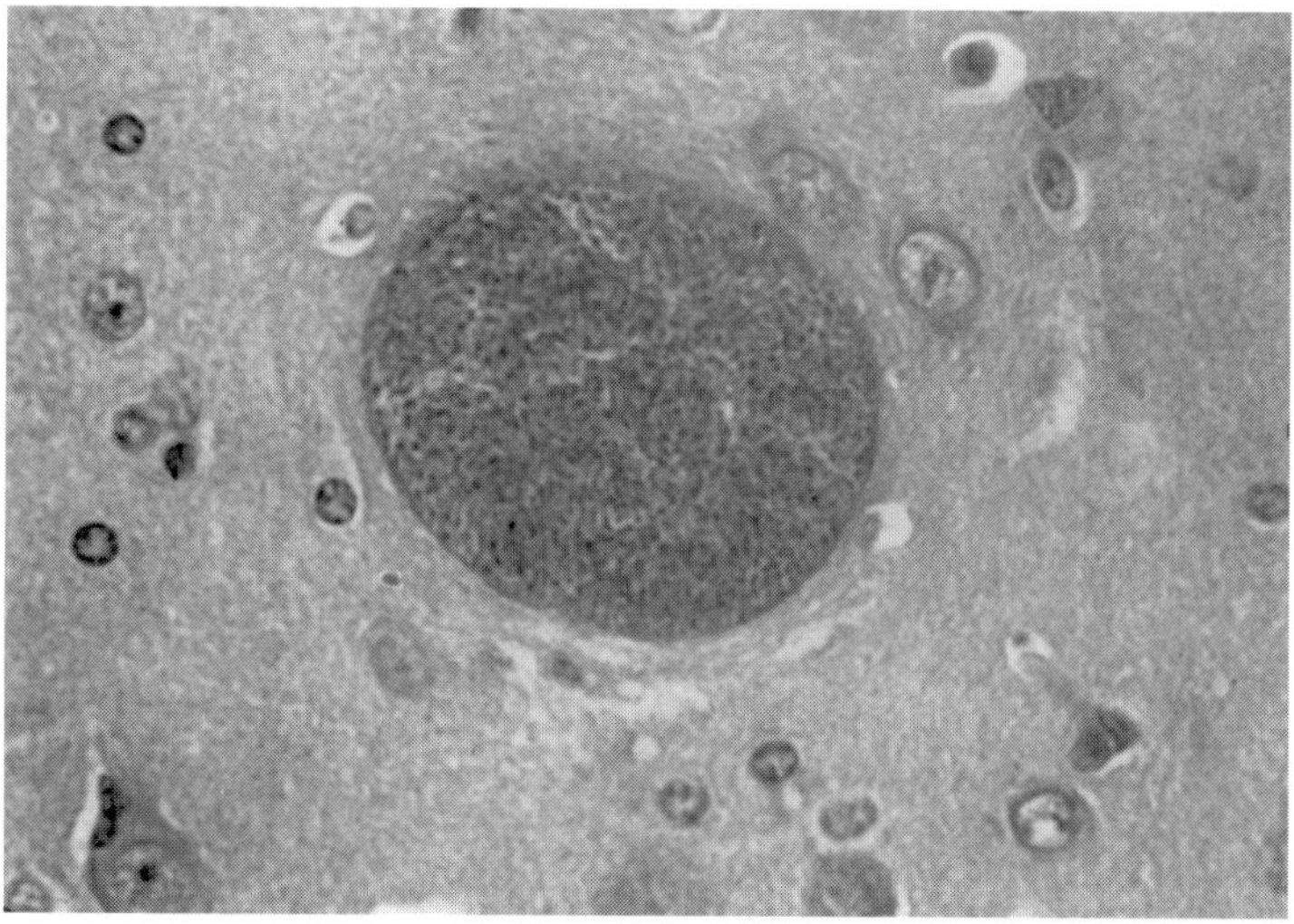

図14　マウスの脳組織中のトキソプラズマ（*Toxoplasma gondii*）のシスト。J.W. Smith, ed., 1976, *Diagnostic Medical Parasitology: Blood and Tissue Parasites*, photographic slide no. 87: *Toxoplasma gondii*, cyst in mouse brain（H & E stain）. より。（写真／ Chicago:American Sciety of Clinical Pathologist. © 1976 American Society of Clinical Pathologists.）

変化はドブネズミに見られたものとは異なるが、それでも、感染したハツカネズミの方が、獲物を狙うネコにすぐ見つかって食べられやすくなる。

感染したネズミを腹いっぱい食べたネコは、トキソプラズマのブラディゾイト周囲の組織を消化し、シストの中に収まっていたブラディゾイトが腸管内に放出される。次の出来事は、ネコにしか見られない。ブラディゾイトはネコの腸の細胞膜を突き破り、細胞内で増殖を開始する。その結果、三日月形のメロゾイトがはじけ出て新たな細胞に侵入し、また増殖するという過程が何度も繰り返される。

このサイクルは、最後はメロゾイトから雌雄の原虫が作られて完結する。雄は雌を受精させ、オーシストが作られるが、このオーシストが、ブリティッシュコロンビア州ヴィクトリアのハンプバック貯水池を汚染し、人々に水由来のトキソプラズマ症を大流行させた段階のトキソプラズマである。卵形で殻が薄く顕微鏡でしか見えないオーシストは、一つ一つの中にガラスのビー玉が一つか二つ入ったやや平たい泡に似ている。

ネコは初めてトキソプラズマに感染したとき、何百万個というオーシストを糞とともに環境中へと排出する。そこでオーシストは成熟し、人を含めたほとんどすべての種類の温血動物の口に入るのを待つこととなる。条件が良ければ、オーシストは土壌中で何年間も感染力を保ち続ける。実質的に地球上のすべての場所、特にネコや齧歯類の多い場所は、顕微鏡でしか見えないこのオーシストに汚染されていて、これらの動物の多い場所には人口も概して多い。

人への感染はまた違った展開を見せ、その進行は往々にして気づかれない。それにもかかわらず、世界中の人々――場所によっては優に五〇パーセントを超す人々がトキソプラズマの抗体を持っており、この事実は、彼らが生涯のどこかでこの寄生虫に感染したことを示している。もし、この寄生虫がネズミやイエネズミの行動を制御できるなら、感染した人の行動にも何らかの方法で影響を与えうるのではないだろうか？

答えはほぼ確実にイエスである。トキソプラズマに長期間感染している人々と、一度も感染したことのない人々とを比較した研究は多数あり(8)、その結果は、興味深くも注意が必要な影響があることを示唆していた。さらに興味深い観察結果の一つは、この寄生虫が男性と女性には反対の影響を与えているように見えることである。二〇〇七年、この分野を長年研究してきたジャロスラフ・フレーグが、人格に関する一一年間にわたる研究結果をまとめた。「[感染した]男性は規則を無視し、ご都合主義になり、疑い深く、嫉妬深く、独断的になりやすいが、[感染した女性は]気持ちが温かく、外向的で、良心的で、辛抱強く、倫理的になる。男性も女性も、非感染者の対照群と比較して……理解力は著しく高くなった」[9]。

他の研究では、慢性感染している人は注意力の持続時間が短くなり、反応時間が遅くなり、事故のリスクが高まる可能性があると示唆している。しかし、トキソプラズマ感染と行動との関連で最も憂慮すべきことは、感染と精神疾患の間に何らかの関係があるかもしれないと考えられることである。調査の結果、精神病患者は、一般の人々よりトキソプラズマの抗体を持つ比率が高いことがわかったのだ。さらに、感染ネズミに抗精神病薬を投与することで、簡単にネコの餌食になるような行動変化が現われやすくなるというのだ[10]。

当然のことながら、人の研究で難しいのは、人を意図的に感染させ、生じた出来事を何も手出しをしないまま観察することはできないという点である。情報の収集は感染歴のある人々から行なわざるを得ず、その多くは現在と過去の性格の自己評価に頼ることになる。男性にせよ女性にせよ、ある状態から別の状態へ性格が本当に変化したのではなく、性格の変化の評価の仕方やさまざまな変化について述べたいと思う気持ちが性差によるものである可能性がある。そうではなく、ある性格的傾向を持っている人が、そもそもこの原虫に感染するリスクが高いのだという可能性もある。

こうした疑問はこれまでになく多くの人が感じているにもかかわらず、結局のところトキソプラズマが人の行動にどのような影響を及ぼすか、確かなことはわからない。有名なテニス選手、マルチナ・ナブラチロワも、二五年以上前にこの疑問を持っただろう。彼女は一九八二年、ひどいトキソプラズマ症にかかり、結局、他人を攻撃したかどで法廷で争うことになってしまったのだ。

ナブラチロワは、ひところレアの牛肉が大好きで、ある人によるとタルタルステーキに特に目がなかった[11]。この絶妙の一品を食べたことがない人のためにお教えすると、作り方は簡単で、まず生の新鮮なサーロインを挽き、とき卵とタマネギ少々を混ぜ、小さなボールにまとめる。火を使う必要はなく、ボールの真ん中にケーパーを入れ、ブラックペッパーを挽いてまぶし、パセリかチャイブのみじん切りを少々そえればよい。これはおいしい。だが、注意が必要だ。タルタルステーキはチョコレートでくるんだアリよりはるかにリスキーである。一九八二年夏、この料理にちょっと夢中になっただけで、ナブラチロワは「一〇〇万ドルについた」と自らが言った、あるいは、寄生虫学者B・H・キーンがのちに「タルタルステーキのディフェンス」と呼んだ病気にかかったと思われる[12]。

トップシードにいたナブラチロワは、一九八二年九月の全米オープンを待ち望んでいた。この大会は彼女が優勝したことのないたった一つのメジャー大会で、彼女はこの年を自分の年にしようと決意していた。しかし、健康状態は良くなかった。数週間も彼女は疲れがたまり衰弱していた。筋肉はこわばり、手足は痙攣し、いつになく感情的になっていた。中でも一番恐ろしかったのは、首、わきの下、胸のリンパ腺が肥大していたことで、医師は癌を疑った。彼女は体調をベストコンディションに持っていかなくてはならなかったのに、ただひたすら眠りたいと思っていた。全米オープンの前夜、診断が確定した。トキソプラズマ症だった。ナブラチロワは健康な成人なのに、このひどい症状に苦しむことになる数少ない不運な一人になったのだ。

ナブラチロワとトーナメント・ドクターのゲリー・ウォドラーは、彼女がどこでこの寄生虫を拾ったのかいぶかった。おそらくネコではないか? 最初、彼らはナブラチロワのかつてのパートナーだったリタ・メイ・ブラウンの飼い猫たちを疑った。ナブラチロワは最近ブラウンを訪問したときに食べた軽食に、この飼い猫たちが足をつけてしまったことを思い出した。トキソプラズマのネコの足には感染力のあるオーシストが多数ついていることがあるので、ブラウンのネコたちが軽食にオーシストをつけたかもしれない。だが、検査の結果ネコたちは陰性だった。次に疑われたのは、タルタルステーキだった。ナブラチロワは、ブラウンを訪問する少し前に生の牛肉を食べていたからである。この肉が寄生虫の出所だったということを実証するのは不可能だが、可能性は高そうだった。

感染はまさに最悪のタイミングで起き、ナブラチロワの待ち望んでいたトーナメント戦は別の戦いに変わった。ウォドラーは彼女に、長丁場を戦うエネルギーはないと思うと話し、トーナメント戦を欠場し休んではどうかと忠告したが、ナブラチロワの勝利への意欲は強かったし、他の選手たちへの責任も強く感じていた。彼女は病気については公式には何も明かさず出場した。病気のことを知る人は一握りしかいなかった。

ナブラチロワは準々決勝のパム・シュライヴァー戦に備えていたとき、体力を奪われないうちに二セットで勝とうと決意した。しかし、エネルギーはそんなにもたなかった。彼女は最初のセットを六―一でとったが、第二セットでは感染による消耗を感じた。ペースは落ちていき、自分でもそれがわかった。第二セットはタイブレークの末シュライヴァーがとった。今やナブラチロワは困難を悟った。第三セットをプレーする力はなく、実際には椅子から立ち上がることすら難しかったのだ。力が抜け、ゴムのようになった動かぬ脚で戦った彼女は、シュライヴァーに六―二で敗れた。

敗北は、ナブラチロワにとり受け入れがたい瞬間だった。彼女はこのトーナメント戦に勝つと決意を固めていたので、みじめな気持ちだったし、スポーツ記者やカメラマンがコメントや写真を撮ろうと群がり待ち構えていることがわかっていた。弱った脚でよろめき泣きながら、彼女はタオルをかぶって彼らを避け、比較的安全なロッカールームへと歩いた。しかし、逃げることはできなかった。

記者やカメラマンは、スタンド下で待機していた。ナブラチロワは人混みをできるだけ早く通り抜けようとした。カメラマンたちは写真を撮り、彼女はやめてほしいと言った。一人のカメラマンが何としてもこのみじめなテニス選手の写真を撮ろうと決意し、後に「ハンターのようだ」と言われるほど猛然と彼女を追いかけ、パパラッチのように写真を撮り続けた[13]。

ナブラチロワはそれを攻撃と感じた。彼女は逆上した。会見の支度はできていなかったし、弱った姿は誰にも写真に撮られたくなかった。ナブラチロワは彼に向かって歩き、肩にかかっていたもう一つのカメラをつかんだという。そしてそれを奪い取って立ち去り、カメラを開けてフィルムを露光し、写真を駄目にした[14]。

このような出来事があったにもかかわらず、メディアには快く応対することで知られる彼女はロッカールームでは人の輪に加わり、試合後のインタビューに姿を見せ、自分が病気で衰弱していたことをついに認めた。そして、今日は自分にとり本当に残念な日になったと一言述べた[15]。

このように、たとえナブラチロワがこの日疲れきっていたことが明らかになったとしても、このアグレッシブなスポーツカメラマンはひどく腹を立てた。そして、彼女から攻撃を受けたとして二〇〇万ドルを要求する訴訟を起こした。彼は、肩、腕、手を傷つけられたと主張した。弁護士はのちに、彼女は「カメラマンの腕を〔お菓子の〕プレッツェルのようにねじった」と話した[16]。

裁判に向けて、寄生虫学者のキーンとウォドラー医師は、九月のこの不運な出来事にトキソプラズマがどのような作用を及ぼしたかを考えた。この原虫がナブラチロワのテニスの試合を台無しにしたことは間違いない。明らかに彼女は感染のせいで衰弱し、疲労していた。ナブラチロワは原告より二〇キロも軽く、背も一〇センチ低かった。おまけに長い試合を戦ったばかりで、脚は立っているのもやっとだった。誰に対してもフィジカルな威嚇はさほどできなかったはずだ。しかし、この原虫は、彼女の行動に何か他の影響を与えたのだろうか？

この原虫がナブラチロワの脳内にいて急性発症の原因となり、それが行動に影響した可能性を、医師たちは考えた。トキソプラズマが免疫系の弱った人の体内で荒れ狂い、精神障害を引き起こしうることを、彼らは知っていた。この症状は他に健康障害のない人には見られないが、幻覚、妄想、不安、うつの出る人もいる。しかし、この医学的議論にはまだ証拠がなかった。

今日でも、証拠は存在しない。この原虫が筋肉や神経系の中におもに見られ、急性の症状がひいたあとも脳機能に関連する化学物質に影響を与えることがわかっている。時間とともに行動に軽い変化が現われる原因となることは明らかにされているが、こうした見かけ上慢性的と思われた影響がいつ爆発するのか、その原因が何かは誰にもわからない。

この原虫は実際に行動に影響を与えた可能性があったが、結局、マルチナ・ナブラチロワは「トキソプラズマが私にそうさせた」とは決して主張しなかった。おそらく生の牛肉を食べたためにトキソプラズマに感染し、身体の衰弱がコートでの敗因だ、「タルタルステーキのディフェンス」だったと言い続けた。それと同じ原因で彼女はあまりに衰弱し、試合後にカメラマンの身体など威嚇できなかったことになった。議論は功を奏したのだ。

筋肉や脳内にトキソプラズマが寄生することにより行動に変化が現われることが示唆されているが、こうした証拠から、身の毛のよだつような疑問が持ち上がる。この原虫の感染率の高い国では、人々の行動は文化のレベルで影響を受けているのだろうか？　道徳的な女性と疑い深い男性による国が作り上げられ、国家としての振る舞いが影響を受けうると考えられるのか？　そして、そこから争いが生じることもあるのか？

文化はどのように個人の性格や世界観を形成するのかを社会科学者たちは研究し、学説を立ててきた。しかし、与えられた性質やそれらの集合がどのように文化を形成しうるかを考えるのも理にかなっている。もし、トキソプラズマがこのような役割を果たすとしたら、人口の大多数が不顕性感染している国家での集団的性格は、感染のまれな国家でのそれとは異なってくるはずだ。慢性的トキソプラズマ症の感染状態――国民の感染率――は、アルゼンチン、ブラジル、ジャマイカ、ユーゴスラヴィアの五〇パーセント以上から、ノルウェー、韓国、イギリスの一〇パーセント以下と国により大きく異なる。[17]

予備的な研究では、「トキソプラズマ感染率の高い国の方が神経質的性質を持つ人の数が多い」ことが示唆されている。[18] この研究を行なったケヴィン・ラファティは、罪悪感を持つ傾向の尺度を「神経質（neuroticism）」という言葉で定義している。また、トキソプラズマ感染率の高い集団では、性差による役割の区別と、あいまいさを避けたいという気持ちを強くしている可能性があることもこの研究は示唆している。しかし、このパターンに合致しない国もあり、ラファティは明確な結論には到達しなかった。

しかし、トキソプラズマが世界の歴史にどのような影響を与えたかという結論を、息を詰めて注視することはない。文化や国家的態度の形成には多くの力が作用しあうので、科学者は他の影響からトキソプラズマだけを完全に切り離し、その影響を正確に測定することは決してできない。このようなもどかしい結論からは、回答よりも多くの疑問が浮かび上がる。「神経質的傾向」を持っている人はそうでない人に比べてこの原虫に感染しやすくなるのだろうか？　遺伝的傾向や環境のような他の要素が、神経質的性質やトキソプラズマ感染のリスク上昇につながることはありえるか？　多くの国家で高まりつつある多文化主義はこの動きをどう変えるか？　文化が異なればトキソプラズマの与える影響も異なるか？　もし、これらの変化のどれかが全体像に影響を与えるなら、私たちにわかることは皆無である。

寄生虫に感染した場合、通常ではいくつもの共通の症状が現われ、それが診断の助けにもなるが、ほかとは異なる症状が現われる感染もあり、それはトキソプラズマ感染だけではない。最終的に人の脳に達することの多いもう一つの寄生虫は、ブタに寄生する条虫、有鉤条虫の幼虫で、トキソプラズマ症の場合にもひけをとらないほど行動に奇怪な変化を生じさせることもある。その典型的症状は、発作、頭痛、うつ、認識力の低下（脳の知的活動の消失）だが、精神病等の精神的症状もかなり頻繁に見られる。

このような症例の一つが医学雑誌『ランセット』（二〇〇四年）に報告されている。「三五歳のインド人の農夫が、情動不安、不眠、幻聴、徘徊、引きこもり、セルフケア能力の低下、感情の鈍磨、迫害妄想、突発的暴力［……の症状を持っている[19]］。同じインドでの似たような事例では、二五歳の人が過敏症と情動不安になり、発作的怒り、存在しないヘビや火を見たという幻覚、「神の声」の幻聴に苦しんだ[20]。

*

ブタが人と同じ感染症にかかることはよく知られているが、そのような動物はほかにはほとんどいない。旋毛虫症はブタと関係のあるよくある病気で、ブタインフルエンザもそうである。人にもブタにも感染しやすいもう一つの病気は、ブタ条虫、すなわち有鉤条虫である。実際、成虫は人の腸内にすんでいるので、この条虫は人にもブタにも共通感染すると言わなければならない。

ブタ条虫に感染すると、腸内に長さが三メートル以上にもなる同居人を抱えてしまうことも多く、それは、もし邪魔が入らなければ何年もにわたり顕微鏡サイズの卵をたくさん作り、糞便に放出する工場である。この寄生虫にとって都合の良いことに、ブタは特に人糞のエサが好きで、ブタがエサをあさる土に条虫の卵の入った糞が肥料としてまかれると、卵の入った糞が取り込まれる。

この寄生虫のブタの体内での生涯は、ウシの無鉤条虫に似ている。卵が孵ると小さな球状の幼虫(オンコスフェア)が外に出て、動物の腸壁を通り抜け血流にのる。彼らは筋肉や臓器に入り込み、そこで一匹一匹が光沢のあるシスチセルクス——中空の真珠のようで内壁に幼虫がついている小さなシスト——に形を変える。この段階に成長した幼虫は頭節と呼ばれ、からかさのようなキノコに少し似ているが、首は細く、頭は丸く肥大している。しかし、頭節にはキノコにはないいくつかの特徴がある。先端にはさかとげのついた輪が二つあり、周囲に四つの丸い吸い口が配置されている。

もし、ブタが屠殺されて豚肉が生やレアで食べられたりすると、条虫は次の宿主にうつる準備が整う。人の腸内に入ると真珠は裏返しになって頭節が姿を現わし、すぐにさかとげと吸い口で腸壁につく。そして、腸壁についていない方の先端から成長し、片節をさらに作り、どんどん長くなっていく。新しい片節が加わるにつれ、一番最初に作られた片節は長い紐の先端部から離れていく。そしてわずか三ヵ月間で、この生き物は長さ三メートルのフリル形の麺のようになり、腸内の食物の流れに長々と身を横たえる。成熟した片節は端から端まで数珠つながりになり、卵を産みはじめ、生活環が再開する。

しかし、この筋書きが脇道にそれることはしょっちゅうだ。もし、あなたが便の中に条虫の卵を毎日数千も放出し、手洗いがぞんざいなら、あるいは、下水や衛生設備が中世の暗黒時代さながらの場所に住んでいたら、卵は下水処理施設やブタの口内で最期を迎えることにはならない。条虫を持っている人は往々にして不衛生な手から、自分がさわった物や食物を通して自分の口や他人の口へ卵を運ぶ。環境中にそのまま排出された糞便によって食物や水は寄生虫卵で汚染される。そして人々は期せずして、この虫の生活環におけるブタの代役となる。

結果は無残になることもある。ブタの体内と同様、オンコスフェアは人の筋肉をすみかとするが、脳内に移動する傾向もあり、そこで肉体と精神の両方にわたりさまざまな慢性疾患を引き起こすことがあるのだ。これが精神病にかかった二人のインド人の若者の運命で、二人とも皮下と脳内に多くのシスチセルクスを持っていた。

この条虫と同じ属の寄生虫が、二〇〇四年、アリゾナ州フェニックス市の最高財務責任者、ケヴィン・キーオを死に至らしめたおもな原因とされている。彼の最期は悲劇的でセンセーショナルだった。メディアによると、一二月八日午後、アリゾナ州スコッツデイルのキャメルバック街を運転していた人々が、時速約六〇キロで走っているメルセデスベンツに気づいた(21)。彼らが目を疑ったのは、そのドライバーが運転席の窓から車外に出ていたからだ。ローファー、スウェットシャツ、青いジーンズというカジュアルないでたちの彼は、車の屋根に立ち上がり、運転手不在のまま車が通りを走り続ける間、両腕を広げていた。

この驚嘆すべき振る舞いは、外目には若者がよく夢中になる危険きわまりない行為、すなわち、誰

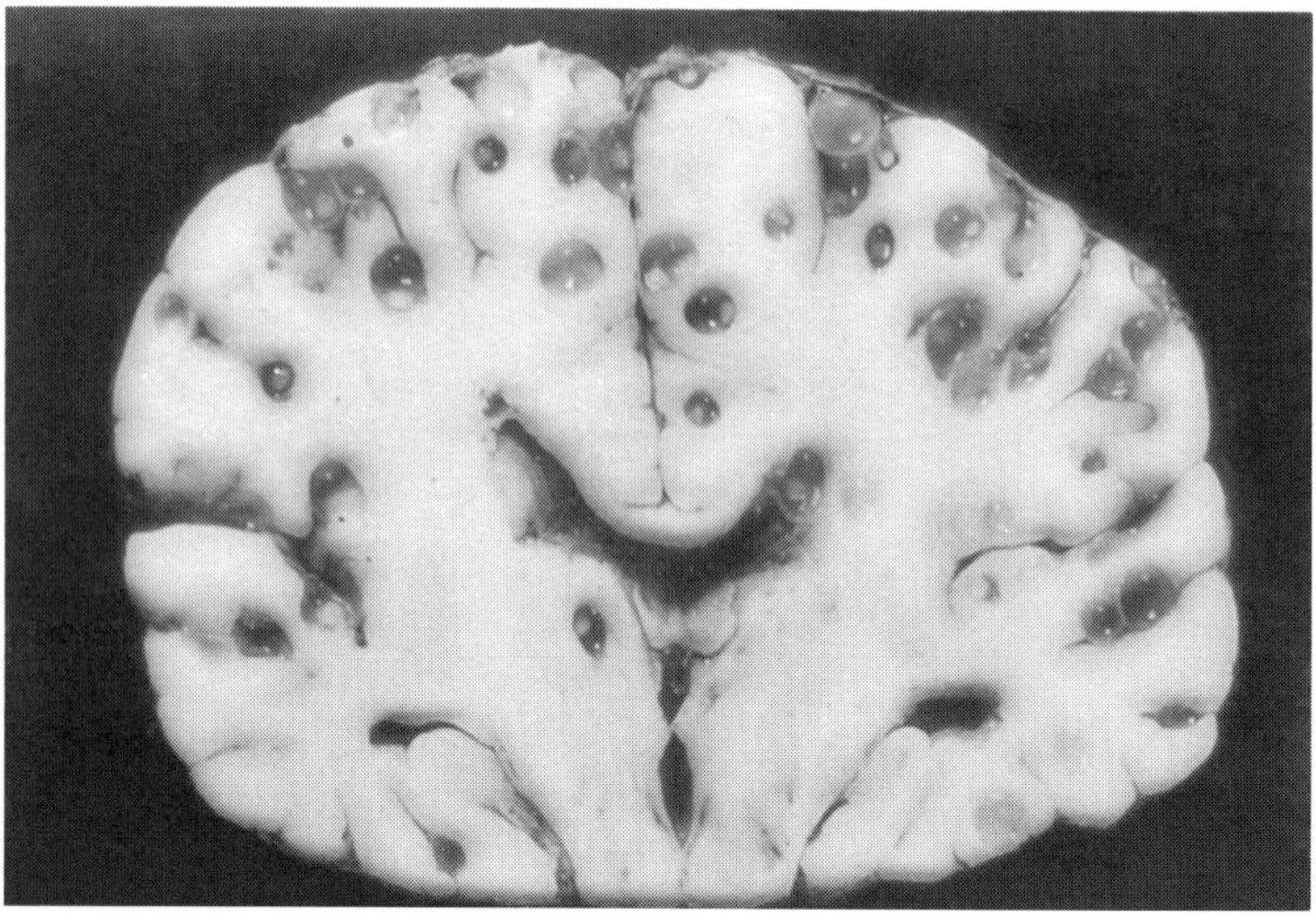

図15　多数の有鉤条虫（*Taenia solium*）のシスチセルクスの存在する人の脳の断面。（写真／Ana Flisser）

が一番長く車の上にいられるか、また、最後に車から投げ出されたときに誰がちゃんと着地できるかを競いあう「カー・サーフィン」だった。当然のことながら、カー・サーファーたちはしばしばひどい怪我をするし、命を落とすこともある。しかし、キーオは車から投げ出される前に死に向かって飛び込んでいった。彼はオレンジの木へ突進し、遺体は枝の下に投げ出された。一方、車は通りを駆け抜けていき、ついに赤信号で停車していた車に衝突した。非常に幸運なことに、本人以外に怪我人は出なかった。

フェニックス市は驚きに包まれた。彼らの知るケヴィン・キーオはこんなことをする人ではなかったからだ。キーオは人々から尊敬される市の財務責任者で、馬鹿騒ぎをしたり危険な振る舞いをするとは思われていない。いつも物静かで、身だしなみもよい彼は仕事も有能で、市役所できちんと働いていた。その死には彼を知る誰もが衝撃を受けたが、その死に方は、それよりはるかに衝撃的だった。

　まもなくこの話はさらに奇妙な方向に進んだ。一二月九日の『アリゾナ・リパブリック』紙は「財務責任者の奇妙な死に方と同じくらい奇妙な死因」と述べ、『アリゾナ・デイリースター』紙は「脳の虫がまれに見る厄災を引き起こす」と書いた。[22] 健康記事の記者は外国旅行の危険性を警告し、キーオの死は起こりうることだったと指摘した。キーオの家族は彼の死を寄生虫による中枢神経系損傷の結果と信じている、とフェニックスの市政担当官が話したことも述べられた。夫の脳には二〇〇一年にメキシコで感染した寄生虫がいたと妻のカーリンが言ったことも書かれていた。

　もし妻が正しければ、キーオはメキシコへの旅行中のどこかでブタ条虫の卵を飲み込んだに違いない。おそらく、食物か水が人の糞便中の卵で汚染されていたのだろう。そして、オンコスフェアがキーオの血液に入り込み、そのいくつかが脳に達して真珠のようなシスチセルクスとなりそこにとどまる。この一連の事柄は、中米では驚くほどありふれたことだ。

　帰国後、キーオは健康に問題を抱え続けており、二〇〇二年二月に、何人かの医師による診察と短期間の入院後に、脳にすむ条虫である有鉤条虫の幼虫による病気、神経有鉤嚢虫症（**neurocysticercosis**）にかかっているかもしれないとわかった。彼は、神経有鉤嚢虫症の典型的症状である発作と精神錯乱に苦しんだが、診断は確実ではなかった。検査結果から神経有鉤嚢虫症が疑われたが、確実なことはわからなかったのだ。[23]

　キーオと妻は、彼の健康上の問題には何も言わずに生活を続けた。彼は、条虫の幼虫に対する殺虫剤であるアルベンダゾーレを服用したが、もしシストがいたとしたら、それらはキーオの脳と筋肉にい続けたろう。彼らは寄生した部位によっては問題を起こし続けるかもしれない。それでも、夫妻は来るべき悲劇は予想できなかった。キーオが、他の人を危険にさらすかもしれないとも思わなかった。キーオの死後、警察、家族、医師らは、神経有鉤嚢虫症がキーオの判断力に影響を与えたと考えた。彼は普通ならしないことをし、愚かな決断をし、社会の求める分別を失った。この考えを裏づけるように、脳内の有鉤条虫のシスチセルクスが奇妙な行動を引き起こし、判断力に影響を与えうるという考えに医療関係者は合意した。問題は解決したかに見えた。

そのほぼ一年後、ケヴィン・キーオの死が再びニュースになった。マリコパ郡検死官助手のレベッカ・スーが、この死を自殺と裁定したのである。彼女は、キーオの見せた奇妙な行動や死へのジャンプの原因として神経有鉤嚢虫症の可能性を否定することはできなかったが、検死からはキーオの脳内に生きているものであれ死んでいるものであれ、有鉤条虫の幼虫を検出することはできなかったのだ。

この新たな検死報告によって、キーオが死んだ当時のフェニックス市役所における財務処理に関して疑問が持ち上がり、カーリン・キーオは夫は死んだ当時うつ病にかかっていて、多くのストレスを抱えていたことを認めたと伝えた。キーオの死因に関し、新たな説明が出現した。ひどいストレスと不規則な仕事の結果、彼は自殺したと思われるというのだ。しかし、フェニックス市に代わってキーオの財務責任者としての業務を調査した独立監査機関の調査では、問題は見出されなかった。

さらに一年が経過したが、カーリン・キーオ、市役所の友人たち、フェニックス市の人々はまだ謎が解けずに悩んでいた。自死の裁定にはおよそ不満だったカーリン・キーオは、手をこまねいたりせず即座に弁護士を雇った。ケヴィン・キーオのカルテを精査した専門家たちの中には、法精神科医のスティーヴン・ピット、法病理学者のマイケル・バーデン、心理学教授のキラン・アミンがいて、みな、これまで知られている事実は自死と整合しないという考えで一致した。神経有鉤嚢虫症の可能性を否定する考えは出されなかった。キーオの弁護士によりこの専門家たちの意見が提出されると、マリコパ郡主任検死官のフィリップ・キーンは、ケヴィン・キーオの死亡証明書の死因を「原因不明」と修正した。

ケヴィン・キーオの症状は神経有鉤嚢虫症と合致し、旅行の履歴も診断と一致していた。その医学的・神経病的問題は、彼のメキシコ旅行後の疾患にまでさかのぼる。ある医学的検査では、神経有鉤嚢虫症を肯定も否定もしない結論が出た。しかし、他の検査や検死では有鉤条虫の証拠は発見できなかった。

医師たちは確定診断することはできなかったものの、キーオの症状や検査結果からは神経有鉤嚢虫症が十分に疑われたことで、アルベンダゾーレを用いた治療の開始を決定した。キーオは自分の脳に幼虫がいると信じていたし、カーリンも幼虫がそこにいたとはっきり信じていた。しかし、証拠はない。一二月のその日の午後、何がケヴィン・キーオに自滅的危険行為をさせたか確かなことは決してわからないだろうが、ありふれているが時に見つけるのが困難な寄生虫、有鉤条虫が原因である可能性はある。

第6章

鏡の家の中

寄生虫のさまざまな側面

階段を上っていくと
そこにいない男に出会った
彼は今日もそこにいなかった
どうか男が消えてほしい

ヒューズ・ミアンズ『アンティゴーニッシュ』

西洋医学や教科書の定義、先進諸国の公的な見解では、寄生虫は悪者である。現代の寄生虫学の教科書が、寄生虫がどのように振る舞うかについて理解されていることを述べるときも同様だ。しかし、寄生虫を明るみに引き出し、それを、医学、文化、歴史、環境、感情といったあらゆる角度から調べると、彼らは鏡の家の道化師のように多彩な顔を見せる。寄生虫の意味は人により異なる。その重要性は見る人によりさまざまだ。そのことは、排泄されたばかりの回虫を現代西洋医学の一般開業医、アレルギー専門家、さらに、一五世紀か一六世紀の中国の医師に見せてみるとよくわかる。開業医は、それを研究室に送って同定を依頼し、抗寄生虫薬を処方し、アレルギー専門家は、この虫は有害な面も多いが、アレルギーや自己免疫疾患に効くことを示唆する証拠があると指摘し、中国の医師は、それを粉になるまで焼き、催淫剤として使うだろう[1]。明らかに、寄生虫には平均的宿主が直接出会うことのない役割や使用法があり、彼らは今も昔も長い間広く誤解されてきた。

たとえば、条虫には耳があるというのだ。一八世紀や一九世紀のさまざまな医療専門家にはそう言われてきた[2]。当時の西洋では、条虫は特に教会のオルガン音楽でしっかり目覚めると思われていたので、宿主はわずかな安息を求めて静かな場所を探さなければならなかった。昔、中国では、医者は腸内の条虫を駆除する方法を相談するとき、虫に聞きつけられないよう、大声で話し合うことはしなかったという。

中国の医師たちは、腸内の虫は頭を下に向けている場合もあるが、治療は頭が上のときだけ効くと信じていたこともあった[3]。虫たちは普通頭を下にしているが、下弦の月のころ、焼いた肝臓かそれと同じくらい美味な食物を宿主の鼻の下に持ってくると、虫たちをだまして頭を上にさせることができると患者たちは説明された。おそらく、この治療は今日も流布している信念の起源であり、その信念とは、邪悪な霊に供物を捧げるように宿主の口のそばに牛乳か肉を置くと、条虫を誘い出すことができるというものである。

これらの考えはすべて異様に聞こえるかもしれないが、一九六六年に南アフリカの首相ヘンドリック・フルウールトを暗殺したディミトリ・ツァフェンダスならこれには驚かなかったはずだ。ツァフェンダスは、普通の寄生虫と宿主の関係をはるかに超える長期間の敵対関係を腸内の条虫と続けており、その虫はついに、その犯罪の中である役割を果たすに至った。彼は、寄生虫がそうさせたのだと主張したのである。(4)

一九三五年、ツァフェンダスが南アフリカ下院でフルウールト首相をナイフで刺す三〇年前、彼は条虫感染の疑いがあってモザンビークで治療を受けていた。ツァフェンダスは、もし虫が出てきたら検査のためそれを提出するようにと言われていた。実際に診察のあと、この十代の少年は長いヒモのような条虫の一部を排泄した。義母のマリカは、虫を忘れ去ろうと思ったわけではなかったが、見たくなかったので、すぐにトイレに流した。そのため虫の種名はわからずじまいで、さらに悪いことに、虫の体全体が排泄され流れ出たかについてもわからずじまいであった。

六〇年後になっても、ツァフェンダスはなお、条虫は自分の体内にも、一九三五年に住んでいた家の下の下水でも生きていると信じ続けていた。ツァフェンダスにとって虫は常に手強く、夜中に彼に語りかけては命令し、体内でのたうち、彼を牢獄に閉じ込め続けているのだった。彼は虫を取り除いてそれを見せ、人々がついにはそれを理解できるようにしたいと思っていた。

ツァフェンダスには、治療を受けた少なくとも一九三五年までは本当に条虫がいた。条虫は一時彼の腸にすみ、その内容物から栄養を吸収し、片節と卵を糞便へ排出していた。条虫は数年はそこにいたかもしれない。この感染は多分、ツァフェンダスの健康にさしたる影響は与えなかったと思われる。一般に腸内の条虫は、もし症状を起こしたとしても大したことはない。アフリカでは無鉤条虫の方が一般的だったが、有鉤条虫もおり、ツァフェンダスが神経有鉤嚢虫症（第5章参照）にかかっていたかは想像の域を出ない。他の種類の条虫が犯人である可能性は、それより低い。

ツァフェンダスの心配の理由はもっともだった。もし、トイレの中の片節のヒモにこの寄生虫の頭がついていなかったら、それはまだ腸内にとりついていたかもしれない。もしそうなら、寄生虫は再生する可能性があり、そのことを彼は知っていた。ツァフェンダスは腸に虫がすみついてしまうことを恐れ、ほとんどの人はその恐怖に同情はしたが、虫が死んだことを彼に信じさせることのできた人はいなかった。マリカ・ツァフェンダキスが条虫を採取せず、トイレに流したとき、彼女は寄生虫の種の同定に望みを断っただけでなく、虫を不死身にしたのである。

条虫の事件から三〇年間、ツァフェンダスは、南アフリカ、モザンビーク、カナダ、アメリカ合衆国、ギリシャ、ポルトガル、その他多くのヨーロッパ諸国と世界中をめぐり歩いた。しかし、どこへ行こうと虫から逃れることはできなかった。彼はあちこちで入退院を繰り返し、腹部疾患、寄生虫、精神科の治療を受けた。もし、彼が信じていたように、旅の終わりにもまだこの虫が一緒にいたら、虫はとてつもなく年をとっていただろう。

それにもかかわらず、ツァフェンダスは虫には抗いがたい力があると信じており、その日、自分が上着の下にナイフを二本隠し持ち、南アフリカ下院に入っていったのは虫のせいだと主張した。彼は数百人の面前でヘンドリック・フルウールト首相をナイフで四回刺し、殺害した。大勢の人々に押さえられたツァフェンダスは、逃げようともしなかった。

案の定、ツァフェンダスは精神障害により法的責任を問うことはできないとわかり、余生を精神病院で過ごすことになった。腸にいる寄生虫が政治的暗殺を命令できるという考えは、一八〇〇年代には信じた人もいたかもしれないが、今日の科学の世界で認められるものではない。しかし、この条虫を狂人の頭の中の絵空事として片づければ、この不死身の寄生虫が南アフリカの歴史で果たしてきた役割を検証する機会を逃すことになる。

なぜツァフェンダスは、ヘンドリック・フルウールトを殺害したいと思ったのか？　彼あるいは条虫は、この南アフリカ首相にどういう反感を持っていたのか？　「アパルトヘイトの創設者」としばしば言われるフルウールトは、南アフリカの白人と黒人の間を一線で画し、偏見と憎悪をもたらす政治制度を作り上げた。父はギリシャ人、母はモザンビーク人の黒人という違法な婚姻のもとに生まれたツァフェンダスは、片足は白人社会に、もう片足は黒人社会に置いていたが、どちらの世界でも快適に暮らすことはできなかった。

成人してから暗殺者になるまでの間、ツァフェンダスは南アフリカの家族の近くに住むことを夢見ていたが、この国は彼を懸命に排除しようとした。彼は何度もビザを申請したが、父がこの国に住んでいるという事実があるにもかかわらず、そのたびに却下された(5)。彼は、不死身の条虫との戦いと同様、こちらの戦いにも勝つことができず、もし、フルウールトがアパルトヘイトの象徴なら、彼の条虫は、アパルトヘイトのもとで宙ぶらりんになったままの男の直面する解決不能のジレンマの象徴だった。

ツァフェンダスの生涯を調べたヘンク・ヴァン・ヴェルデンは、この条虫に別の角度から光を当てて観察した。南アフリカの人々と世界の大多数が、社会の根底にある深刻な問題を掘り起こすことはせず、政治的暗殺は避けがたいものとして諦め、片づけてしまったものとして、彼はその虫を描写した。そこではツァフェンダスは、アパルトヘイトの収容所の英雄としても、与党への対立者としても扱われてはいない。彼は、腹の中の寄生虫が自分を操っていると信じ込んでいた単なる気のふれた男で、寄生虫とともに人生を歩んできたという彼の訴えこそが精神に異常を来している証拠であった。他の説明は不要だった。

この出来事でツァフェンダスにとり重大だったのは、彼が寄生虫の存在を信じていて、それが悪意ある支配者で彼の行動を命じたことだ。残念ながら、何かの存在を証明するのは、それがなかったことを確実に証明するよりはるかに容易だ。これは想像上の寄生虫感染の治療を行なうときに見られる問題で、患者数は考えられている以上にはるかに多い。

*

イギリス人の車のセールスマン、ブレア・ヒギンズ（仮名）が、虫が自分の髪の中を這い回ったり跳んだりしていると最初に気づいたのは二八歳のときだった。[6] 虫たちは皮膚を刺し、絶え間ないかゆみで彼をいらいらさせた。一〇年間以上虫たちを調べ続けたヒギンズは、彼らが自分の頭皮の中に卵を産んでいると信じるようになった。卵が孵り、ごく小さな虫たちが生まれてきて、それを自分は見ているのだと考えたのである。虫たちは飛ぶこともでき、卵を産みつけたあと飛び去っていく。虫たちは医学的に知られているどのようなものとも異なっていた。

あちこちの医師にかかったヒギンズは、治療法を見つけ出そうとした。誰も彼を助けてくれなかった。他の人は誰もその虫を見ることができなかったからだ。彼は消毒薬と殺虫剤を何度も使った。しかし、虫たちはすべてを免れた。頭をそってもみたが、それでも彼らはしがみついていた。卵が孵り、彼らは這い回った。そして飛び跳ねて彼を噛み、卵をまた産み、飛び去った。さらに卵が孵った。

この生き物が広がり、他の人に感染することをヒギンズは恐れた。彼の恐怖を裏づけるかのように、周囲に大勢人がいるとき虫たちは最も活発になった。バス、パブ、飛行機のように人の多い場所は、ヒギンズにとっては拷問部屋のようだった。結局、彼は、お気に入りのバーにもう来ないでくれと言われた。友人たちは彼を遠ざけ、彼も近づこうとはしなくなった。

寄生虫と一緒に一人で生きていくと決意したヒギンズは、妻と別れ、仕事も辞め、職を何度も変えた。彼は、商船の乗組員となって海上にいることで安息の場を見つけた。そこでは他者との接触が限られており、夜眠れなくても酔いつぶれてしまうことができた。

ヒギンズが四〇歳になったとき、ある医師がついに皮膚科クリニックを紹介し、そこで彼は自分の話をした。そして、そこの医師たちに虫の生活環を説明する絵を描き、その虫や自分の経験と治療に関する考えについて書いた（図16）。

皮膚科の医師たちはヒギンズの精密診断を行ない、彼の言う生物を見つけ出そうと真剣に努力した。皮膚には、肉眼的に噛み傷も発疹も、寄生虫も認められず、正常であると医師たちは記録した。彼らは頭皮の生検を行ない、顕微鏡で調べても組織は完全に正常とわかった。医師たちは彼を皮膚科病棟に入院させたが、処方した薬剤は鎮静剤で、精神安定作用もあるピモザイドであった。その後、彼は精神科病棟へ移され、他の精神安定剤が与えられた。

ヒギンズが書いた解決法リストからは、その苦痛にもかかわらず彼にユーモアのセンスが残されて

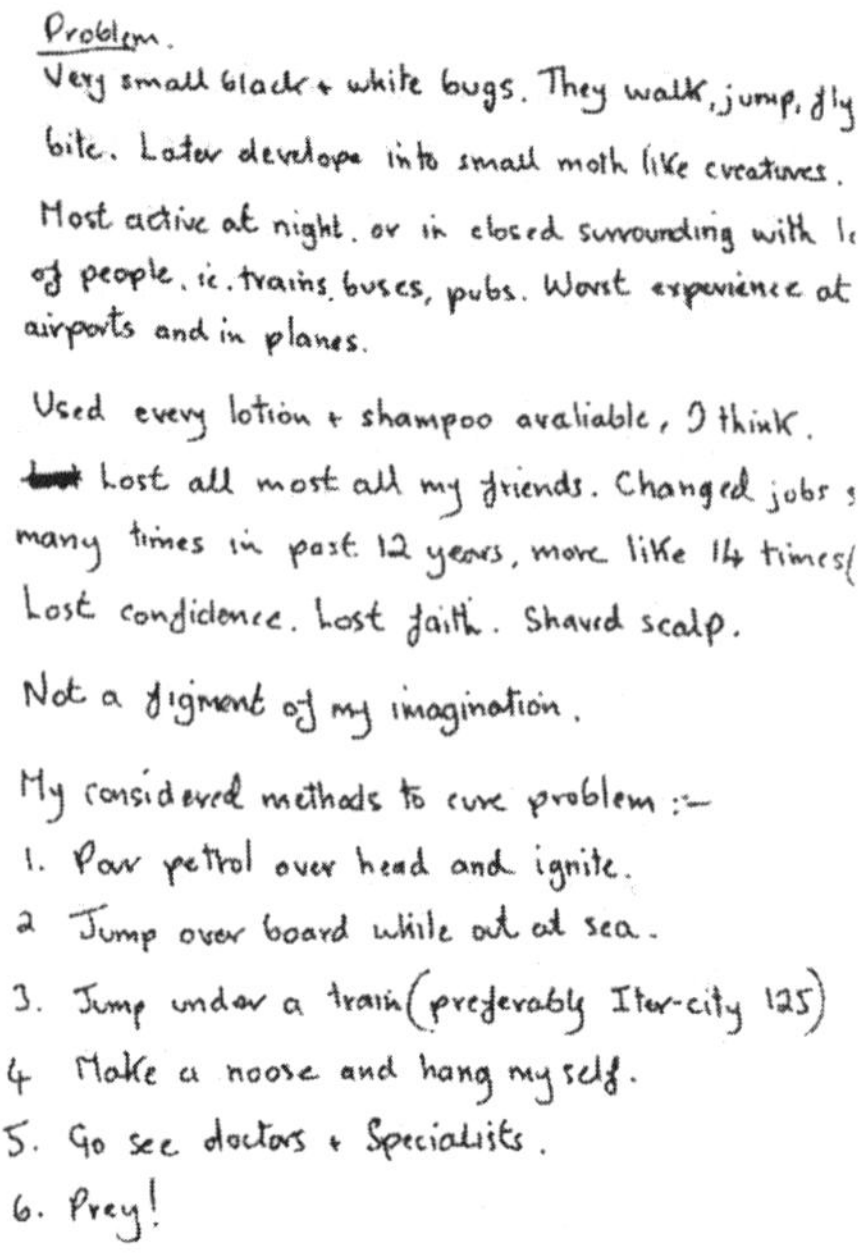
Problem.
Very small black + white bugs. They walk, jump, fly
bite. Later develope into small moth like creatures.
Most active at night. or in closed surrounding with l
of people. ie. trains, buses, pubs. Worst experience at
airports and in planes.

Used every lotion + shampoo avaliable, I think.
Lost all most all my friends. Changed jobs s
many times in past 12 years, more like 14 times(
Lost confidence. Lost faith. Shaved scalp.

Not a figment of my imagination.

My considered methods to cure problem :-
1. Pour petrol over head and ignite.
2 Jump over board while out at sea.
3. Jump under a train (preferably Iter-city 125)
4 Make a noose and hang my self.
5. Go see doctors + Specialists.
6. Prey!

図16　ブレア・ヒギンズが皮膚科の医師に渡したメモ。B.E. Monk and Y.J. Rao, 1994, "Delusions of Parasitosis with Fatal Outcome," *Clinical and Experimental Dermatology* 19（4）: 342. © 1994 *Clinical and Experimental Dermatology.* より。（写真／Blackwell Publishing Ltd. の許可を得て掲載）

問題。白黒のとても小さな虫たち。歩き、飛び跳ね、飛び、噛む。その後小さな蛾のような生き物に育つ。夜、あるいは、たとえば電車、バス、パブのように人がたくさんいる閉所（判読難）で最も活発になる。最悪だったのは、空港や機内。

手に入れることのできたローションやシャンプーは全部使用したと思う。すべてを、とりわけ友人をすべて失う。過去12年間に何度も、おそらく14回以上転職する（判読難）。自信を失う。信仰を失う。頭皮をそる。

想像による作り話ではない。

問題解決のため考え出した方法。

1. 石油を頭にかけ、火をつける。
2. 船から海に飛び込む。
3. 電車に飛び込む（できればインターシティ鉄道125がいい）。
4. 首吊りの縄を作り、首を吊る。
5. 医師や専門家のところへ行く。
6. 祈る！

いることが窺えるが、彼はジョークを言っているのではなかった。彼はできるかぎり辛抱した。精神科の診察を受け、精神安定剤による治療も失敗したあと、ヒギンズはガソリンスタンドへ行ってガソリンを買い、自分の頭にかけて火を放った。驚くべきことに、彼はひどい火傷を負うこともなく生き延びたが、寄生虫も生き延びた。しかし、それからまもなく彼はリストにあげた別の選択肢を試みた。首吊りの縄を作り、首を吊ったのである。今度は成功した。彼にとり寄生虫は、解決のため死を選ぶに値する問題だった。他の人間には不可解な妄想だった。

寄生虫についてのさまざまな感じ方や関わり方の中で、最も受け入れがたいと思われるものは、実際には存在しない寄生虫に対する感じ方や関わり方である。「この人たちは狂っている。妄想だ。助けてやらなければ」と私たちは言う。そのとおり。しかし、人のいっぱいいる部屋に入り（友人でもよいが、見知らぬ人の方がよい）、大きな声で、今医者に行ってきたら疥癬と診断されたと言ってみるとよい。あなたのまわりから人々がスーッと引いていくのがわかるだろう。

肌の露出している場所を無頓着に掻き、他の人が何人同じことをするかを見てみよう。疥癬というまさにその言葉が皮膚の感覚をより敏感にさせ、少しむずがゆさを感じ、衣服が肌をこすり、微風が腕の細い毛を波打たせる。何かを感じるたび、あるいは感じたと想像するたびに、そこに何もいないのをあなたは確かめたくなるだろう。

クスクス笑って「ほら、つかまえた！」と言ったとき、それを聞いてどれだけの人が心から笑ってくれるだろうか。体表や体内に何かがすんでいると思うことの嫌悪感は、強力だ。もし、引きつっている人々から身をよけなければ――あるいはよけても――しばらくの間みなは引きつり続けているだろうが、もし本当のことがわかれば、事態はまずいことになりそうだ。人混みにいる何人かの人々の

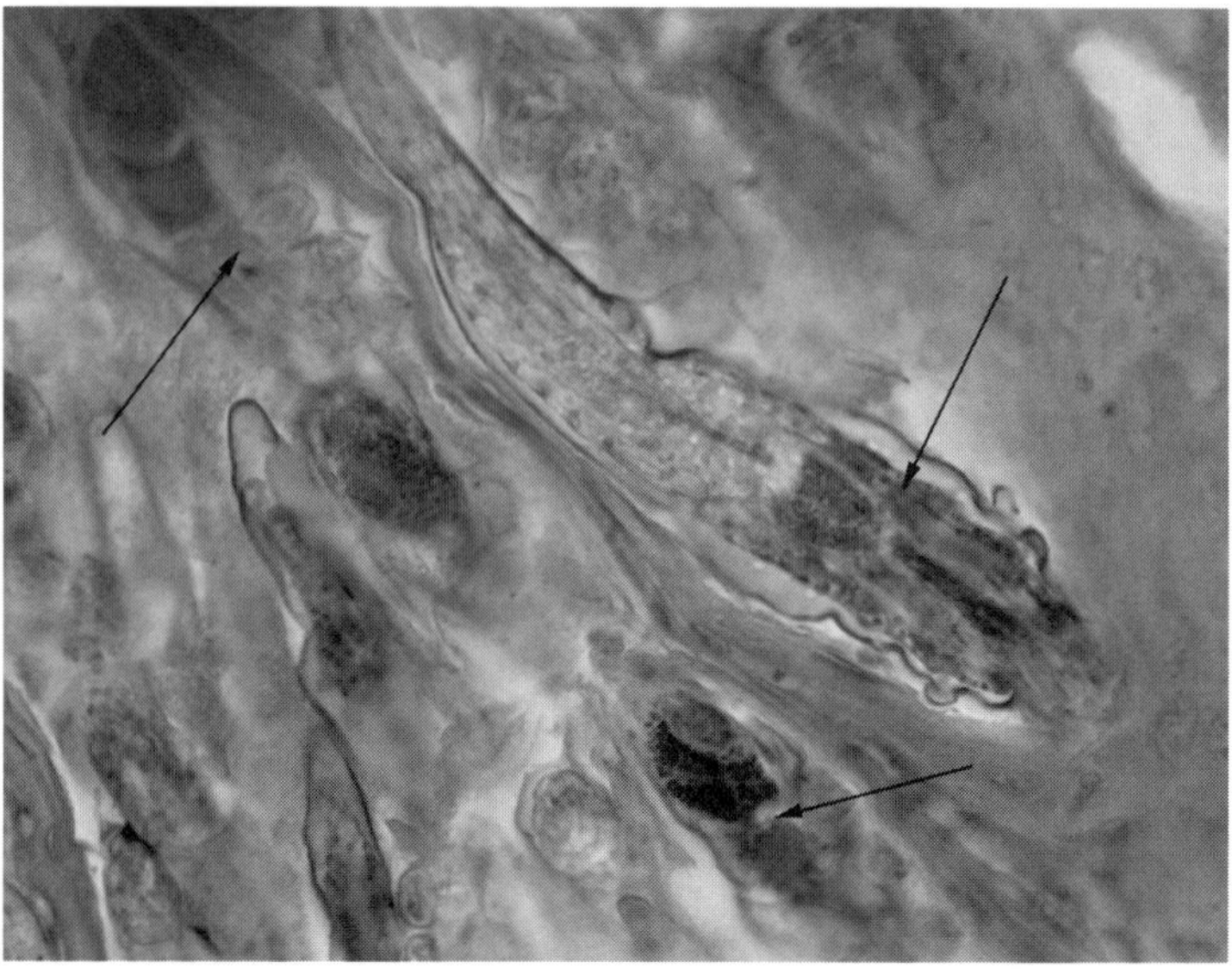

図17　毛穴の中のニキビダニ（*Demodex folliculorum*）の集団。矢印が示すのは3匹の個体。（写真／著者）

体表にはすでに何匹かの寄生虫がいるということは、言わぬが花である。そして、中年になるころには、西欧でも、健康な人の三人のうち二人には、顔面特有のダニがいることになる。

ニキビダニ（*Demodex folliculorum*）は、太ったミミズを半分に切り、切った方の端にこぶ状の頭と八本の太い脚をつけたような姿の細長い生物である。このダニは、行く先々にこの長い筒型の体を引きずっていく。スピードはそれほど速くないが、時間をかけて毛包に入り込み、死んだ皮膚細胞や分泌物を食べる。尾は皮膚の上に突き出ていて、毛のそばで顕微鏡でしか見えない指が宿主の友人や同僚を指し示しているかのようだ。もし、このダニがそこにいるのが目に見えれば、実に恐ろしい姿をしていることがわかるのだが、ニキビダニは長さ〇・五ミリ以下で、実際には近寄っても私たちには見えない。

幸い、私たちは顔のダニには気づかないし、這い回るシラミのかゆみにびくびくする気持ちも薄れている。私たちはそれを忘れているのだ。しかし想像してほしい。もし、この這い回る感覚が続いたらどうだろう。もし、それが決して消えなかったら？　そしてもし、それとともに何かが皮膚を這い回る音や、噛んだり刺したり、ほとんど感じ取れないほどかすかに動く気配がしたら？　まるで、幽霊の出る家に一人で一晩いるように、あなたは一刻一刻を恐れおののいて過ごす。その音は何？　ひじのすぐ下の皮膚を噛むものは何だ？　耳の上の髪の中を動き回る「もの」は何？

私たちのほとんどは、寄生虫症妄想、あるいは寄生虫妄想症として知られる心身障害は信じがたいように思える。しかし、それは思っているほどは珍しくなく、より一般的になりつつある。典型的な症例では、患者は、虫、ダニ、昆虫が自分の皮膚の上や中にすみついていると信じ込み、それ以外の原因など考えられないと思っている。彼らが自分についているという寄生虫について説明できる場合でも、その生き物は医学的に知られているどのような害虫とも普通一致しない。

マッチ箱や他の小さな容器の中に小さな標本――土や糸くず、はがした皮膚、髪の毛、本人が自分の体や家の中で見つけた無害な昆虫――をたくさん集める癖が、寄生虫妄想症の典型的症状であるため、この病気には「マッチ箱徴候」という名称がある。しかし、中のサンプルは他の人間にはポケットにある綿毛のように見える。他の人たちは言う。「そこには何もいない」。「これは皮膚のかけらだ。これはティッシュの切れ端だ」。

この妄想の他の典型的特徴は、必要な手段は何でもとって寄生虫たちを取り除こうという決意である。狂気に走った患者は自分の肌を突いたり掻いたりし、発疹や傷を作る。往々にして体に毒性が現われるほど多量の殺虫剤を使用し、家具を燃やしたり、ペットを安楽死させたり、家や家族を捨てたりする人もいる。

寄生虫妄想症にかかった人は、自分の感染が本物であることを他人に信じさせられないので、医師を渡り歩き、さまざまな専門家に意見を求めることが多いが、今度は、専門家たちが感染が本当「ではない」と証明できなくなる。患者はしばしば医師や専門家たちに敵意を抱き、特に自分が間違っているとかおかしいと言われたときはそうである。[7] 患者が医師以外の誰かに、恐ろしい虫たちは本物だと信じさせることのできるケースは約四分の一で、そうすると、妄想は「二人精神病」(感応精神病)になる。[8] マリー・デュヴァル(仮名)と夫の症例記録は、二人精神病がどのように破滅的になりうるかを物語っている。[9]

*

他にはとりたてて変わったこともない一九六七年のある日、マリー・デュヴァルはフランスの小村に出かけた。彼女は、ホームドクターを求めてそこに住むことになったのだが、その日は、治療に関する相談に来たのでも、支払いに来たのでもなかった。病院通いは終わっていた。この日、彼女は弾の込められた猟銃を持ち、それを使うつもりでいた。幸いなことに、弾はドクターからそれた。しかし、彼女は失敗にも思いとどまらず、恐れおののく彼を再び狙い、発砲した。二度目も彼女は失敗した。

デュヴァルは一週間眠っていなかった。昼も夜も、彼女は皮膚や髪にはびこっている寄生虫に耐えがたいほど責めさいなまれていた。誰も助けてくれなかったし、夫のギル以外に彼女を信じる人はいなかった。事実、夫婦は、医師がデュヴァルの希望とは逆のことばかり行ない、他の人々も彼女の敵に回って、助けが得られなくなるよう仕向けていると信じていた。さらに、この恐ろしい感染の犯人は、この医師だと彼らは考えていた。彼は聞く耳を持たず、寄生虫の治療を拒否し、睡眠薬の処方を拒否した。その冷淡さは耐えがたかった。彼女はもはや我慢できず、医師を殺さなければならないと思い込んだ。

悪夢は何年も前、デュヴァルが自分の皮膚や頭皮を何かが這い回る感覚に気づいたときに始まった。たくさんの小さな生き物が彼女の上を動き回り、目には見えないが皮膚の下で這ったり潜んだりし、毛根の周囲をちょこちょこ走り回っているように思われた。そして、他の音にかき消されなければ、彼らの動く音が聞こえると思った。彼女は自分の姿を鏡で調べたり、皮膚をよく探したりしてこの虫を見つけようとした。デュヴァルは、髪をとかしているとき小さな昆虫が音を立てて這い回り、彼らを「見つけられる」ことに気がついた。そしてついに、数匹をつかまえた。彼女はそれを注意深くマッチ箱に閉じ込め、ホームドクターのところへ持って行った。

医師はマッチ箱の中身を調べたが、髪の毛や皮膚のくずと思われるもの以外には何もないことは明らかだった。医師は、デュヴァルの皮膚、頭皮、髪を見て、彼女がこの小さな侵入者をつかまえようとしてつけた小さい引っ掻き傷がいくつか見られる以外におかしな点はないことがわかった。医師は異常を認められず、おかしなところは何もないと彼女に話した。

デュヴァルはまもなく、さらに問題を抱えるようになった。苦痛の種の一部は、彼女の飼い猫からうつされたカイセンダニから来ていると結論したのだ[10]。さらに彼女は、この疥癬は町で流行っているのがうつったものだと決めつけ、近所の人たちや町の他の人々も疥癬にかかっており、この寄生虫は間違いなく広がっていると信じ込んだ。しかし、誰も彼女に耳を傾けなかった。

この小さな魔物の存在を医師に証明すべく、虫たちをつかまえようとしてデュヴァルは努力を倍加させた。そして、たくさんの小さな標本を容器に詰めて医師のところへ持っていき、調べてもらおうとしたが、そこには決まって寄生虫は何も見つからなかった。医師には、彼女の皮膚に虫がいるとは信じられなかったし、カイセンダニに感染しているとも信じられなかった。

デュヴァルは、自分は狂っていないとわかっていた。彼女は悪魔を見ることができたのだ！　この虫は彼女の体中を這い回っていた！　そして、彼女を生きたまま食おうとしていたのだ。医師にも彼らが見えるはずではないか。虫たちがそこにいるのを、ギルは知っていた。彼らがいることをなぜ、医師は認めようとしないのか？　彼女はうちひしがれて助けをほかに求めた。そして、警察や市長に話をしたが、彼らもデュヴァルを狂人のように扱った。彼女は二年間以上も助けを求め続けたが、夫以外に信じてくれる人はいなかった。

ついに、医師を追い詰め、弾はそれたものの発砲したとき、彼女は完全に欲求不満におちいっていて、最後には杖をかまえて医師に向かっていき、取り押さえられるまで頭を殴っていた。デュヴァルはすぐに精神医療施設に送られた。しかし、寄生虫も一緒だった。カイセンダニも科学的に知られている他の寄生虫もいず、彼女を攻撃する者は自分にしか見えない小さなテロリストだった。デュヴァルと寄生虫は、二五年間以上隔離され続けるだろう。

寄生虫妄想症患者は、女性は比較的高齢で、男性は比較的若いことが多い。犠牲者は往々にして、特にコカインの薬物濫用歴があるか、強い抑圧感情を持つことが多い。たとえば、マリー・デュヴァルは、妄想にかかりその結果医師を殺害しようとする前は生活が苦しかった。

デュヴァルはフランスの貧しい家の出で、文盲に近かった。父親は五十代に首を吊って自殺し、アルコール依存症の母親は原因不明の認知症で最期を迎えたが、六八歳までは生きた。デュヴァルの夫もアルコール依存症で、第二次大戦中は五年間ドイツの捕虜収容所にいた。夫婦には二人の娘がいたが、成長の過程で母親を困らせる問題をかなり起こしていた。

その後、長い困難の末、デュヴァルの苦しみに終わりがやってきた。多くの人々が寄生虫妄想症に苦しんできたが、持ちこたえられた人ははるかに少ない。妄想は、退職、配偶者との別れ、家出、洪水で流された経験、それに、他の障害によって引き起こされる。寄生虫妄想症は、一八〇〇年代後半に初めて医学的に取り上げられ文献として残されているが、以来人々はこの病気によって苦しみ続けてきた(11)。

「二人精神病」では、幻の寄生虫の犠牲者は普通支配的な性格が強く、一方、妄想を分かち合う人は感情的に弱く、他人にきわめて同情的になりうる。これらの感情移入に苦しむ人たちは、支配者から別れさせるとたいてい回復する。

誰も彼女を信じなかったときにもギル・デュヴァルは妻を信じており、入院後も医師を脅し続けた。しかし、結局、妻には寄生虫のいないことが彼にわかった。隠れたり這ったりする虫はいなかった。陰謀はなかった。マッチ箱の中には綿毛や死んだ皮膚細胞のほかは何もなかった。寄生虫は妄想だった。このように理解することで彼の錯乱は終わった。

＊

もし、本当の寄生虫がヒギンズやデュヴァルの苦しみを引き起こしていたとするなら、それは、ヒゼンダニ（疥癬虫、*Sarcoptes scabiei*）というカイセンダニだろう。このダニは、欧米諸国ではそう見られるものではないが、この名は伝説的だ。しかし、開発途上国の収監者たちは、特に、定員過剰で衛生状態はお粗末な、清潔な環境がほとんどないといった場所では、おそらくこの生き物に出会っている。先進国の刑務所ですら、この恐るべきダニの大発生は多い。その理由を理解するには、この虫の生活環を理解しなければならない。

成熟した雌のカイセンダニは約〇・三ミリで、八本のずんぐりした小さい脚のついた青白いセイヨウスグリのような形をしているが、セイヨウスグリに見られる縞模様はない。上から見るとまん丸に近く、まるであとから思いつきで突き刺したような脚が丸い体からまっすぐ突き出ている。二対の脚は小さく突き出た頭の横に生えている。もう二対の脚の方が、丸い体のずっと後ろに下から生えているので見つけるのが難しい。

雌ダニは皮膚を掘る鉱「婦」だ。後ろの二対の脚に生える長い剛毛で体の後方を持ち上げると、頭を逆さにして皮膚を噛みながら進み、二、三分で姿を消す。そして、体表のすぐ下に長く曲がりくねった穴を掘って作る。トンネルを掘り進むときの組織は彼女の食料でもある。

ダニはいったん中に潜ると二度と出てくることはなく、一ヵ月間トンネルを掘り続ける。彼女はゆっくり進みながら、糞の塊と卵をトンネルに残していく。約一週間でヒゼンダニの幼虫が孵り、体表に移動し、行く先々で死んだ皮膚細胞や脂肪を食べる。糞の塊とダニの動きによって耐えがたいほど忌まわしい強いかゆみが生じる。たくさんの幼虫は当然のことながら成長し、交尾するので、トンネルを掘り卵を産むさらに多くの雌が生まれる。疥癬の感染が自然に終わることはなく、このダニの感染が「七年間のかゆみ」と呼ばれてきたゆえんである。さらに、幼虫はみな皮膚の表面を這い回り、払いのけると他の人へ簡単に移るので、人家の密集したところではきわめて接触感染しやすい。

監獄、人のあふれるスラム、野宿者などの保護施設、軍隊、病棟ですら、疥癬は野火のように広がる。「疥癬」とただ言うだけで、ヘルスケアワーカー、ソーシャルワーカー、警官たちは辟易とした顔になる。このダニの悪評の高さは、二〇〇〇年のイギリスでのヴィクトリア・クリンビーの哀れな死にも、いくばくかの責任がある。[12]

ヴィクトリア・クリンビーは一九九一年、アフリカ大陸の西に膨らむ海岸部の小さな国、コートジヴォワールで生まれた。この少女は七歳のとき、この子にヨーロッパでもっと良い生活をさせてやるとクリンビーの両親に信じさせた大おばのマリー - テレーズ・クーアオとともにコートジヴォワールを発った。悲しむべきことに両親は信じる人を間違え、ヴィクトリア・クリンビーの生活は良くなるどころか、はるかに悪くなった。

クーアオは偽造パスポートでクリンビーをヨーロッパに連れていき、少女の名をアンナに変えた。二人はパリで新しい生活を始めたが、クーアオはフランス政府から福祉サービスを受けるためにこの子を使った。この詐欺は長くは続かず、まもなくフランス当局がクーアオの調査を始め、お金の返却を求めた。この国は去らなければならなかった。大おばと少女はまた移動し、一九九九年の春にイギリスに着いた。

イギリスで、クーアオとクリンビーは簡易宿泊所に移り、またもやクーアオは福祉手当を申請し、クーアオが掃除婦の仕事を見つけるまでそれが二人の支えになった。六月に大おばは、西インド諸島出身で身寄りのないバス運転手、カール・マニングと関係を持った。彼女はあっという間にマニングを味方に引き入れた。二人は夫婦になり、七月にはクーアオとクリンビーは簡易宿泊所を出て、ロンドン北部のマニングの小さなアパートに引っ越した。この取り合わせは三人にとり悲惨なものになった。マニングとクーアオはさらにひどい児童虐待を始めたのである。

一九九九年七月半ば、クリンビーをあずかっていた女性が自分の娘に、この子は皮膚にすり傷や傷跡がありよく失禁するので、セントラル・ミドルセックス病院に連れていってくれと言った。このベビーシッターは、誰かがこの少女をいじめているのではないかと疑い、その心配は病院のスタッフにも伝えられた。二人は自分たちの意図をクーアオには知らせず、クリンビーが病院に行った数時間後、クーアオはそれを知らされた。

しかし、病院に来たクーアオは虐待の疑いを払いのけようとした。クーアオは「この娘には疥癬がたくさんたかっていて、ひどく気持ちが悪いものだから自分で皮膚を引っ掻いたりむしったりして傷ができたんです」と説明した。クリンビーは疥癬と診断され、この寄生虫の退治の仕方を教わり、翌日、クーアオに連れられて退院した。この診断を確認するための試料を誰もとらなかったことは明らかだった。

そのわずか九日後、クリンビーは病院に逆戻りしたが、今度は熱湯で頭と顔に火傷を負い、ノース・ミドルセックス病院に入った。再びクーアオは、火傷は自分でしたものだと主張した。クリンビーは疥癬によるすさまじいかゆみを和らげようと、熱湯を自分の頭にかけたのだとクーアオは言った。クーアオの話はいささかオーバーだったので、この病院の職員は納得しなかった。この少女はただ傷を負っているだけではなく、栄養状態も悪く、身なりもひどかった。クリンビーは入院した。

クリンビーは二週間近く入院していたが、その間、まるで飢えていたかのように食事をし、クーアオが訪れたときはいつも失禁することに看護婦たちは気づいた。疑いがわき起こってきた。そうこうするうち、クリンビーが前の病院で実際に疥癬と診断されていたことが確認され、この病院でも検査による確定診断が行なわれることなく疥癬寄生の診断が受け入れられることとなった。そして、病院の職員が虐待を強く疑ったにもかかわらず、ヴィクトリア・クリンビーは再び虐待行為が待っているクーアオとマニングの家へ返された。

痛ましいことに、クリンビーの症例はさまざまな専門家に報告されたにもかかわらず、誰も真剣に、あるいは効果的に介入しようとしなかった。この少女の様子を見に家を訪れたソーシャルワーカーと警官は、戸口で応答がなく、彼女から疥癬をうつされることを恐れ、また、周囲や家の様子から、再び訪問することを躊躇したとのちに語っている。

一九九九年八月から二〇〇〇年二月にかけて、ヴィクトリア・クリンビーはクーアオとマニングによる恐るべき虐待を持ちこたえた。この少女は、ベッドを汚すという理由で暖房の入っていない浴室の浴槽に寝させられ、着せられるものはビニール袋だけだった。手足はマスキングテープで縛られていた。つま先は金槌で殴られ、ベルトや自転車のチェーン、針金のハンガーで打たれていた。たばこの火で焼かれ、食事を与えられなかった。

二〇〇〇年二月二四日、クリンビー、クーアオ、マニングがのったタクシーの運転手が、クリンビーの様子のおかしいことに気づいた。運転手は、彼らを再びノース・ミドルセックス病院に連れていった。クリンビーは飢餓状態にあり、低体温症にかかっていた。体温は約二七℃だった。脚は曲がったまま伸びず、筋肉は落ち、彼女が長い間動いていなかったことを示していた。意識はほとんどなかった。彼女はすぐに小児科の集中治療室へ移されたが、あらゆる努力もむなしく彼女を助けることはできなかった。翌日午後、ヴィクトリア・クリンビーは死亡した。検死報告には一二八ヵ所の外傷が記録された。

クリンビーの死は、イギリスに嵐のような怒りを巻き起こした。クーアオとマニングは二人とも刑務所に入れられ、ソーシャルワーカーたちは職を失い、医師たちは医療過誤を調査された。人々は、医療制度、児童保護制度、警察を非難した。この少女の死には政府による資金援助が不十分であることや人種差別などの要因が関係しているとして、制度の欠陥が指摘された。

イギリスの保健大臣と内務大臣によって指揮された法定調査委員会が調査したところ、クリンビーを救い出せる可能性は少なくとも一二回はあったにもかかわらず、それができず、そのうち少なくとも三回は、救出活動を行なわなかった口実として、始末に負えない小さなカイセンダニの存在が挙げられた。さらに苦々しい事実は、ダニの確認が厳密には行なわれず、彼女にはダニなど全然いそうもなかったことだ。彼女の皮膚から検査目的で材料が採取されたことは一度もなかった。ダニそのものではなく、ダニという悪名とそれに対する感情的なショックが信じられないほどの力を持ったのである。

クーアオとマニングの殺人コンビは、即座に、この不愉快な報告を「二人精神病」として知られる病気のせいにした。当時、保護者である彼らがクリンビーに何を行なったかの方が、なぜそれを行なったかより多くの注意を引いた。しかし、問題は明らかである。なぜ、彼らは八歳の少女を痛めつけ、飢えさせ、死に至らしめたのか？　彼らは何を考えていたのか？

クリンビーの事件には、子供ではなく大人の二人精神病の特徴が現われている。クリンビーは寄生虫妄想症、あるいは、代理「二人精神病」の犠牲者だったのだろうか?[13] クーアオは、少女の体の外傷を疥癬によるものと巧みに言い逃れた。クリンビーは、ダニを駆除するために頭に熱湯をかけて火傷を負ったと、彼女は主張した。医療専門家たちはこの疥癬の話を認め、クリンビーはそのように治療されたが、彼女がこの寄生虫に感染したことがあるかについては大いに疑問があるところである。ダニの存在をクーアオは信じていたのか? マニングは?

さらに、クリンビーは何かに取りつかれていると、クーアオもマニングも明らかに信じていた。その身体的虐待は、悪魔を祓おうとして行なったものだと言われている。彼らにとっては、尿失禁、のちには大便の失禁は、彼女が悪霊に支配されている証拠だった。クリンビーは、自分が魔女か悪魔に支配されていたといろいろな大人たちにほのめかしていたが、その話を聞いた少なくとも一人は、彼女はこう話すようにと教えられているのではないかと疑っていた。

クーアオとマニングはあちこちの教会に助けを求め、少なくともある原理主義の教会には悪魔祓いのような方法を依頼していた。事実、クリンビーの死の前日、タクシーの運転手が医療施設に行き先を変えたとき、彼らはもう一つの悪魔祓いに行く途中だったようである。

クーアオは大胆で威圧的な人間だった。彼女はクリンビーの両親に近づき、自分が子供の一人をフランスに連れていくと説得した。そして偽造パスポートを使い、自分の子ではない子供に国境を越えさせようとし、虚偽の口実をならべ社会福祉手当の申請をした。さらに、身寄りのないバス運転手カール・マニングの生活にうまく入り込み、結局、自分もクリンビーも彼の家に引っ越した。

クリンビーの死後、マニングは〔「二人精神病」の〕神がかり状態から抜け出たようだった。ひとたび、これまでの状況やクーアオの圧倒的な支配から脱すると、彼はこの出来事を恐怖の念とともに振り返った。なぜ、自分がこんな虐待を許しておけたのかがわからず、その間の思考過程が説明できなかったのだ。クリンビー殺害の裁判での証言やその後の公開調査では、当時彼は、のちの自分にもまったく理解不能な違う精神構造の中にいたと話した。そして、クリンビーの最後の数ヵ月間の恐るべき出来事を詳しく語った。彼は自分の罪を認め、自分の行動を公に謝罪した。

それとは対照的に、クーアオはすべてを声高に繰り返し否認し、マニングは嘘をついていると非難し、彼女はこの少女を愛していたと主張した。マニングの証言を支持する証拠が優勢になるという局面に直面しても、彼女は罪を否認し、後悔の言葉を口にしなかった。クリンビーが悪霊に支配されていたのは自分のせいではないと彼女は言った。傷があったというのは本当ではない。自分はできることは何でもした。子供は健康で、病院の医師たちが彼女を殺したのだ。

悪魔や悪霊を寄生虫の範疇に含めようとするにせよしないにせよ（悪魔や悪霊は材料を採取したり瓶の中で薬剤漬けにしたりはできないが、「寄生」の定義には当てはまっていた）、疥癬は確かに寄生虫で、マリー－テレーズ・クーアオとカール・マニングはマリー・デュヴァルや夫のギルに十分似ており、この殺人ペアが重度の「二人精神病」にかかっていたのか、ヴィクトリア・クリンビーは代理「寄生虫妄想症」の犠牲者だったのかは検討に値するだろう。

＊

カイセンダニはいやらしい虫ではあるが、それを避けるためには何でもしようというほど、ましてや、子供をネグレクトしたり同じ人間を虐待するほど呪わしいものではない。シラミやノミのように私たちのまわりに隠れたり這い回ったりする他の生物も、同じようなそしりを受けている。彼らはかくも嫌悪感をかき立てるので、私たちはその脅威と釣り合わないほど激しい反応をしがちだ。おそらくこの反応は、少なくとも西側諸国ではこの虫は駆除できるとわかっていることから生じる。二一世紀では、こうした虫が治療もされないまま寄生していることは不法行為の存在を強く示すものであり、ネグレクトやセルフネグレクトの証拠とされる。

もし、中世のイングランドからほんの数人でよい、「疥癬」や「シラミ」は言葉でしか知らないという人の集団へ連れてくることができたら、この新参者の到着は、そこらじゅうに大騒ぎを巻き起こすだろう。彼らの時代にはシラミは誰にもいた。シラミは良いものだったのだ。一八世紀には、シラミは子供を病気から守ると考えられ、イギリスには一九五〇年ごろまで、アタマジラミがたくさんついているのは子供がとても健康な証拠だと信じる人もいた[14]。

アタマジラミは小さいが、肉眼でも見える。雌は長さ約二ミリの大きさに育つ。胸部に六本の脚がつき、腹部が伸びた細長いアタマジラミは、一見すると、淡い琥珀色の小さなジガバチのようだ。ヘアピンのような小さな脚には鎌の形をした性質(たち)の悪そうな爪がついており、その爪を髪の毛に絡めているので、振り落とそうと懸命に努力しても落ちることはない。髪の両側から左右の爪で取りついたシラミは、綱渡りで宙返りをしようとする体操選手のようにぶら下がることができる。

シラミは血を吸う。彼らは皮膚の外側にある保護層を歯で噛み切り、自分の体をそこに落ち着ける。次に小さな探針で血管を探し、食物である血を吸い出す。シラミに刺された宿主にはいろいろなことが起きる。噛まれたところはかゆくなり、掻くと不快感はさらに増し、細菌感染が広がることもある。シラミはいやな病気をうつすことでも有名である。だが、おもな犯人はコロモジラミで、アタマジラミは病気の媒介者としては特に有名ではない[15]。

雌のアタマジラミは、先端に落とし戸のついた小さな繭のような卵を産む。一つ一つの卵は髪の毛にしっかりとくっつき、孵ったばかりの幼虫が開いた落とし戸から外に出て空っぽになっても、さらに長い間そこに残っている。卵はニットとも呼ばれ、肉眼でも見えるが小さいので細かな構造まではわからない。卵は皮膚のかけらや他のゴミ粒と似ているが、洗い落とすことはできない。私たちの頭にすみかを確保した彼らは有史以前から一緒におり、その間ほとんどさしたる関心を引かなかった。

カンタベリー大司教トーマス・ベケット〔一一一八〜一一七〇〕の死についてのさまざまな説明は、中世のイングランドにはたくさんのシラミがいてもそれがいかに許されていたかを物語っている。一一一八年生まれのベケットはイングランドの大きな商家の息子で、ヘンリーⅡ世の友人になった。ヘンリー王は教会に対する支配を強めようという思惑から、一一六二年にベケットを大司教にしたが、この計画はうまくいかなかった。二人は不和になった。

一一七〇年一二月の暮れ、ヘンリー王に尽くそうと決心し、おそらくは自分たちの社会的地位を上げたいと思った四人の騎士が、カンタベリー大聖堂でベケットに立ち向かった。五人目の暗殺者にも助けられた彼らは、ベケットを聖堂の外に引きずり出そうとしたが、彼はまったく動じなかった。彼らは聖餐台の階段上でベケットを惨殺し、血液と脳を大聖堂の床に飛び散らせた。彼は、そこに居合わせ恐れおののく人々を傷つけることを禁じたが、抵抗はまったくしなかったようである。暗殺者たちは大司教の亡骸を冷たい石の上に転がしたまま、血に染まった靴で歩き去った[16]。

ベケットの遺骸は翌朝まで大聖堂の中に横たわったままで、それから人々が集まり、彼を清め、埋葬の仕度をしたが、人々がベケットの葬儀はそっちのけでシラミに注目したのはその時である。彼の

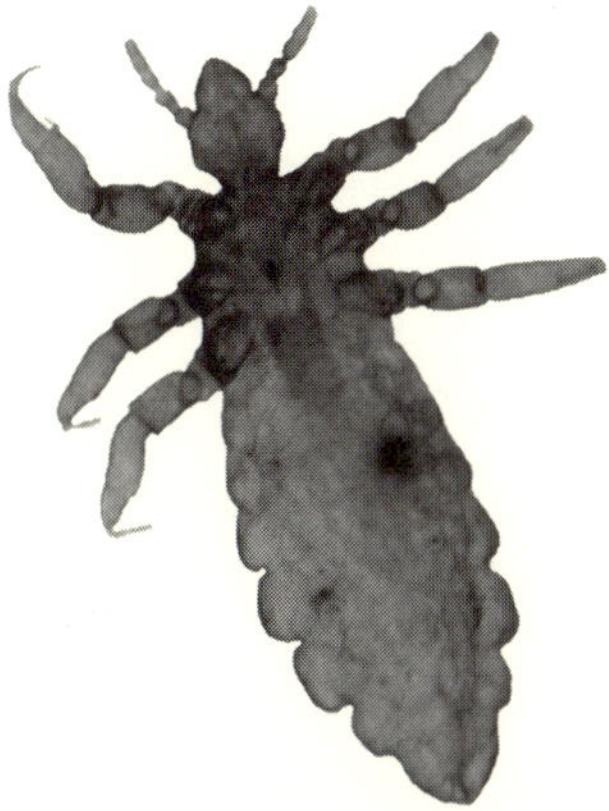

図18　コロモジラミ（*Pediculus humanus corporis*）。（写真／著者）

体は冷え切り、おびただしい数の小さな寄生虫たちが、まるで立ち退き命令でも出たかのように、幾重にも重なる衣服の中から現われてきたのであった。その大移動は、コロモジラミが「ぐつぐつ煮える大釜の湯のように湧きあふれて」きたと書かれていた[17]。

コロモジラミは自分たちのすみかの温度に細心の注意を払う。彼らはアタマジラミのように宿主の体表には寄生せず、体の近くの衣服にとどまり、繊維に卵を産み、エサをとるときだけ皮膚を訪れる。宿主が死ぬと、コロモジラミはすぐに寒くなるので暖かいすみかを探すが、体から衣服をはいだり葬儀のために遺骸を整えたりするというベケットの時代の習慣のおかげで容易に次のすみかを探すことができた。この現象に触発されたゴードン・ボトムレイは、一世紀前に詩を書いた。

お嬢さんを動かしたら　シラミが一匹這い出した
ひゃあ　ひゃあ　ひい
俺たちゃ　おお　おおと叫び　体を離す
お嬢さんの胸は　冷たく固く

脇もひんやり　おいらは思う

今では　服もきたなくなって
ひゃあ　ひゃあ　ひい
甘い香りも　暖かみもない
きょうかたびらに　二人くるまり
虫が食うにゃあ　シラミもごちそう
ここには　おいらの居場所はない

シラミは　めそめそ逃げてった
ひゃあ　ひゃあ　ひい
そして　可愛い俺たちを探す
お嬢さんは　口を結ぶ　そら急げ
もらえるものは　もらってけ
指輪はお前に　ガウンはベットに
そして　おいらのためにポケットがひっくり返された(18)

この詩の中で、ベットは、お嬢さんの体の手入れをしたり、持ち物をくすねたうちの一人ではないかもしれないが、もし、もらったガウンを着たら、彼女は間違いなくたくさんのコロモジラミに恩恵を施したに違いない！

今日、少なくとも西欧社会では、衣服は頻繁に洗濯するし、昔ほど重ね着しなくなっているので、コロモジラミは珍しい。一一七〇年当時、人々は衣服を何日も着たままだったし、洗濯の機会ははるかに少なく、冬は暖を取るためたくさん重ね着した。ベケットは八枚の服を重ね着し、うち三枚はウールのコートだったという。その体から熱が放散し、コロモジラミが繊維の迷路から抜け出すにはしばらくかかった。そこに居合わせて様子を見ていた人々は笑ったり叫んだりしたが、大司教のことを軽んじたわけではなかった。

四人の騎士は名誉を失墜し、ヘンリーⅡ世は喪服を着て、八〇人の修道士に木の枝で打たれる中、カンタベリー大聖堂を歩いた。一方、大司教のベケットは洗濯していない衣服を重ね着し、おびただしいコロモジラミがいたにもかかわらず、まもなく聖人と認められた。カンタベリー聖堂へ訪れる果てしない巡礼の列は、二世紀以上あとにジェフリー・チョーサーが『カンタベリー物語』で描写し、不朽のものとした。

ベケットの生前や死後の時代を振り返ると、人類は今日よりも一貫してシラミに寛大だったことがわかる。(19) 昔の中国の医師たちは、何百匹ものシラミで作ったペーストを頭痛の治療に使い、発熱や魚の目、逆さまつげまで多数のシラミで治療した。西欧社会の医師たちも、癲癇、マラリア、歯痛の治療にシラミを使った。黄疸の治療にはワインの中に一ダースのシラミをつぶして入れたものを勧め、排尿障害を治す特に独創的な治療法は、尿道に生きたシラミを入れるというものだった。

一六世紀のメキシコでは、人にあげるものが何もない貧しい人々はシラミの詰まった小さな袋を王に捧げた。北シベリアの処女たちは思いを寄せる男性にシラミを投げた。当然のことながら、このようなシラミのさまざまな使用法を考えると、世界の多くの土地の人々がシラミを食べていたとわかっており、誰が最初にそれを料理するかでけんかになることもあったという。

今日でも、シラミを使うことはある。シラミに食われた人のＤＮＡは、シラミがその人を噛んだ数十時間後も虫の体内に残り、〔その人を〕同定できることが研究でわかった。シラミが二人の人間から相次いでエサをとった場合、その血のＤＮＡを分析すると、二人のＤＮＡプロフィールの混合パターンが示されるはずだ。この技術は、強姦の犯人とその犠牲者や誘拐犯と人質のように、二人の接触の強さを確証する助けとなることがある。

＊

同様の研究では、他の吸血性寄生虫、特にナンキンムシに焦点が当てられた。ナンキンムシの成虫は体長がわずか五ミリしかない。枕の下で見つけたこの虫は、乾いた血のようにくすんだ茶色をした平たいテントウムシに少し似ている。何倍も拡大してみるとわかるが、体は剛毛で覆われ、その横から毛むくじゃらの脚が六本突き出し、丸い頭からはラズベリー形の目が隆起し、鼻の形はイギリスの漫画にあるアンディ・キャップのようだ。

この球根形の鼻の中には、皮膚の中を探って血管を突き刺しエサをとるチューブがある。そして、もう一本のチューブからは血液凝固を止める物質の入った唾液が注入される。これがナンキンムシの食事だ。血を吸う速さは蚊より遅く、吸い終わるまで約八分かかる。しかし、噛まれたときの不快感ははるかに長引くことがある。ナンキンムシの名誉のために言えば、病気をうつすことはないようだ。

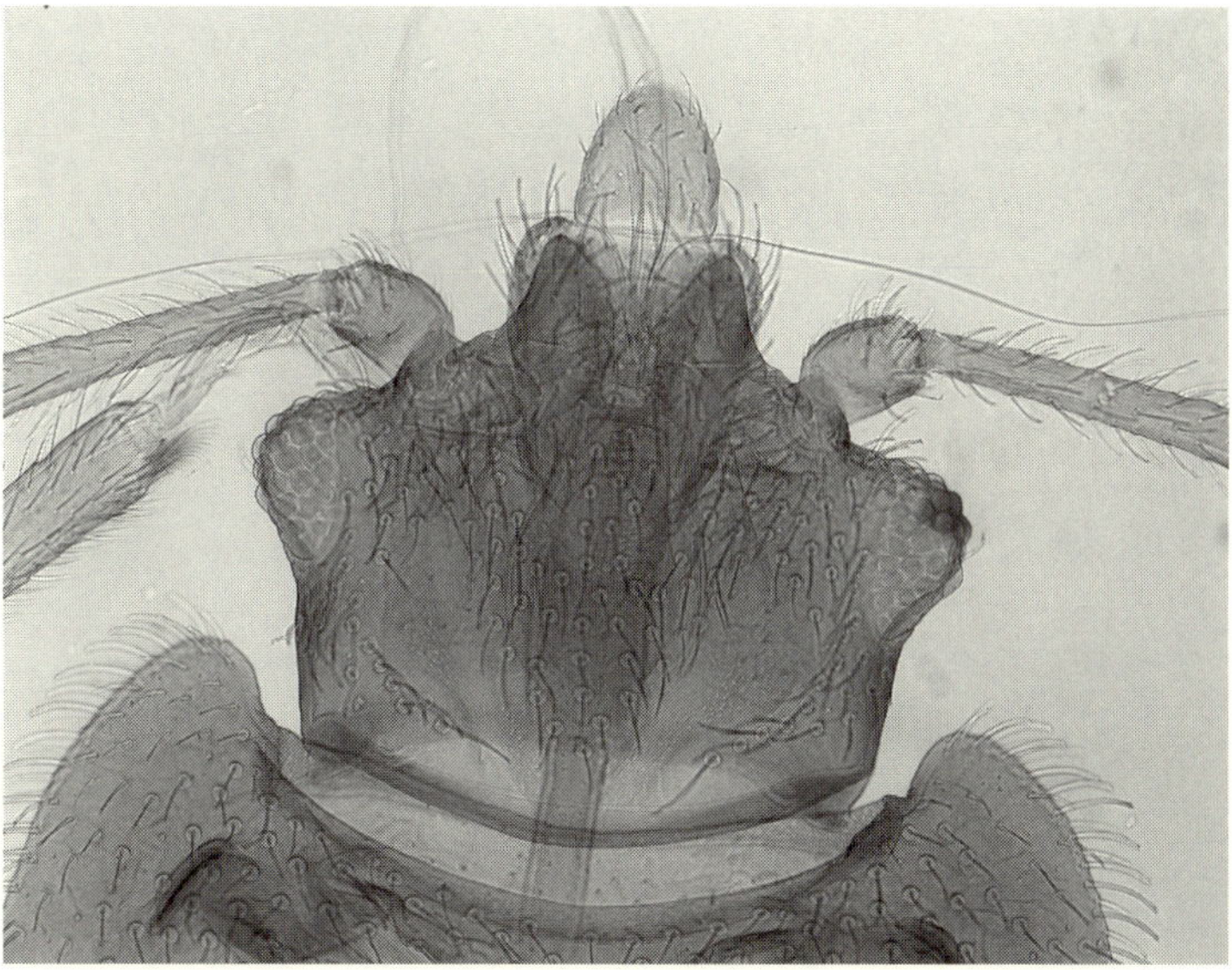

図19　ナンキンムシ（*Cimex lectularius*）の頭部。（写真／著者）

ロバート・バックマンはナンキンムシを、寄生虫の中でも「隙間からこっそり入ってくる侵入者」と呼んだ[20]。彼らは明け方直前にやってくることが多く、エサをとり、気づかれないうちに去っていく。そして、寝具やマットレスの折り目、ベッドやナイトテーブルのひび、カーペットのへりの下といった隠れ家に戻る。もし、枕の下で見つけたナンキンムシが雌で、その虫が逃げていったら（ナンキンムシはとても足が速い）、彼女は一生の間に数百の卵を産み、ベッドに寝ているのがあなた一人なら、若い虫たちはみな、あなたをエサにする。

もし、あなたがナンキンムシのはびこっている部屋に外泊したら、あなたの血とDNAは部屋を出たあともナンキンムシとともに残り、何かの理由で宿泊場所を人に知られたくない場合にも、この痕跡のためにまずいことになるかもしれない。シラミと同様、ナンキンムシの胃の中身には噛んだ人たちのＤＮＡが残されていて、それを情報源にして、科学者たちは個々のＤＮＡを同定できるようになっている。

ナンキンムシの評判が落ちてきたのは、シラミと同様比較的最近である。一時は、ナンキンムシのたくさんいる人は、薬のストックをたくさん持っているのと同じことだった。二千年前、この虫は西洋医学でもマラリアの治療にきわめて高い価値があった。マラリアの発作に襲われないよう患者は豆と一緒にシラミを七匹摂取した。この薬から豆を抜くと、クサリヘビに噛まれたときの治療に使われ、シラミに亀の血を混ぜるといぼを取り去ると信じられていた。皮肉なことに、ナンキンムシとその卵をつぶして混ぜたもの――おそらく生だろう――は、吐き気の治療に使われていた。中国では、それよりはやや気味悪さの緩和された混合物――良質の白ワインに一〇匹のナンキンムシを浸したものが息詰まりの緩和に使われていた。

今日、もし西欧諸国の医師がマラリアやヘビの咬傷をナンキンムシで治療しようとしたら、医療訴訟がまず間違いなくすぐ起こされるが、たとえ、ナンキンムシの歴史的使用法の多くが悪い医療に見えたとしても、ハエやウジの古代の用法に比べればおとなしいものに思えるだろう。古代ペルシャ（今日のイラン）の人々は「船の刑罰」にウジを必要としたのである。

「船の刑罰」は、本質的には、罪を犯した者が生きたまま食われる死刑である。その一例として、宿敵の兄弟が命を落とすことになった事件の顛末が、古代の哲学者であり著述家のプルタルコスによって記されている。[21]この物語は、紀元前四〇四年のペルシャのダリウスⅡ世の死から始まる。

ダリウスⅡ世には二人の息子がいた。兄のアルタクセルクセスは父の死後王位を継ぎ、アルタクセルクセスⅡ世となることになっていた。よくあることだが、弟のキュロスはこの取り決めを快く思わなかった。彼も支配者になりたいという望みを抱き、兄を殺害し、王位を奪う策略を立てた。キュロスには自分の味方だった母パリサティスがいたが、策略が失敗すると、パリサティスは彼のためにアルタクセルクセスとの仲裁に入った。キュロスは罰を逃れてすぐに去り、サルディス（今のトルコ）に居を移し、そこで新たな策略を練りはじめた。

紀元前四〇一年春、キュロスは王を退位させるため、軍を従えてサルディスを発った。彼は自分のたくらみを極秘にしていたので、兵士たちもどこへ何をしに行くか知らなかった。しかし、敵に気づかれずに軍を接近させるのは難しく、ユーフラテス川付近の町クナクサで兄弟は出会った。戦いが起こった。結局、キュロスがアルタクセルクセスの護衛を倒し、勝利に向かって進みかけたが、彼は非常に重要な局面で、ミトリダテスという名のペルシャの若い護衛兵士によって深い傷を負い、命を落とした。

アルタクセルクセスはミトリダテスを買収と脅しで沈黙させ、キュロスを殺したのは自分ということにしたが、ある夜、ミトリダテスは宴席に長居しすぎてワインを飲みすぎ、事実を口にした。キュロスを殺したのは自分で、王ではないと言ってしまったのだ。この酒席の自慢話は大変な失敗だった。アルタクセルクセスは激怒し、ミトリダテスに「船の刑罰」を宣告したのである。

「船」は、二枚貝の殻が重ね合わされるような形で、手、足、頭が外に出た牢になっていた。刑を宣告されたミトリダテスは下の船に仰向けにされ、その上にもう一枚の船がかぶせられた。来る日も来る日も彼は動けないまま横になり、顔には直射日光がいつも照りつけていた。

ミトリダテスは毎日食事を与えられ、ミルクと蜂蜜で作られた飲み物が強制的に喉に流し込まれた。もし飲食を拒絶すれば、口を開くまで拷問の係が目をちくちくと刺し続けた。しかし、彼らはミルクと蜂蜜の飲み物をすべて飲ませるのではなく、それを少しとっておき、彼の顔に塗りつけた。このねばねばした混ぜ物は、船にたまっていく汗、糞、尿とともに、中東の太陽の照りつける中でとてつもない数のハエを引きつけた。ハエはエサをとり、幼虫にうってつけの食物を見つけ、船の中やミトリダテスの皮膚に卵を産んだ。日がたつにつれ、さらにたくさんのハエが囚人にたかり、たくさんの卵を残していった。

ウジたちは卵から孵るとすぐエサをとりはじめた。そして、船の中のミトリダテスにたかり、見つけうるかぎりの食物をことごとく食べた。暑さと汚物で彼の皮膚が破れると、ウジたちは、ミルクと蜂蜜と排泄物だけでなく彼の肉も食べた。ミトリダテスの日々の飲食物と決まって顔に塗られる甘い混ぜ物は、ハエとウジにも確実に与えられるエサだった。彼の苦しみはただひどくなるばかりだった。

この地獄の責め苦をミトリダテスは一七日間生き延び、最後は死によって救われたに違いない。その後、アルタクセルクセスは、上の船を開き、亡骸をさらした。殺人者のキュロスから彼を救い出したこの友人は半分食べられており、体はウジとともに茹でられた。

ハエやウジを拷問や刑罰に利用したのはペルシャ人だけではない。同じような例は、中東の他の場所や西インド諸島のスペイン人の歴史にも記録されている。しかし、条虫、シラミ、ナンキンムシのような寄生虫がさまざまな性格を持っていることを考えれば、ウジにも他の側面があることを知っても驚くべきではない。それは、ウジは〔腸に対して〕時に思いがけず良い働きもすることである。

ある種の傷は、ウジに食われた方が治りが早く、患者が感染に苦しむことが少なくなることを、医師たちは何世紀も前から気づいていた。一五五七年のフランスのサンカンタンの戦いで、怪我人を治療していた外科医兼理髪師のアンブロワーズ・パレは、怪我はひどくてもウジがたかっていた患者にめざましい回復が見られたと記録した。[22] 同様に、エジプトでナポレオン軍の外科医だったドミニク・ジーン・ラリーも、ウジのたかっていた患者に明らかに奇跡的な回復が見られたことを記録している。ラリーはウジ虫の寄生と治癒の速度との間に関係があることには気づいたが、それでもこの小さい治療者の到来は偶然に任せた。エジプトではウジはよくわいたが、彼は審美的理由からそれらを取り除きさえした。南北戦争の南軍の医師ジョン・フォルネイ・ザカリアスは直観でもう一歩先へ進み、不潔で膿んだ戦闘の傷にウジを注意深く使用しはじめた。ウジはさなぎになるまでに、死んだ組織を全部食いつくし、きれいで健康な組織は残り、治っていった。

傷口にたかるほとんどのハエのウジは、ミトリダテスの刑罰と同様、死んだ組織や死にかけている組織は食べる。多くのウジは健康な組織には侵入しないので、彼らは感染した傷や潰瘍をきれいにするのにきわめて役立つ。ウジたちは取り除く必要のある組織だけを食べ、傷口の感染を防ごうとする分泌物を作り出しているように見える。抗生物質のなかった時代には、彼らは医療に恩恵を与えていたのだ。

ウジを使う治療の確立には、戦争がもう一つ必要だった。第一次世界大戦では、傷口が汚れ、感染したまま手当てをされない兵士が多数いたが、ウジで治療ができると直観的に気づいた医師たちがもう一度現われた。それ以降、医療用のウジは抗生物質の登場まで普通に用いられた。今日、抗生物質耐性菌が増加するにつれ、医療用ウジの使用は再び増え、難治性の傷や潰瘍を治療するウジがアメリカ合衆国や他の国々で商品化されている。

悪しざまに言われてきた寄生虫も、一般に認められるところまでは行かずとも、再び多少は敬意を払われるようになった。特に、アレルギーや自己免疫疾患のように免疫系が自分自身の体を攻撃するような病気になる人々にとって、時折宿主となり、寄生虫を飼うことは、実際には病気から身を守ることになると思われる場合もある。

寄生虫に感染していることで利益が与えられるという証拠は、二つの方向から得られる。第一に、アレルギーや自己免疫疾患は先進工業国の方がはるかに一般的で、こういった国の人々は、土や農家の家畜等に接触する機会がまれで、したがって寄生虫に感染することも少ないのが普通である。第二に、腸内寄生虫に感染した宿主では明らかに免疫応答に変化が現われることが動物実験でわかり、今日では人に関しても、病気を寄生虫で治すことに成功した症例が多数存在する。鉤虫は花粉症や喘息の治療に使用できることがわかった。ブタ鞭虫（*Trichuris suis*）は、炎症性の腸疾患を緩和させる。多発性硬化症の患者は、寄生虫が感染している場合は症状が和らぐ傾向にある。[23]

おそらく、この考えを受け入れやすくする最も簡単な方法は、寄生虫を鏡の家にもう一度連れていき、彼らをまったく新しい見方で見ようとすることだ。寄生虫には祖先が先行人類の中にすんでいたもの、私たちと一緒に進化したものがあり、狩猟採集民への感染は少なかったと思われるが、彼らは「常に」私たちとともにいた。西側諸国において衛生的な時代が到来し、抗寄生虫薬が出現すると、私たちは歴史上初めて否応なしに寄生虫のいない生活を送ることになり、今では彼らがいないといかに困るかわかりはじめている。

寄生虫に感染していないことは体にとって不利益であるとする現在の理論では、人の免疫系が環境中の微生物に対してどのように反応しているかについて検討している。私たちの体は、ある種の微生物、すなわち私たちの皮膚、口腔内、腸管内、および生殖器に潜む微生物や、空気中や土壌に多く存在する細菌や真菌、それに食品や水の中に見られる微生物とは常に出会っている。これらの微生物はあまりにありふれているので、私たちの免疫系はそれらを無視するよう進化してきた。衛生状態が良くなり食品検査が行なわれるようになる前は、寄生虫もありふれていたのである。

寄生虫の寄生は、長年にわたる宿主と寄生虫の関係でもある。強力な免疫反応は寄生虫を追い出すのに必要だが、同時にそれがあまりに強すぎると、宿主自体の組織にも相当な損傷を与える。事実、寄生虫感染が及ぼす最悪の影響には、侵入者を取り除こうとする体の働きによるものがある。幸い私たちの免疫系は、私たちと進化をともにしてきた「旧友」への攻撃で自分自身にダメージを与えないよう進化してきた[24]。免疫学的には、私たちは彼らに対する寛容を学んだのだ。

人の免疫系が寄生虫という「旧友」にさらされたとき、予期せぬことが起こることが研究でわかった。免疫細胞は活性化され、他の免疫細胞の働きを阻害または抑制する働きを行なうようになる。このように寄生虫に対して強い抑制作用を現わす細胞の中にはアレルギーや自己免疫疾患に関わる細胞も含まれ、これらの疾患では免疫細胞は本来働いてはならないときにその活性を現わす。アレルギー症状が出ると、体は環境中の無害な物質に反応する。自己免疫疾患では自分自身の組織を攻撃し、破壊する。

つまり、私たちの免疫系は、虫にさらされていないと適切に働くべき訓練を受けず、過剰反応してしまう理屈になる。この理論をさらに拡大すると、アレルギーや自己免疫疾患は私たちの免疫系の持つ欠点が原因であり、この欠点は、寄生虫によりこれまでずっと隠されてきたが、今日、私たちの生活を悲惨なものにすべく顕在化している。寄生虫にさらされることで緩和されうるこのような疾患には、アレルギー、クローン病、炎症性腸疾患、多発性硬化症、アテローム性動脈硬化症、アルツハイマー病、パーキンソン病、およびある種の癌や精神疾患まで含まれる。

アタマジラミを数えて病気から身を守ってきた中世の人々は、「だから言っただろう」と言い、頷きあっているだろう。そして、野生のネズミとそれに寄生するシラミに関する最近の研究が、シラミにも同じメリットがあることを示唆していると知れば、なお満足するだろう。シラミは何らかの機序によって免疫系を正常にし、免疫系は攻撃すべきではないときには攻撃しなくなるのだ。

これらの意外な新事実に光が当てられると、今日、アレルギーや自己免疫疾患に苦しんでいる人々は、予防医学を好む人々と同様、寄生虫を注意深く飼うようになりはじめていることが想像できる。事実、このような医療サービスはすでに提供されている。「寄生虫療法」を行なえる人がいれば、それを受けることもでき、この分野の研究者はボランティア患者にはこと欠かない。ある日、私たちはみな、ビタミン剤と一緒に、自分の免疫系が寄生虫を体内にとどめるようにコントロールする錠剤をとるようになるかもしれない。

第7章

犯罪をあばく寄生虫

意図しない証拠の保全

「ミルクの中に鱒がいるのを見つけたら、状況証拠はきわめて強力だ」

ヘンリー・デヴィッド・ソローの日記

法医寄生虫学という学問分野は、これまではいかなる意味においても正式には存在していない分野である。法医昆虫学が対象としている昆虫の場合は、死体に昆虫寄生の痕跡が認められた場合は、ほぼ確実に何らかの推定を行なうことが可能となり、犯罪に関わる重要な情報が得られる。しかし、これとは異なり寄生虫が犯罪と関わる場合は、犯罪との関わりを予測することはきわめて困難となる。(1)ヴィクトリア・クリンビー事件や、古代ペルシャの王の手のうちにあった拷問用具や極刑の道具、妄想に駆られた政治的暗殺の首謀者の場合のように、寄生虫は〔人の注意を意図的にそらす〕燻製ニシンにはなりえるが、そのような機会はまれである。

犯罪捜査官たちは、時に寄生虫を偶然発見し、その重要性を把握する。それと同じように、個人や集団も寄生虫を悪事に利用しようとすることもある。このようなたくらみの難しさ——そして美しさ——は、寄生虫の持つ特異な性質によるものである。適切な宿主、適切な環境、そして、適切な機会がないと、寄生虫は少しも役をなさない。このため、すでに普通とは違った状況が見られる事例に対して、寄生虫の存在によって特別の情報が得られたり、思いもかけない展開がもたらされる場合がある。

＊

一九八二年八月のある日、カリフォルニア州ヴェンチュラ郡は静まりかえっていた。(2)あたり一面にカラスムギがそよ風に吹かれ穂を垂れている中、一台の車が道路脇の草地に乗り捨てられ、太陽に照りつけられていた。草原のはしにはユーカリの高木が立ち、広げた枝の下に大きな丸い影を作っていた。木の根のまわりあたりから土は盛り上がり、カラスムギは地面に分厚く生い茂る自生植物に場所を奪われていた。

それでも、この見捨てられた車は人目を引いた。捜索救助隊が呼ばれ、この地域の地面の捜査を行なった。一隊は八月五日の夕方から捜査を始め、野原の背の高いカラスムギを刈り取り、木のまわりの藪の斜面を探し回った。このようなとき、捜索者たちは、誰か助けを求める人が見つかるように願うか、逆に、誰も見つからないことを強く願うものだが、最悪の事態には常に備えていた。

捜索は長くかからなかった。藪と草の盛り上がった下にお粗末な隠され方をした若い女性の死体が、ユーカリの木陰に横たわっていた。死後、数日たっていた。捜索救助隊が女性を発見したとき、日はすでに沈みかけ、殺人事件の専門家たちはまだ現場に到着してはいなかった。結局、遺体は木の下にもう一晩置かれることになった。

翌日、警察は遺体を収容し、徹底的な検死を要請した。その間、刑事たちは現場の証拠を完全にさらった。この事件を担当した刑事は、殺人者が体に植物をつけていったであろう藪の中をふるいにかけて調べ、容疑の確定に役立つかもしれないものをすべて探し出した。犯人が、野原のまわりの植物の成長を邪魔したのと同じように、刑事たちも知らず知らずのうちに決定的な手がかりを拾い上げた。事実、犯人は、自らを有罪に導く証拠となる情報を所有していたことに、殺人現場を離れた二四時間後まで気づかなかった。

検死の結果、犠牲者の頸部に繊維、頭部に殴打の証拠、膣に精子細胞という痕跡があることが明らかになった。彼女は殴られ、強姦され、絞殺された。得られた証拠から、彼女の最期の瞬間はユーカリの木の下の野原だったことも明らかになった。まもなく彼女は、遺体発見二日前の八月三日の夜に

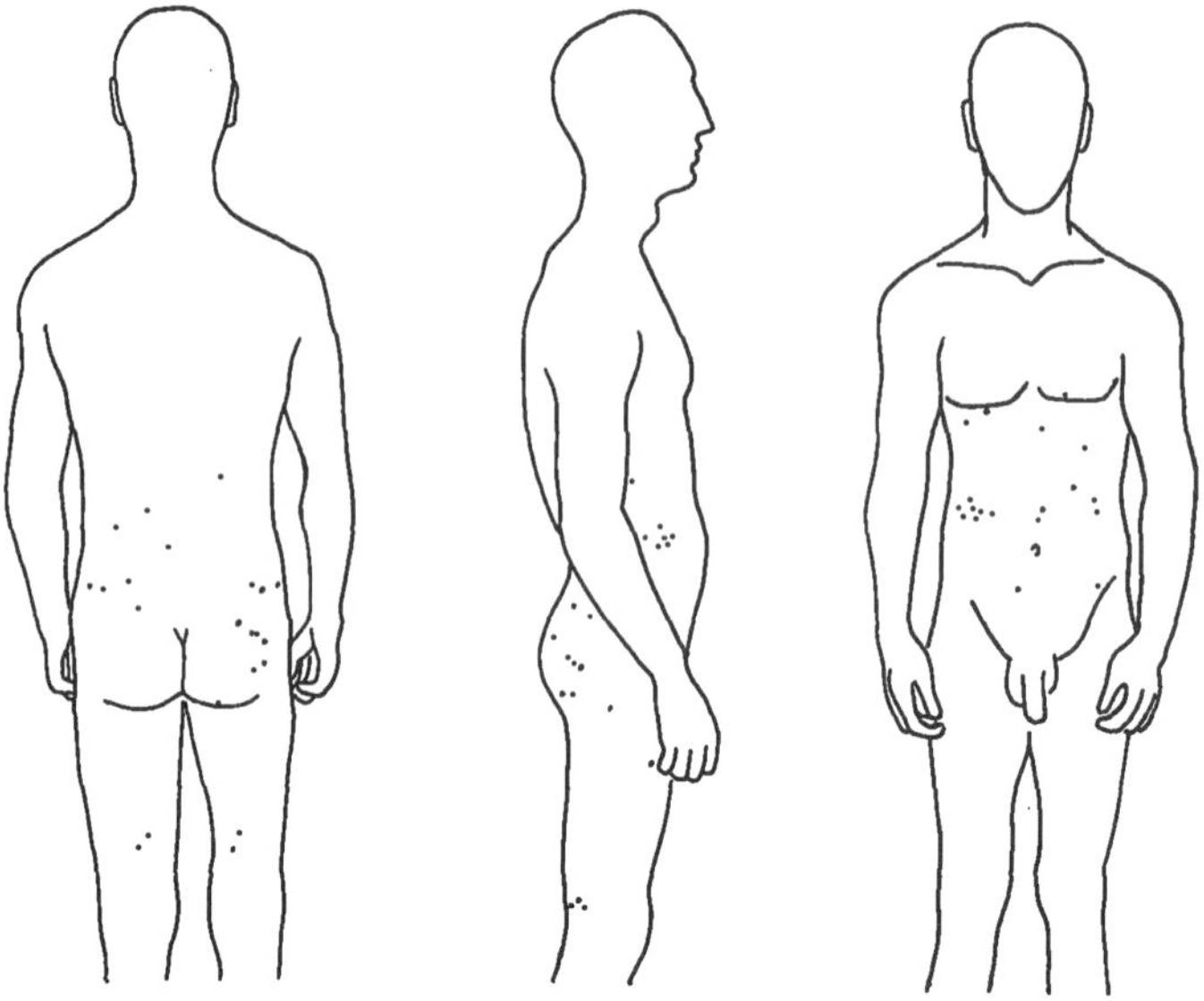

図20　殺人容疑者に見つかった噛み痕のパターン。J.G. Prichard, P.D. Kossoris, R.A. Leibovitch, L.D. Robertson, and F.W. Lovell, 1986. "Implications of Trombiculid Mite Bites: Report of a Case and Submission of Evidence in a Murder Trial," *Journal of Forensic Sciences* 31 (1): 304, figure 3. © 1986 ASTM Int'sより。Blackwell Publishing Ltd. の許諾を得て掲載。

最後に姿を見かけられた若い女性であることが確認された。

八月六日、容疑者が取り調べに連れてこられた。男は性犯罪の前科があり、八月三日夜に犠牲者と一緒にいたことを認めていた。しかし、彼女の死については何も知らないと言い、遺体の発見された野原には行ったことがないと言った。警察は男が嘘をついているのではないかと疑ったが、確証はなかった。男を殺人現場に結びつける証拠がなかったのだ。容疑者を取り調べた刑事が男の身体も調べると、臀部と胸部下方に虫に食われたと見られる傷がたくさんあることに気づいた。傷は見るからにとてもかゆそうで、容疑者は食われた痕をじかに掻いていた。

翌朝、この捜査の担当の刑事が目をさますと、自分も何かに食われていたことに気づいた。赤く腫れた不快な痕が一晩でたくさん現われたのだ。虫に食われた痕は制服の下の両方の尻に集中して認められ、一方は銃のホルスターが通常体に当たっている部分、もう一方はウエストのかなり下の方だった。また、両脚のブーツのへりの当たる部分のすぐ下にも食われた痕があった。興味深いことに、普通肌を外に出している部分は食われていなかった。食われたところは恐ろしくかゆく、掻きたいという衝動を抑えられなかった。

この経験は、刑事には初めてではなかった。他の州でチガーダニに悩まされたことがあり、今回も同じ生き物か少なくともそれに近い種に刺されたのではないかと彼は疑った。

チガーダニはツツガムシの幼虫で、成虫であるツツガムシは、巻貝のような無脊椎動物やミミズをエサにして、人を煩わせることはないが、幼虫だけは偶発的に人に寄生する。通常の感染経路では、チガーダニは小さな塊になって植物の下の方にぶら下がり、そばを通る爬虫類、両生類、齧歯類、および、鳥類にのりうつって這いのぼる。人の場合は、不運にも彼らの群がる薮、イバラ、沼地の湿った草むらを歩いたときだけ、チガーダニはその皮膚に這いのぼる。

ツツガムシは高倍率の虫眼鏡がないと見えないほど小さいが、もし見えたとしてもおそらく小さなダニと間違えるだろう。体はほとんど全部が胴体だ。胴体は大きな楕円形で、移動には節のある細い六本の脚を使うが、この脚で引きずっていくにはいくら何でも大きすぎ、重すぎるように見える。成虫のツツガムシはさらに人目を引き、脚は八本で、ビロードのようになめらかな赤か黄色の外皮をまとっている。体長は約一ミリで、成虫は肉眼でも見える。

ツツガムシは、マダニと違い血を吸わず、カイセンダニのように皮膚にも潜り込まない。彼らは口器を使って皮膚の外層をこそげ取り、酵素が豊富に含まれる唾液を下の組織へ注入する。酵素は組織を壊し、液状の食物を作り出す。人の免疫系は最初、この噛まれた部分を隔離するように反応するが、それは結果的に、幼虫が食物を吸い続けることのできる固いチューブを作ることになる。その後の体の免疫反応は、ツツガムシが嫌われるゆえんである強烈なかゆみを引き起こす。彼らは、取り除かれないかぎり数日間はそこでエサをとり続けるが、かゆみにがまんできず人宿主はたいてい彼らを掻き落とす。

殺人容疑者と現場捜索の刑事の噛まれ方のパターンは、チガーに典型のものだった。小さい幼虫は、皮膚をかじるとき自分の体を何かで支えるため、狭い隙間に無理やり自分の体を押し込みたがる。それで、ウエストバンドの位置、ソックスやブーツの上端、尻のまわり、銃のホルスターの下、その他衣服のきつい場所など、衣服が皮膚に押しつけられている部分に噛み痕が生じやすい。

二人の食われた痕はよく一致していた。大きさは二〜五ミリで、赤く腫れ上がっていた。掻かれなかったところには中央に小さな水疱ができていた。掻かれたところはかさぶたになり、紫色の小さな傷痕になっていた。それはチガーに噛まれた痕の典型的な形だった。殺人容疑者の傷は刑事の傷より約二日前にできたもののようだった。

捜査官たちは、一つだけ問題を抱えていた。チガーはヴェンチュラ郡にはいない。あるいは、そう地元の昆虫学者たちが信じていたことだ。この地でチガーに刺されたと報告した人は、これまで誰もいなかったのだ。この噛み痕がチガーの仕業だと証明するには、警察はチガー自体を探さなければならなかった。もう一度野原に戻り、ユーカリの木の下やそのまわりの藪の中でツツガムシの幼虫を探すため、昆虫学者たちが集められた。

捜索は成功した。昆虫学者たちは、その土地のトカゲ、ネズミ、モリネズミからツツガムシの幼虫を集め、藪の中を動き回ったあとに自分たちの体を食おうとしているツツガムシの幼虫がいることに気づいた。チガーがはびこっていた場所は、他の場所からは離れた、ペットの動物が近づいたことのない場所だった。昆虫学者はこの虫をユートロムビクラ・ベルキニ（***Eutrombicula belkini***）と同定したが、これはカリフォルニアの他の場所で人につくことが知られている種で、ヴェンチュラ郡では過去にたった一度だけ、一九五〇年に爬虫類への寄生が認められていた。

もし、この虫がカリフォルニア南部にもっとよくいる虫だったら、この容疑者の裁判は違った展開になったかもしれないが、このチガーは、まるで隠しカメラでとった画面と同じくらい効果的に、行ったことがないと言った場所に容疑者がいたことを示していた。ユートロムビクラ・ベルキニはヴェンチュラ郡では非常に珍しいという事実が、容疑者が他のどこか別の場所でこの虫に噛まれた可能性をきわめて低くした。さらに、容疑者が取り調べを受けたときの噛み痕の古さが、彼が殺人を犯したまさにその時間、その場所にいたことを示していた。陪審員の評決は「有罪」だった。

ユートロムビクラ・ベルキニの幼虫のこの犯罪への巧みな関わり方は、殺人者には驚くほど運が悪く、法の執行者には思いもよらない偶然的発見であった。どちらも、この成り行きは予測のしようもなかったろう。しかし、寄生虫が、殺人者と犠牲者や殺人現場を結びつけたのはこれが最初の事件ではない。これよりはるかに前の事件では、アンダーソンヴィルの南軍収容所でひどい下痢の蔓延が調査されたとき、鉤虫を見つけられなかったまさにその人、ジョゼフ・ジョーンズが関わっていたのである（第4章参照）。一八七六年、この教授は、重要な寄生虫を発見する機会を一度は逃したにもかかわらず、その正体を突き止め、犯人を同定したのである。[3]

＊

一八七六年、ルイジアナ州ドナルドソンヴィルは、ミシシッピ川のほとりの小さな町だった。町のはずれには、平屋の小さな住宅を兼ねるナルシス・アリューの雑貨店があった。この建物は川に面していたが、川沿いの道と広い土手のおかげで、思いもよらない突然の増水があったときも水につかることはなかった。住居の裏手からそう遠くない場所に、蚊のたくさんいる湿地が広がっていた。店は家の前方を占め、アリューはその裏手の小さな二部屋に住んでいた。

一八七六年一二月二七日の夜九時過ぎごろ、アリューが一人で店番をしていたカウンターに四人の屈強な男たちがやってきた。男たちは酒がほしいと言ったが、アリューが品物をとろうと後ろを向くと、一人がカウンターの上にあった重い鉄製の分銅を取り上げ、店主の頭を殴った。殴られたアリューがよろめくと他の三人が加勢した。そして、鉄の分銅や、一人が服の下から取り出した端に鉛の取っ手のついた短いヒッコリー材の枝でアリューを殴った。

アリューがもはや抵抗できなくなると、襲撃者たちは強盗を働き立ち去った。犠牲者はカウンター近くの床に広がっていた血の海の中に転がっていた。頭には多数の傷を負い、血が頭骨の中にたまり、脳を圧迫していた。頭骨はひどく骨折し、骨の断片が頭皮から突き出ていた。血と毛髪の絡まった鉛の分銅が近くに転がっていた。瀕死の男に向かって投げられた分銅の一つは当たり損ね、裏窓を突き破って庭に落ちた。

しかし、致命傷を負ったアリューはまだ生きていた。頭の傷から血がほとばしるにつれて脳に加わる圧力が低下し、彼は意識を取り戻した。そして何とか立ち上がってドアのところに行き、鍵をかけた。それから、家具や壁に手をつき、よろめきながら店内と二部屋の私室の中を歩き回り、歩いたあとにおびただしい血痕を残した。

床やベッドや机に飛び散り、正面扉や側柱や壁を伝って乾いたナルシス・アリューの血には、普通の赤血球、白血球、血漿の混合物のほかに何か別のものも含まれていた。多くの赤血球細胞の中に、もっと珍しい細胞が潜んでいた。細長い雲のような細胞質の小さな生物が広がるように育ち、アリューの赤血球中のヘモグロビンを食べ、細胞内に排泄物を出していた。マラリア原虫が彼の赤血球細胞にすんでいたのである。この原虫は目には見えないが、店内に飛び散り、夜間に血が凝固し乾くとともに死んでいた。

アリューは店や部屋の様子を調べ、金銭が盗まれていないか机の中を見た。そして新聞紙を床に広げて用を足した。彼は、ストーブに火をつけようともした。それからストーブのそばの椅子に座り、息絶えた。体は硬直が進むにつれてバランスを失い、その重みで椅子が傾き、翌朝、遺体は椅子の上でねじれた状態で発見された。

ドナルドソンヴィル警察は素早く、一二月二八日、四人の殺人容疑者を逮捕した。その一人ウィルソン・チルダースのウールのコートとシャツには、怪しげな赤いしみがついていた。血のしみだろうか？　チルダースは、赤いしみはウィスキーの樽に塗ったペンキだと言ったが、警察は彼を疑った。そして、このしみを分析して同定できるよう、シャツの左胸とコートの左袖の布を切り取った。

ドナルドソンヴィルには顕微鏡検査の専門家も適切な顕微鏡もなかったので、警察は分析用の五片の布をニューオリンズに送った。このサンプルは、当時ニューオリンズのルイジアナ大学で化学と臨床医学の教授だったジョゼフ・ジョーンズへ持ち込まれた。ジョーンズは血液、特にマラリア患者の血液に関して有名な専門家だった。

一八〇〇年代のアメリカ合衆国南部では、暖かい夜や早朝、低地の沼や湿地から人の住む場所へ、決まって腹をすかせた蚊がぶんぶん飛んできた。この昆虫は、開いたドアや窓から家の中に入り、部屋の隅の涼しい場所や押し入れに隠れ、蚊がいると思わない人がそばを通ると血を吸いにかかる。もちろん、人々は蚊が不愉快な虫であることは知っていたが、この昆虫がマラリアや黄熱等の病気を広めることは知らなかった。当時の科学ではまだ、これらの病気が人から人へどのように広まるか、明らかにされていなかったのだ。

ジョーンズはマラリアにかかった多くの人々の血液を見てきた。おそらく赤血球にすむ小さな寄生虫自体も、それが何とはわからないまま見ていたはずだ(4)。マラリア原虫が生活環の最初期の段階を過ぎたときに血液中に見られる排泄物、マラリア色素も未同定の物質だった。マラリア色素が何かはジョーンズにはわからなかったが、見ることはできたので、マラリア患者の血に特有のものであることは知っていた。

ジョーンズは布のサンプルを調べ、いくつかの検査を行なうと、このしみは血液で、それも人の血であるとすぐに断定した。また、このしみはマラリア患者のものか、つい最近マラリアにかかったことのある人のものであると警察に伝えることもできた。チルダースの衣服の血にはこの色素に特有の黒い斑点が見られたので、絶対的な確信が持てたのである。

その後、捜査官たちは、マホガニー材とシーダー材の二つの木片の分析をジョーンズに依頼したが、それは二つとも血痕のついた店内の机から切り取られたものだった。彼は、川辺の小さな店の身の毛

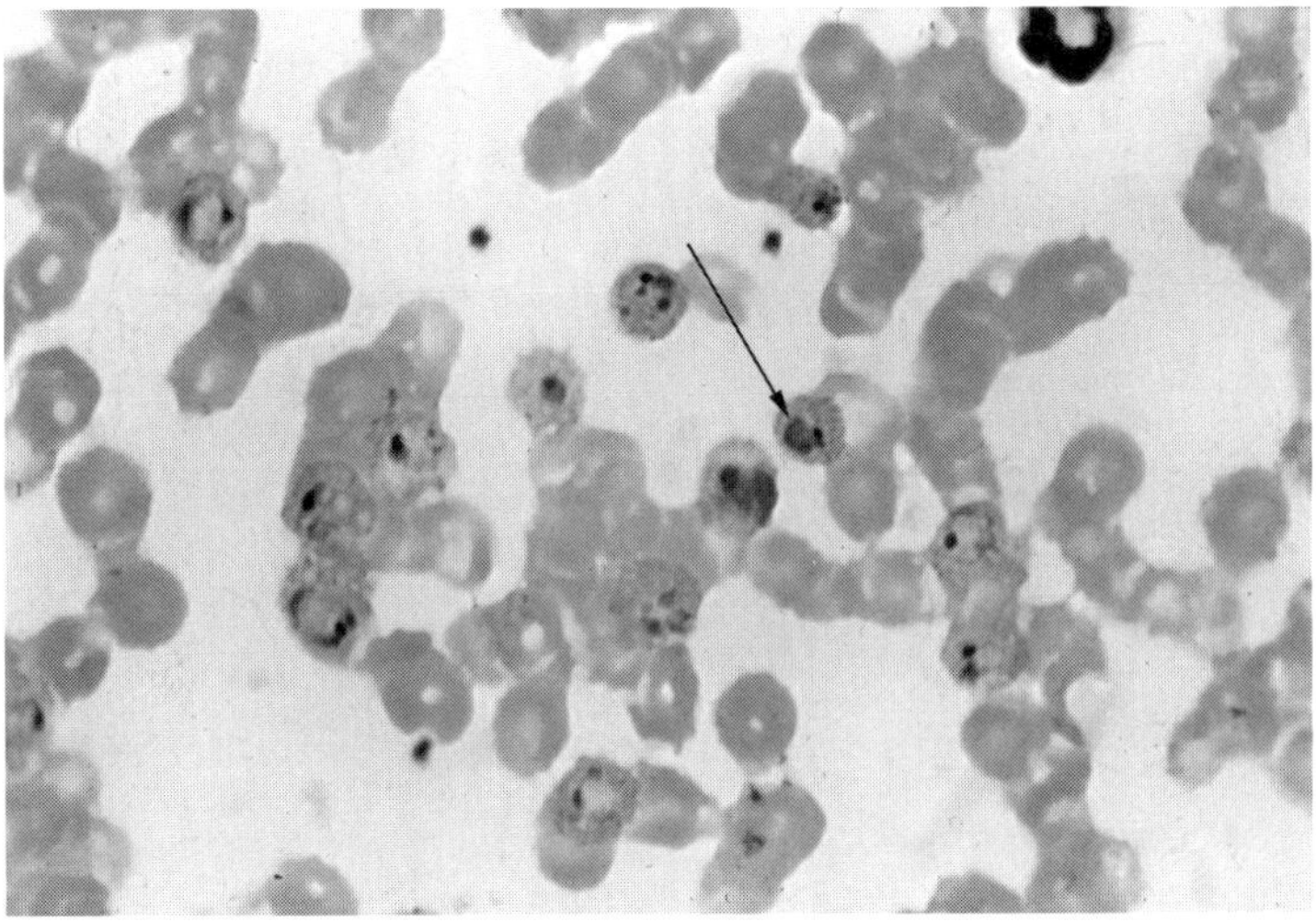

図 21　ヒト血液中の三日熱マラリア原虫（*Plasmodium vivax*）。矢印はマラリア色素の塊を示す。（写真／著者）

のよだつ殺人現場を訪れ、他の血痕も調べた。どのしみにも同じものが見つかった。それらはマラリア感染者の血だったのである。

一八七八年五月の終わり、ジョーンズは、ウィルソン・チルダースと他の三人の被告人の裁判で証言した。チルダースの服のしみがペンキではなく血であることをどのように確定したか、彼は詳細に語り、また、その血が人のものだとどうして言えるかも説明した。彼は訴追の証人席でこう述べた。「赤血球や白血球の中に存在していた通常では見られない物質、黒色の色素すなわちメラニン顆粒は……、さまざまな大きさで……。これらの顆粒の多くは……球状で、ほかに不規則な形や角張った形の顆粒も見られ、あるものは遊離した状態で、あるものはヒアリンに包まれた状態で……」。これらは、この血がマラリアにかかった人の血であることを告げていた。[5] 彼は、店内の二つの机から切り取った木片を取り出し、それらが、裁判のために持ち込まれた机に残された穴にぴたりとはまることを示した。

チルダースの秘密を明かす服の血液中の斑点にジョーンズが気づき、判定を下すまで、ドナルドソンヴィル警察はアリューの病気のことは知らなかった。それとは別に、ナルシス・アリューが本当にマラリアにかかり、死の数週間前に闘病生活を送っていたことをさらに二人の医師が証言した。ジョーンズと二人の医師たちの証言で被告人と犠牲者のつながりが確定し、他の決定的証言もあって、四人の被告人の有罪は決定した。四人は全員、絞首刑を宣告された。

この経験をジョーンズは詳細に記しているが、そこではこの事件がどれほど尋常ならぬものかが示されている。[6] 実際には、この寄生虫の役割はきわめて軽く、簡単に見過ごされたかもしれなかった。もし、マラリアが犯罪者をあばけるような状況を予測しようとするなら、想像できるのは、マラリアが身動きのとれないような症状を引き起こし、逃亡を阻止し、否応なしに医療機関を受診することになるという状況だろう。一九九九年には、マラリアは明らかにこのような手がかりを提供し、もしこの考えが正しければ、この寄生虫はたくさんの命を救ったのかもしれない。

＊

一九九八年の四月から一二月のあるとき、一匹の蚊がアフガニスタン東部の若者の血を吸い、マラリア原虫のスポロゾイトを注入した。[7] 男はアフガン人ではなかったが、その経歴は怪しげだった。彼はカナダのパスポートを持ち、アルジェリア訛りがあった。パスポートの名はベンニ・アントン・ノリスだった。

ノリスは四月に、でこぼこで埃だらけのサフェドコー山脈を経て、何世紀も前からの交易ルートで海抜一一〇〇メートルにも達しようかというカイバル峠を通り、パキスタンからアフガニスタンへ入った。この険しい道は、パキスタンのペシャワールからアフガニスタンのカブールまでの最短ルートだった。それは長年にわたり密輸業者と軍隊のルートで、乗り物にのれない人々もロバで山越えをしてきた。

アフガニスタン滞在中、ノリスはアルカイダのテロリスト訓練所で過ごし、接近戦、護身術、携帯武器使用の基礎を習得した。また、爆弾の製造、破壊活動、暗殺、および空港や軍事基地などのインフラの破壊方法も習ったと言われている。一九九九年一月、テロリストとしての訓練を終えた彼は、他の四人のアルジェリア人とともにアメリカ合衆国をテロ攻撃するためのアジトをモントリオールに作るように命令を受けてアフガニスタンを出国した。このグループは、二〇〇〇年元旦のミレニアムと同時に攻撃を起こすことをもくろんでいた。

ノリスと他のメンバーは別々に移動し、違うルートでカナダに入ろうとした。彼らはモントリオールで再び落ち合い、一緒に策略を練りはじめる計画だった。しかし、この会合は実現しなかった。勾留されずにカナダに入れたメンバーは、五人のうちノリスだけだったのだ。彼も一人で旅をしていたのではなかったが、それには気づいていなかった。ノリスは自分の失敗の引き金となるものを持ち歩いており、それは、凶悪犯罪を阻止するまさにそのタイミングで発症することになる潜伏期のマラリアだったのである。

ノリスはカナダへ戻ったあと、一人で仕事を続けた。訓練を受けていない協力者たちを募って新たなチームを作り、爆弾を製造し、国境を越え、アメリカ合衆国へ爆弾を持ち込み、ミレニアムの前夜にロサンゼルス国際空港で爆発させようと計画した。新チームは爆弾の組み立てを手伝い、彼に金を渡した。爆発物の仕掛けはアメリカの仲間が手伝ってくれるはずだった。爆弾を持って国境を越える仕事は彼一人だった。

ミレニアムは近づいていたが、ノリスはまだマラリアに気づかなかった。この病気は、最初の発作までの潜伏期が六ヵ月もあることが多く、一年かそれ以上発症しないこともまれにある。このようなわけで、一九九九年一一月にモントリオールを発つとき、ノリスはインフルエンザのような症状が現われはじめたことに気づいていなかった。

ノリスと仲間のアブデルマジド・ダホウマネはヴァンクーヴァーで会い、モーテルのバンガローの裏手にある寝室で爆弾を組み立てた。彼らの扱う化学薬剤の混合物はいやな臭いのする有毒な煙を発して頭痛と喉の痛みを起こすため、一二月の空気は冷たかったが、室内で有毒な空気を吸いすぎないよう彼らは窓を開け放たなければならなかった。ノリスは、体の異常は化学物質にさらされていたことで起きたと思い込んでいたかもしれない。彼は鎮痛剤と喉の殺菌スプレーを使いながら悪戦苦闘し続けた。そうこうするうちにマラリア原虫は彼の血液中で増え、赤血球を破壊していった。

一二月一四日、準備は完了した。男たちは、レンタカーで借りたクライスラー三〇〇のセダンのスペアタイヤ収納場所に爆弾を詰め込み、ヴァンクーヴァー島行きのフェリーに乗った。彼らはそこで別れ、ノリスはフェリーを乗り換え、ヴィクトリアからアメリカのワシントン州ポートエンジェルス港へ向かった。カナダ側のフェリー発着所にいたアメリカ合衆国の入国管理官はノリスのことを疑ったが、拘束の理由は特に見つからなかった。一〇分もしないうちにフェリーはカナダを出た。

二時間後フェリーは到着し、そこにアメリカの税関の職員たちが待ち構えていた。ノリスの借りたクライスラーは最後に下船した。税関のチェックポイントで車が止まると、検査官ダイアナ・ディーンは痩せて具合の悪そうなドライバーに気づいた。一二月の寒い夜に、男はじっと座っていられないようだった。彼は汗をかき、そわそわしていた。ディーンは、男が神経をとがらせているのではないかと思い、ふるまいが「怪しげ」だったと言った。検査官はノリスに車から降りるようにと言った。

その少しあとに、ノリスが検査官のマーク・ジョンソンに、身分証明書類の代わりにコストコ〔会員制倉庫型卸売小売店〕の顧客カードを渡すと、税関職員の疑いはさらに深まった。その時には少なくとも四人の検査官が彼を囲み、ポケット、車のトランク、スペアタイヤ収納場所を捜索しはじめた。彼らはすぐに爆発物を発見したが、それが何だか即座には気づかなかった。ノリスは走った。

大慌てのテロリストは遠くへは行けなかった。追跡者から隠れようとしたノリスは、駐車してあったトラックの下に潜り込んだが、見つかった。トラックから這い出した彼は再び逃走し、通りに飛び出した。自分のエネルギーが尽きかけ、走って税関職員を振り切れる望みはないとノリスは気づいていたに違いない。通りかかった車を無理矢理止めようとしたが、ドライバーはアクセルを踏み、彼を振り払った。そこに追跡者たちが飛びかかった。ノリスはもう逃げようとはしなかった。

ノリスの本名はアーメド・レザムで、最初は一九九四年にタハール・メジャジの名でフランス語の書類を偽造し、カナダに入国したアルジェリア移民であることを合衆国当局は知った。税関当局がこの不正行為を発見すると、彼はアルジェリアで投獄され拷問されたとの話を作り上げてカナダの入管システムを欺いたと話した。彼はカナダの滞在と政治的亡命者の資格申請を認められた。メジャジすなわちレザムは一時は社会的援助を受け、その後万引き、旅行客からの窃盗、盗難パスポート、クレジットカード、その他の書類の売りさばきで生計を支えた。逮捕歴は何度かあったが、カナダの裁判所はその都度彼を釈放した。

一九九八年、レザムはテロリスト集団とつながりのあるモントリオールのアルジェリア人たちと深く関わるようになり、テロリスト集団の中にはオサマ・ビンラディンのアルカイダもあった。レザムはアフガニスタンのアルカイダの訓練所のことを聞き、そこに行きたいと思ったが、面が割れた犯罪者で、入国違反でカナダ当局から捜索されていた。新たな身分証明が必要だった。

レザムはモントリオールの教会に押し入って洗礼証明書を盗み出し、それに必要な偽の署名をして自分自身に新たな過去を与えた。また、カナダのパスポートを取得するために偽造書類を使い、公にベンニ・アントン・ノリスになった。カナダ当局はレザムを探していたが、その当時から彼が偽の身分証明書とマラリアと一緒にポートエンジェルスに現われるまで消息は途絶えていた。

その夜なぜ彼はあんなに落ち着かず、汗をかいていたのだろうか？　レザムは年季の入った犯罪者、訓練されたテロリストで、明らかに何度も偽造書類を使っていたが、この最後の決定的な検問所でも平静さは失っていなかったはずだ。彼は不法移民として生活し、国境を密かに越え、軽微な犯罪を犯し、嘘をつき、数年間テロ活動に参加していた。沈着さは保つことができたはずだ。彼はフェリーの乗り場の入国管理官に対しては難なく振る舞ったが、ポートエンジェルスではそうはいかなかった。

すでに明らかにされているマラリア原虫の生活環からすると、レザムの肝臓に潜んでいたマラリア原虫が、ついに血液中でおびただしい数に増えはじめたというのが、考えられる筋書きである。無数の赤血球細胞がはじけてメロゾイトを放出し、ポートエンジェルスに到着したときマラリアの発作を引き起こした。ロサンゼルス国際空港と何百万もの人々の祝うミレニアムの祝祭に壊滅的な一撃を加えようとして、トランクに爆発物をたっぷり詰めてポートエンジェルスでフェリーを降りたとき、彼はひどく具合が悪く、疲れ切り、汗をしたたらせていたに違いない。そのタイミングはレザムにとり最悪だった。結局、策略や秘策は練ったものの、寄生虫が彼を当局に引き渡したのである。(8)

レザムは裁判を待つ間に、もう一つ「ミレニアム・ボンバー」という名前をもらった。まもなく彼は、自分の関わった他のテロリストやグループの情報を捜査官に提供し、アメリカ合衆国の諜報機関に協力するようになった。二〇〇一年四月、合衆国連邦裁判所はテロを計画しテロ活動を行なった罪でレザムを有罪とした。懲役一三〇年になりそうだったが、彼がさらに情報を提供する見込みがあるということで判決は延期され、二〇〇五年七月に判決が下されたときにレザムは自分の行為を謝罪し、テロ活動を放棄する宣誓をした。その行為と協力を認めた裁判官ジョン・クーノウは、懲役二二年に減刑した。

もし、レザムがポートエンジェルスで逮捕されなかったら、何が起こっていただろう？　彼は首尾よく爆弾を仕掛けられただろうか？　それは決してわからないが、彼の逮捕と彼が提供したテロリスト集団の情報は、二一世紀に大きな波及効果をもたらしたように思われる。マラリアをありがたいものだと思うことはできないが、レザムを当局の手に引き渡したことについてはこの寄生虫におそらく感謝することができるだろう。

レザムがマラリアに感染したことは思いもよらぬことで偶然の結果ではあったが、この原虫は文字通り時と場所を選んでいたと言える。このような出来事を計画することは困難で、それゆえ、寄生虫が武器として使われることは滅多にない。しかし、それが行なわれたこともあったのだ。

＊

一九四〇年一〇月四日、日本軍の飛行機が中国の上海南部の浙江省の低空を飛び、その直後に、付近の町のネズミたちは食物が増えているのを発見した。米や小麦が降ってきたのである。[9] この機会を目いっぱい利用しようとしたネズミたちが出てきてエサを食べると、彼らはいたるところでネズミに感染する寄生虫に出会った。ネズミノミである。もちろんノミは、ネズミにやるための穀物と一緒にまかれたのだが、本当の厄介者はこちらの方だ。ノミは見た目以上の災いをもたらした。ノミは、黒死病とも呼ばれる腺ペストの病原体である恐るべきバクテリア、ペスト菌（*Yersinia pestis*）の運び屋だったのだ。

人にしかつかないノミもいるが、ペスト菌は、クマネズミに寄生するケオプスネズミノミ（*Xenopsylla cheopis*）を介して人にうつることが最も多い。感染したノミは人を刺すと、ペスト菌をうつす。このバクテリアは、わきの下、鼠蹊部、頸部のリンパ節にすみつき、ブボと呼ばれる腫瘤を作る。腺ペストだ。ここからバクテリアは血液や肺の中に移動し、ノミの媒介を必要とせず人から人へ直接感染する病気、肺ペストに変わる。

黒死病の患者は、発熱、悪寒、頭痛、衰弱、ブボのひりひりするような激痛に苦しむ。ペスト菌は一滴の血液中に数千も含まれるほど激増することがある。出血や凝血で手足は黒くなり、壊疽が起こる。患者はまもなく死亡する。治療をしなければ、腺ペストの患者は六〇パーセントが死に至る。[10] 一六六五年、この疫病がロンドンを襲ったときは、毎週七〇〇〇人の人々が死亡した。

ペスト菌がたくさんの人々をすみやかに殺す潜在能力を持つとすると、日本軍がそれを生物兵器として使おうとしたのは驚くことではない。アメリカ合衆国もそのことは考えていて、一九三三年に米軍医療部隊のレオン・A・フォックスは、感染したネズミを飛行機から落とせば軍はこの疫病を広められると示唆していた。[11] このアイディアは、発熱したネズミが小さなパラシュートをつけて街路に降りるという気違いじみたイメージを想起させた。もし、日本がこのアイディアを拝借したのなら、彼らはここのところをうまく修正したのだろう。

ネズミたちがエサをむさぼり食いながら町の通りを行き来すると、そこにノミも加わり、ペスト菌をまき散らしながらエサをとり始める。ネズミは人家などの建物にノミを運び、ネズミが死ぬとノミは人を刺すようになる。まもなく、それまでこの疫病のはやったことのなかった町の中に、小さな流行が見られるようになった。このシナリオは約三週間後に中国のもう一つの町でも繰り返され、同じような結果をもたらした。全体で約一二一人の人々がペストで死亡したが、この深刻な死亡者数は散布されたノミが役割を果たしていた。

青銅器時代のエリコ（第1章参照）でも姿を現わしていたビルハルツ住血吸虫は、感染から発病までの期間は黒死病に比較するとはるかに長かったので妙な選択肢ではあったが、さらに近年になると、戦時中に寄生虫兵器の候補とされた。しかし、もし結果を何年も待てるなら、住血吸虫は生物兵器として役に立ちうることをエリコの例は示していた。ほとんどの目的ではそんなに長くは待てないが、スリランカのタミル軍は、この病気をもっと簡単に利用できるもう一つの特徴を頼みにした。この寄生虫のことがわかっていない人々に恐怖心を与える力である。この寄生虫は恐ろしいという評判は、その本当の破壊力をはるかに超えることもある。ベッドの下に潜む怪物への恐怖のように、闇の中に潜む寄生虫の概念は驚異的な力を持ち、おそらく寄生虫そのものより優れた武器になるのだ。

怒れる若きタミル人がほとんどを占める過激派は、スリランカ内のシンハラ人仏教徒とタミル人ヒンドゥー教徒との数十年にわたる戦いの産物だった。一九四八年、イギリスがこの島の政治的独立を承認したとき以来、人口の四分の三を数えるシンハラ人は徐々にタミル人を主流から外し、タミルの文化的独自性を否定していった。タミル人は抵抗したが、政治的進展はほとんどなかった。闘争と暴力は泥沼化し、一九八三年七月、シンハラ人の一三人の兵士が死亡したことにシンハラ人の暴徒が反応して三〇〇〇人のタミル人を殺害したとき、暴動が起こった。

暴動のあと、一五万人のタミル人が家を失っていた。その多くはインドや西側諸国に逃れていった。残されたタミル人の若者たちに高等教育を受ける機会や雇用機会は限定されていた。安住の地のない抑圧された多くの人々は暴力やテロリズムに走り、「タミル・イーラム解放のトラ」やタミルの他のゲリラ組織に加わった。これらの組織の一つはスリランカ政府に脅迫状を送った。

> セイロン政府は、テロリストと闘うためには悪魔の助けを借りると宣言した。これはタミル民族を服従させようとするものだ。罪のないタミル人に対し、政府がまさに極悪非道の行動をとり、服従させようとしていることは、今や全世界的にきわめて明らかだ。したがって、同等の行為で政府に報いることはきわめて適切であり、この目的を見据え、我々はセイロン全土で政府と全面戦争をする作戦部隊を結成した。我々の戦略は生物兵器による戦争を起こすことで、この戦争は数年のうちにセイロンを機能不全にすると確信している。医師や科学者は良心の呵責にうち勝ち、以下の手段を開発中である。
>
> (1) 感染材料、培養物、水生巻貝を運ぶために選抜されたボランティアを送り、マハウェリの水路や貯水池の数ヵ所に「ビルバル病（Bilbariasis（ママ））」（河川盲目症）を散布する。感染者が病院

を訪れるには少し時間を要するが、その時には感染による障害が現われているだろう。[12]

この文書にはさらに、黄熱、縮葉病（ゴムの木の病気）、茶畑の病気を持ち込むという脅迫が続いていた。

最初にその卵を観察したセオドア・ビルハルツにちなんで名付けられた「ビルハルツ住血吸虫症」は、ビルハルツ住血吸虫によって起こる病気の旧名である。この文書でタミルのテロ組織は、エリコに災いをもたらしたと思われる寄生虫と同じタイプの寄生虫を持ち込むと脅していた。とはいえ、このことを彼らが思いついたのは、エジプトでは不幸にも、ナイル川のアスワン・ハイダムの完成後にビルハルツ住血吸虫症が川の流域とダムの上流で猛威を振るったことによる可能性の方が高い。

ナイル川はダムができるまでは毎年氾濫し、乾いてひび割れた土を、水とアフリカ大陸の深部から来たシルト〔砂と粘土との中間の粒径をもつ砕屑物〕が広がる肥沃な氾濫原に変えた。水が引くと、エジプトの農民たちは穀類を洪水の跡に植えた。しかし、毎年の洪水は気まぐれだった。旱魃の年には洪水は短期間で規模が小さく、水は平野の一部にしか来ず、穀物は実らず、エジプトの人々は飢えた。そうでないときには川は怒り狂ったように平地を水浸しにし、水路をあふれさせ、村を流した。

エジプトは、水力発電とナイル川による洪水抑制のためにアスワン・ハイダムを作った。すると今度はダムが大量の水をため、今やそれはナセル湖となった。下流では季節的な洪水がなくなり、年間を通して灌漑による農業が可能になった。残念なことに、この穏やかな水流と水位の安定は、ビルハルツ住血吸虫の宿主の巻貝にも完璧な環境となった。この巻貝は湖や川辺、灌漑用水路で繁殖し、住血吸虫症蔓延のお膳立てをした。

ダムのできる前は、ダムとカイロの間の川谷に住む人々は約五パーセントしか住血吸虫症に感染していなかった。しかし、一九七一年のダム完成後、この病気に感染する人々はわずか四年で七倍に増えた。ダムの上流では事態ははるかに悪かった。水に触れた人がこの病気にかかるリスクがきわめて高かったのだ。まもなく湖の漁師の四分の三がこの寄生虫に感染した。

スリランカも似たような可能性に直面していた。スリランカ東部には、中央高地の急流を下り、平野を蛇行してベンガル湾に注ぐマハウェリ川が三〇〇キロメートル以上も流れている。島の南東部、東部、北部の海抜からわずかに標高の高い平野は乾燥地帯で、二月から九月まで雨はほとんど降らない。

スリランカの根深い民族対立の中で、平野はその帰属の争われる領域で、タミル人の脅威に特にさらされていた。歴史的には、この乾燥地帯はタミル人の土地だった。人口はまばらで、農業は島の生産量の約四分の一を担っていたにすぎず、ほとんどが米作だった。他の作物、おもにゴム、茶、ココナッツは湿潤地帯で耕作され、そこに島の大半の人々が住んでいた。

一九七〇年代後半には、灌漑の主要計画がマハウェリ川で進んでいた。政府は、広範囲にわたる土地を耕作地にしようとこの計画に多額の資金を注ぎ、人々――ほとんどはシンハラ人――がこの地域に移住した。ダムによる水力発電が始まり、米や他の作物の生産量が増えると、スリランカがこれらの作物を輸入する必要は大きく減少した。マハウェリ計画はスリランカ経済の宝になった。

感染した巻貝を持ち込むというタミル人の計画は、その巻貝がこの環境に合えばうまくいくかもしれなかった。もし、巻貝が繁殖可能な個体数になったら、寄生虫もそうなるだろう。そして、マハウェリ灌漑計画で米作が普及したら、人は間違いなく水に触れるようになる。住血吸虫は、一九五二年にインドのボンベイの約二〇〇キロ南で発見された。巻貝はこのようにスリランカでも繁殖しそうだった。幸い、この脅しの具体的な試みやこの島での住血吸虫症の大発生は、これまで報告されていない。

しかし、住血吸虫の散布はおそらく実際には計画されてはいなかった。テロリストの手紙の文面の奇妙な誤りが、グループの真の意図に疑いを投げかけている。この手紙には、河川盲目症とビルハルツ住血吸虫症のことが書かれている。ビルハルツ住血吸虫症は、住血吸虫症のことを指す一般的な名称だが、河川盲目症はそうではない。「感染した水生巻貝……水路や貯水池」は、結局、住血吸虫症の感染を意味するが、河川盲目症は回旋糸状虫という線虫が引き起こし、ブユが媒介する寄生虫病である。カニが回旋糸状虫の宿主になることはあるが、巻貝は宿主にはならない。また、回旋糸状虫は、水流が遅く洪水の起こらないよう管理された灌漑設備の中では繁殖しない。回旋糸状虫には速い流れが必要なのだ。スリランカの環境はブユには好まれるが、ブユの好きなのは水流が緩やかで人の多い平野部ではなく、川の流れが速くて荒々しいダムの下付近や高地である。

タミル人が河川盲目症（回旋糸状虫症）を持ち込むには、この病気に感染したブユ（*Simulium* 属）と急流が必要だったはずだ。ブユは、卵塊を水面付近の岩や水生植物に産みつける。卵から孵った幼虫は、ねばねばした糊状の物質と鉤で水中の岩にとりつく。幼虫は、岩に糸でとりついて絶えず流れ続ける水に逆らい、もし岩から外れそうになったらリールで糸を巻き寄せるようにして自分の体を引きつける。彼らは、柄のついた刷毛（頭部の扇状の毛）を使い、顕微鏡サイズの食物を急流から漉しとる。そして数週間後にはさなぎからブユの成虫になり、気泡に入り込み水面に上っていく。

もし、回旋糸状虫に感染したブユがスリランカに放たれたら、雌は当然空腹になる。彼らは、流れのそばを歩いている不運なスリランカ人の皮膚を刃のような口器で突き刺して血を吸い、苦しめるだ

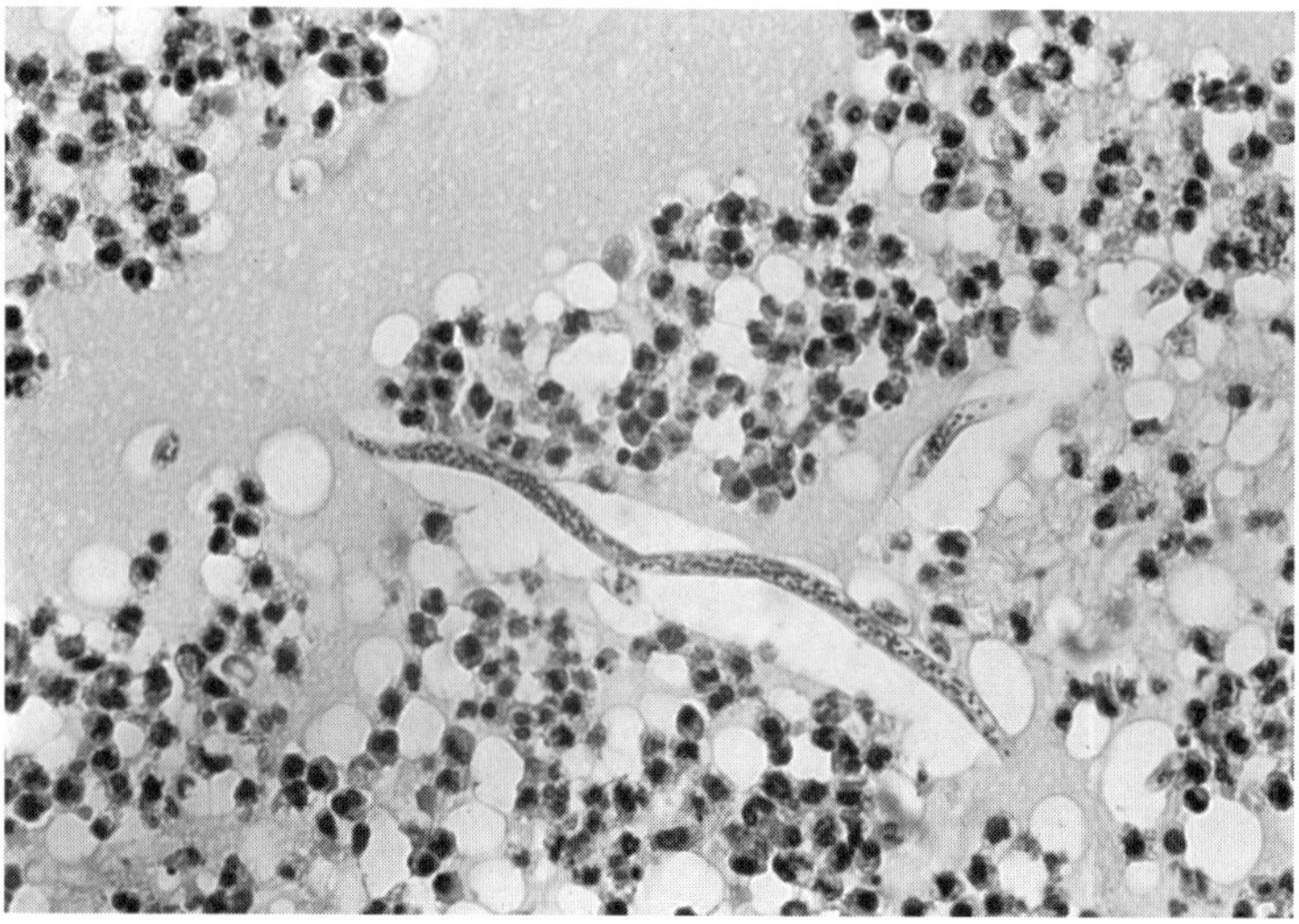

図22　皮膚の中を移動する回旋糸状虫（*Onchocerca volvulus*）のミクロフィラリア。（写真／著者）

ろう。そしてその間に、顕微鏡サイズの回旋糸状虫の幼虫を傷口に産みつけるはずだ。

その後一年間で、幼虫は不運な宿主の皮膚かさらに体の奥深くにすみついて成虫になり、多くの場合腫瘍のような固まりになる。そして交尾し、生まれたミクロフィラリアは皮膚の中を移動し、そのとき宿主がブユに刺されると、吸われてブユの体内へと移動する。ブユは新しい場所で生き延び、別の宿主が流れのそばを歩くのを待つ。

回旋糸状虫症で見られる恐ろしい症状のほとんどは、人の体内に残され、そこで死んだミクロフィラリアが原因となる。皮膚の中で死んだミクロフィラリアは、猛烈にかゆいアレルギーのような発疹を皮膚に引き起こす。時間がたつと皮膚は厚くなって黒ずみ、ひび割れ、しわが寄り、たるみ、患者は年齢以上に老けて見えるようになる。ミクロフィラリアが目の中で死ぬと、病名〔河川盲目症〕のとおり視力が失われる。成虫は一五年近くもミクロフィラリアを生み続ける。

重病人が病院に押し寄せるのを待っていたテロリストには残念なことだが、成虫も移動中のミクロフィラリアも、深刻な健康被害をただちに起こす性質は持たなかった。視力喪失のようなさらに深刻な症状は、発症までに普通長い年月がかかり、この虫が寄生した人すべてを襲うわけではない。同様に、感染は今では比較的抑えやすく、イベルメクチンで治療可能である。実際には、スリランカのような地理的に孤立した場所で新しい汚染地域が発生しても、容易に防疫対策がとられ撲滅されたことだろう。

たとえ、タミル人が本当に回旋糸状虫を生物兵器として使用したとしても、彼らはその結果に失望したことだろう。いずれにせよ、その意図はおそらくビルハルツ住血吸虫で、河川盲目症への言及は、混乱や不運な失策を狙った牽制と思われる。おそらく真の狙いは、この寄生虫の持ち込みそのものではなく、そうするかもしれないという恐怖を生み出すことだ。結局、テロとは、恐怖を生み出すことである。

これとは対照的に、現実の悪ふざけは笑いの種にもなるし、時に復讐の手段にもなる。

＊

ブタ回虫（*Ascaris suum*）は、一九七〇年代初期のカナダでは武器でもあり、危険ないたずらの手段でもあった。この寄生虫は、かつては人には無害だと信じられていたが、もし適切な治療を受けることができなかったら、この寄生虫によって命を落とした可能性のある四人の大学生の事例が知られている。[13] このドラマは、四人が突然奇妙な病気にかかった二月中旬に始まった。病院の救急病棟に最初に運び込まれたのは、二五歳のダン・マシューズ（ここに出てくる人物はすべて仮名）だった。マシューズは約三日間気分が悪く、その後食欲がなくなり発熱した。さらに危険を感じさせたのは、咳がひどく、心拍数が速く、喘息のような息づかいだったことである。実際、救急治療室に着いたときは、皮膚は酸素不足のため明らかに血の気が失せていた。彼は呼吸困難におちいっていた。

X線撮影でマシューズの肺には影が認められ、空気のあるべき場所を何かが占めていた。血液検査では白血球数の増加が認められたことから感染症が疑われ、特にアレルギーや寄生虫感染に対して反応する好酸球数が異様に多いことが明らかになった。肝臓の肥大も認められた。彼は肺炎と診断されて入院し、抗生物質を投与された。しかし、薬は効かなかった。二四時間後、全身に発疹が出たこと以外、症状に変化は見られなかった。

二日目、二三歳のマイケル・ホワイトが血の気を失い、呼吸困難におちいりぜいぜい言いながら病院の救急病棟に着いたとき、謎は深まった。肺のX線撮影はマシューズの所見に似ていて、白血球は好酸球の値が通常値より高く、肝臓は肥大していた。二人は同じ感染症にかかっているようだった。医師たちが二人の関係を調べると、実はアパートの同じ部屋に住む学生であることがわかった。

医師たちはこの学生たちの病気の原因はまだわからなかったが、好酸球の異常に高い数値がこの病気に寄生虫が絡んでいることを示唆していた。好酸球は、外から人の体内に侵入する物質を破壊するのに役立つ酵素を含む白血球である。侵入者があると好酸球は増え、侵入された場所に移動する。そして侵入者に十分近づくと、はじけて敵を破壊する能力を持つ酵素を解き放つ。好酸球は、ある種の寄生虫感染のようにやや特殊な状況で増加する。医師たちはすぐ、学生たちの痰と胃の内容物のサンプルを寄生虫検査に回した。

それにもかかわらず、寄生虫はすぐには見つからなかった。マシューズは呼吸困難のまま酸素テントにとどまり、抗生物質はまったく効果がないようだった。診断はつかず、医師たちはただ見守り、待つことしかできなかった。謎が解けないまま三日目になり、三人目のルームメイト、二一歳のスコット・マクドナルドが呼吸困難で救急治療室にやってきた。

マクドナルドの青ざめ方は今やおなじみだったが、症状は最初の二人ほど重くなかった。肺のX線所見も似ていたが、本当に危険というほどではなく、白血球値は高かった。肝臓に肥大は見られず、好酸球は正常値だった（しかし、比較的時間がたってから上昇した）。彼も入院しルームメイトたちと一緒になった。

翌日、もう一人のルームメイト、二三歳のアンドルー・ランギルが救急病棟に姿を見せて、三人は四人になった。彼は四人の中では最も具合が良く、空咳をし、少しぜいぜい言っていたが、それは活発に動いたときだけだった。白血球数値は正常で、肺のX線像に悪い箇所はほとんど見られなかった。しかし、医師たちは経過観察のため彼を病院にとどめた。

同じ部屋にはあと二人が住んでいて、両方とも学生だった。うち一人は具合が悪くならず、病気を免れたようだった。最後の学生、アメリカ合衆国出身の二三歳のアラン・ロブソンは、最近引っ越していった。ロブソンは自分の部屋代を払わず、問題発生の数週間前、学生たちは彼に部屋を明け渡すように言っていた。

ランギルが入院したのとほぼ同時に、マシューズの痰と胃洗浄の検査結果が戻ってきた。寄生虫は見つかったが、それは人の寄生虫ではなかった。どちらの検体にも、尾の先の丸まった長さ二～五ミリの小さな虫のような生物がたくさんのたくっていた。これらは、寄生虫学専門家によりブタ回虫の幼虫と同定された。これは初めての発見だった。文献的にも、ブタ回虫が人に感染した症例報告はまったくなかったのだ。

ブタ回虫は人に感染するとは考えられていない。おそらく、人の腸に寄生する巨大な回虫（*Ascaris lumbricoides*）と祖先は共通だが、二つの寄生虫は別種だと考えられている。今日でも、ブタ回虫が人宿主の体内で成虫になれるかどうかは科学者の間で議論になっている。しかし、ブタ回虫の生活環は、ジェームズ・クック船長を苦しめていたかもしれないとジェームズ・ワット中尉が示唆した回虫の生活環と実質的に同じである。幼虫は肺から気管を上り、胃に下り、その後、腸に入るのだ。

顕微鏡サイズのブタ回虫の幼虫は、卵から孵り腸を離れるとまず肝臓に行き、まるで作戦行動を待つ軍隊のようにそこに二、三日とどまる。この移動は回虫の人感染では知られていないが、ブタ回虫に感染したブタでは知られている。このことから、なぜ、最初の二人の肝臓が肥大していたかの説明がつきそうである。彼らの体が肝臓内のこの寄生虫を取り除こうとしたことで、臓器が炎症を起こしたのだ。幼虫は肝臓から肺へ移動し、そこで毛細血管から空気のある側、気腔へとはじけ出る。

幼虫が一匹出てくるたびに、ごく少量の血液が毛細血管から肺へ漏れ出す。多数の幼虫が同時に肺に着くと、出血と腫脹が深刻になることもある。好酸球を含む白血球が援護射撃のため肺に集まると、死んだり死にそうな細胞や幼虫がそこにたまり始める。この時点のX線画像には肺の空気の入る部分に物が詰まっているのが映り、四人の学生が救急治療室に来たときの症状がまさに肺炎のようである説明がつく。もし、膿や死んだ細胞や幼虫が肺にたっぷりたまっていれば、感染が致命的になることもある。

それまで、ブタ回虫による人の肺炎の治療経験は報告されていなかったため、医師たちには治療法の情報がなかなか手に入らなかった。彼らはまず対症療法を行なった。医師たちは、対処しようとしている相手が判明するとすぐ、マシューズ、ホワイト、マクドナルドを消炎剤のプレドニゾンで治療した。肺の中の戦いはターニングポイントを迎え、彼らはまもなく快方に向かいはじめた。他の三人ほどひどくなかったランギルにはこの薬は処方されず、彼は治療なしで回復した。しかし、プレドニゾンは抗寄生虫薬ではなかったので、幼虫に対する殺虫効果はなかったはずだ。

肺や胃の中で生き延びた幼虫は、腸で生き続けたことだろう。その時何が起こるかは誰も知らなかった。ブタ回虫の幼虫は、人という非適合宿主の体内では死ぬかもしれないし、成虫になるかもしれない。成虫になるには時間がかかるので、検便まで時間を待たなければならなかった。その間、ブタの寄生虫が最初の段階でどのように四人に入ったかを明らかにすることに注意が向けられた。

明快な解答を与えたのは寄生虫自身だった。部屋を追い出されたルームメイトのアラン・ロブソンは、寄生虫学の学生だったのだ。冬のさなかのカナダで四人の若者に偶然感染することはまずありえないブタ回虫の卵を、彼は手に入れられる立場にいたはずだった。そして、部屋を追い出されたことに逆上したロブソンには、その仕返しにルームメイトを病気にする動機があった。

振り返ってみると、病気になった学生たちは入院の約二週間前の週末に一緒に食事をしていたことを覚えていた。感染しなかったルームメイトはその夜カーリングに行っていた。おそらくロブソンは、部屋にいなかっただけか、少なくとも自分を追い出した学生とはつきあっていなかった。夕方、四人は共同で使っていた冷蔵庫の中身で作った食卓についた。その夜、四人の友人たちは、おそらく牛乳、冷肉、あるいは何か生ものを食べ、それに感染力のあるブタ回虫の卵がたくさん混ぜられていた。食物の中の卵は目に見えないが、暖かい腸に触れればすぐに孵るばかりになっていた。

四人は食物中の卵をすべて口にしたと思われる。卵はすべてすぐ孵り、幼虫は一斉に腸に放たれ、群れになり肺へ移動した。こう考えると、マシューズとホワイトがひどい肺炎にかかり、間を置かずに四人全員が入院したことの説明がつく。被害を被らなかったルームメイトは感染の徴候を注意深く観察され、このころこの部屋を訪問した他の学生たちも検査されたが、他の人は誰も病気にならなかった。

カナダの地方紙は「寄生虫殺人犯」の話を密着取材したが、三週間以上たってもロブソンは見つからず、話も聞けなかった。彼は、かつてのルームメイトたちがひどい病気にかかりはじめたのとほぼ同時期に慌ただしくアメリカ合衆国へ発っていった。四人の殺人未遂容疑で逮捕状が出された。北米のロブソンの実家では、両親が彼とは数年会っていないと話した。警察はロブソンを見つけられなかった。彼は姿を消したのだ。

アンドルー・ランギルは、最初の病気のときは四人の中で症状が一番軽かったが、四月初旬には腸内の寄生虫数は最多になった。検便では成虫ではないが活発に動くブタ回虫が多数認められた。マクドナルドにもたくさんの虫がいたが、一番重症だったマシューズとホワイトの二人には、成虫も未成熟な虫もいなかった。四人全員に、最後の虫がいなくなったことが確かめられるまで抗寄生虫薬のピペラジンが処方された。

若者たちに見られた劇的な症状から、人に感染したときのブタ回虫の活動についてたくさんの情報が得られ、この寄生虫は人には病気を起こさず、人の腸内で成虫にならないというそれまでの定説は正しくないことが明らかとなった。この寄生虫は、成虫になるまでの間に治療で駆逐されたが、未成熟な寄生虫が二人の中にたくさん見つかったということは、この寄生虫が本当に成虫になりうることを暗示している。それ以前には、そうした考えを支持する有力な証拠は得られていなかったし、その後も得られていない。

四人の犠牲者は肺と肝臓の回復には時間がかかったが、全員この試練から脱した。そして約三週間後に全員そろって退院したが、ちょうどそれに合わせるかのように、弁護士に連れられたロブソンが警察に自首するために姿を現わした。

ロブソンは逮捕され、保釈保証人なしに最初の出廷まで九日間拘置された。裁判官は、彼が再び逃げることはなさそうだと事前聴取で判断し、保釈金を払わせて釈放した。ロブソンは敵対的証人の回避のため裁判の非公開を要求し、認められたので、このセンセーショナルなニュースは地方紙でも報じられなくなった。「寄生虫殺人犯」の裁判はすぐに始まった。

この寄生虫がロブソンの武器として働き、たとえその後彼を裏切ったとしても、彼は責任を免れそうである。ロブソンは有罪にされなかった。事実、人を病気にできるとは本人も他の誰も信じていなかったこの武器で、殺人を意図することができただろうか?[14] もし、家の食物の中にロブソンがブタ回虫の卵を入れたとしても、その悪意に満ちたいたずらは、都市伝説のチョコレートケーキ——下痢便を「砂糖衣」のようにまぶして凍らせたそうだ——さながらで、げんなりはさせられるが殺意はなかったのだ。

おそらく、ロブソンは、ルームメイトたちが二、三日軽い病気になるだろうと信じ、自分にひどいことをしたと気づかせるためにはささやかな復讐をしてもよいことにしたのだろう。最初彼は、ルームメイトたちがブタの寄生虫を知らぬ間に口にし、それを知っているのが自分だけだったので、一人でにやにやしていたかもしれない。彼は部屋から追い出され、その復讐をしたのだが、誰も予想しえなかったそれ以上のもの——北米の寄生虫学史の中でずっと語り継がれる話——をもたらしたのだ。

第8章

新興寄生虫症

予期せぬ出現

新たな疫病が作られつつあるという恐怖は決して間違ってはいない。世界のほとんどの場所では、新たな疫病に対する備えができていない。十分な水も、十分な食物も、十分なすみかも、平和もないのだから。

I. J. レフラー『微生物、化学療法、進化、狂気』

私たちはすでに、人に寄生しうる生命体にすべて出会い、記録しているとか、新たな人寄生虫が将来進化することはないと考えるのは間違いだろう。私たち自身が変化したり、環境を変化させたりすると、それにしたがって寄生虫も変化する。人のコロモジラミは、寄生虫の進化の比較的最近の例である。

一二世紀のイギリスで、大司教トーマス・ベケットはめったに洗濯しない衣服をたくさん重ね着していたので、コロモジラミにはおあつらえ向きの宿主だった（第6章参照）。しかし、人類学者は、人間はずっと服を着ていたわけではないことを私たちに思い起こさせる。私たちの遠い祖先の体毛は、一七〇万年〜三〇〇万年前に徐々に消えていったと考えられている。その後、人類は衣服を着るようになるおそらく一〇万年くらい前までは、裸で生活していた。人間は、体にシラミがついて困ることなどなく長い間生きてきたはずだ。それでは、コロモジラミはどこからやってきたのだろう？

現代の理論では、アタマジラミがコロモジラミに進化したのは、人が衣服を着はじめてからで、それによってこの虫は肌に近い場所に寄生し続け、快適に過ごせるようになったとされている[1]。頭から胴体までの移動距離はそう長くなく、シラミは髪でなく繊維に絡みつくことさえ覚えればよかった。この切り替えは一度ならず起こったかもしれない。この新種のシラミの家は私たちが作り、それで彼らが現われたのだから、その出現に人間は直接的な役割を果たしたと考えられる。その後、シラミはチフスや他の病気を運ぶことで何百万もの人間を間接的に殺すようになった[2]。

最初に衣服を作った人が、それを着るという習慣がどのような結果を生み出すかを予測できなかったのも無理からぬことであった。人々が衣服を着はじめたときにコロモジラミやチフスの出現を心配する人は誰もいなかったし、この寄生虫が現われ、どこにでも存在するようになってから長い時間がたつまで、コロモジラミのもたらした脅威を理解していた人もいなかった[3]。人々は、衣服が暖かさと保護を与えてくれることだけを知っていたのである。コロモジラミの出現は、進歩が予期せぬ不幸な結果を付け加えた古典的な出来事だった。

今日、新興寄生虫症を最も簡単に定義するなら、それは、突然注目されるようになった寄生虫症ということになる。新興寄生虫は、コロモジラミが最初に出現したときのように正真正銘新しいものかもしれないし、新たな隙間を埋めるよう進化した新たな生物かもしれない。このような経路は比較的珍しいが、他の形で現われる新興寄生虫もある。

寄生虫は時に動物から人へ広がり、その後、人から人へ広がる病気に変わることがある。それは中古品のようなもので、私たちにとっては新しいのだが、本当に新しいものではない。人間が野生空間へ侵入することは、野生動物を家畜化するのと同様、寄生虫にこのような移動を許す行為だが、食生活の変化もその一因となりうる。今日、人々は目新しい食物や違う調理法を試すことに熱心で、これにより、これまで接触することのなかった生物を摂取する機会が増えている。

すでに知られている寄生虫も、時にさまざまな理由から新たな場所に劇的に出現する。第4章で述べたリビアでのラセンウジバエの出現もその一例だ。世界中の旅行者の集団が、旅先で飲食したり、泳いだり、裸足で歩いたり、吸血昆虫に刺されたりして帰国すると、気がつかないうちに、かつて熱帯の生物であった寄生虫が西欧に出現するケースが増えてくる。欧米の医師たちは、マラリア、トリパノソーマ症、住血吸虫症という自分たちには初めての症例に直面している。新興寄生虫症の出現は、クリプトスポリジウム原虫が飲料水を介して大発生したように、かつてはまれだった寄生虫が大勢の人々に感染しうる条件に出会った際にも認められた。環境汚染の進行も、食物にあまり火を通さないよう調理する傾向とあいまって、新興寄生虫症の出現に寄与している。

新興寄生虫のうちのあるものは、実は、今ではかつてほど一般的ではなくなったものが、突如私たちの目に入るようになっただけのものだ。たとえば、一九〇〇年代初期にアメリカ合衆国で典型的だった「貧乏白人」の背後にある健康上の問題には、鉤虫症が存在したことが科学者たちによって明らかにされたように、見慣れた症状の原因が何であるかがついに明らかになる場合がある（第4章を参照）。あるいは、新たな診断方法により、感染していた病原体を同定できるようになったのかもしれない。

今日新興寄生虫は、ほとんどの場合が人間の営み、すなわち環境に変化をもたらすさまざまな人間の活動に伴って出現し、それが予期せぬ結果につながっている。

＊

博物学者のチャールズ・ダーウィンがコロモジラミと衣服の発明とを関連づけたことを示す証拠はないが、彼はシラミの進化については考えていた。ビーグル号での名高い航海の途中、ダーウィンはさまざまな種のシラミを集め、のちに博物学者のヘンリー・デニーの寄生虫の研究にそれを寄付した。しかし、それ以上にダーウィンは、人類の技術革新により人の健康に深刻な脅威を与えるよう変化したもう一種の吸血昆虫と深い関わりを持ったことで記憶されている。

一八三九年三月、ダーウィンはアルゼンチンのメンドーサ州を旅行していたとき、サシガメ（「キスをする虫」）〔カメムシの仲間〕の一種、ベンチュカ（benchuca）に刺された。彼は日記に書いた。

「長さ約一インチで体の上を這い回る、柔らかいような感じの羽のない昆虫で、一番うんざりする。血を吸う前は実にほっそりしているが、吸ったあとは血で丸く膨れる」[4]。ダーウィンがこの虫に刺されたのはおそらくこの時だけではなかっただろう。同じ日記に、彼はチリではベンチュカをつかまえてテーブルの上に放したと書いている。

指を差し出してみると、この大胆な昆虫はすぐに吸い込み管を突き刺して攻撃し、そのままにしておくと血を吸う。刺し口に痛みはない。血を吸う間に体を見ているのは面白く、ウエハースのように平らだった体が一〇分もしないうちに球形に変わる。ある将校から腹いっぱいに吸血したあとのベンチュカは、その後まる四ヵ月間は太っていたが、二週間もすると、次の吸血の準備ができている[5]。

自然に魅せられていたダーウィンは、おそらく当時の他の人たちと同程度にはベンチュカのことを知っていただろうが、その数十年後に数百万人もの人間に感染し、二〇〇〇年には毎年四万五千～五万人もの人間を殺すことになる原虫、クルーズトリパノソーマ（*Trypanosoma cruzi*）を媒介する昆虫と自分が戯れているとは知らなかった。アメリカトリパノソーマ病、すなわちシャーガス病の存在はまだ認められていなかったので彼もそれを知らず、この原虫の存在も、それがサシガメの後腸で増えることも、人や他の脊椎動物に感染することも、知る人はいなかった。

サシガメは体温に引き寄せられ、普通、犠牲者が眠っているときに血を吸う。この虫は、目の端や唇の端近くの皮膚の薄い部分が好きなため、「キスをする虫」とも呼ばれる。そして、キスのように、刺されても普通痛みはない。しかし、ツェツェバエや蚊とは違い、サシガメは刺し傷を通してトリパノソーマ原虫をうつすことはない。原虫の生活環の中で感染力を持つ段階であるトリポマスティゴートと呼ばれる原虫は、サシガメの糞の中にあるのだ。

動物は、サシガメの糞で汚染された食物や水をとったり、虫そのものを食べたりするときにトリパノソーマに感染することが多い。人が虫やその糞を口に入れることは動物よりは少ないが、ある出来事が同時に起きると、この原虫が人に感染しうるという興味深い事柄がある。サシガメは吸血を行なったあと排泄し、トリポマスティゴートがたくさん含まれた糞の固まりを刺し傷のそばに出すのである。刺された人がその場所を掻いたりこすったりすると、糞を小さな傷口や目や口の中に塗りつけることになり、トリポマスティゴートは人の体への入り口を見つけ出す。つまり、クルーズトリパノソーマが人へ移動できるかどうかは、サシガメが人の皮膚を離れる前に、そこに排泄できるかどうか次第である。

サシガメが吸血するだけで糞をしなかったときは、人は彼らに食物を提供しただけでトリパノソーマに感染することはめったにない。しかし、サシガメは糞を出し、シャーガス病が人の世界に現われたのだ。二〇世紀の終わりには、クルーズトリパノソーマ原虫は中南米の約一六〇〇万～一八〇〇万の人々の血液の中をめぐっていた。

トリポマスティゴートはとても小さいので、一匹だと人の赤血球内に丸まって入ることができる。彼らは長く透明なウミヘビのようで、片端は丸く、もう片端は先が細くなり、透明なひだ飾りのついたひれが体長の長さの鞭状の尾になって細く伸びている。ひれは波状の膜で、外周の端から端まで生える鞭毛が細く伸びる尾の上でなびいている。しかし、ここからは普通とは少し異なっている。この

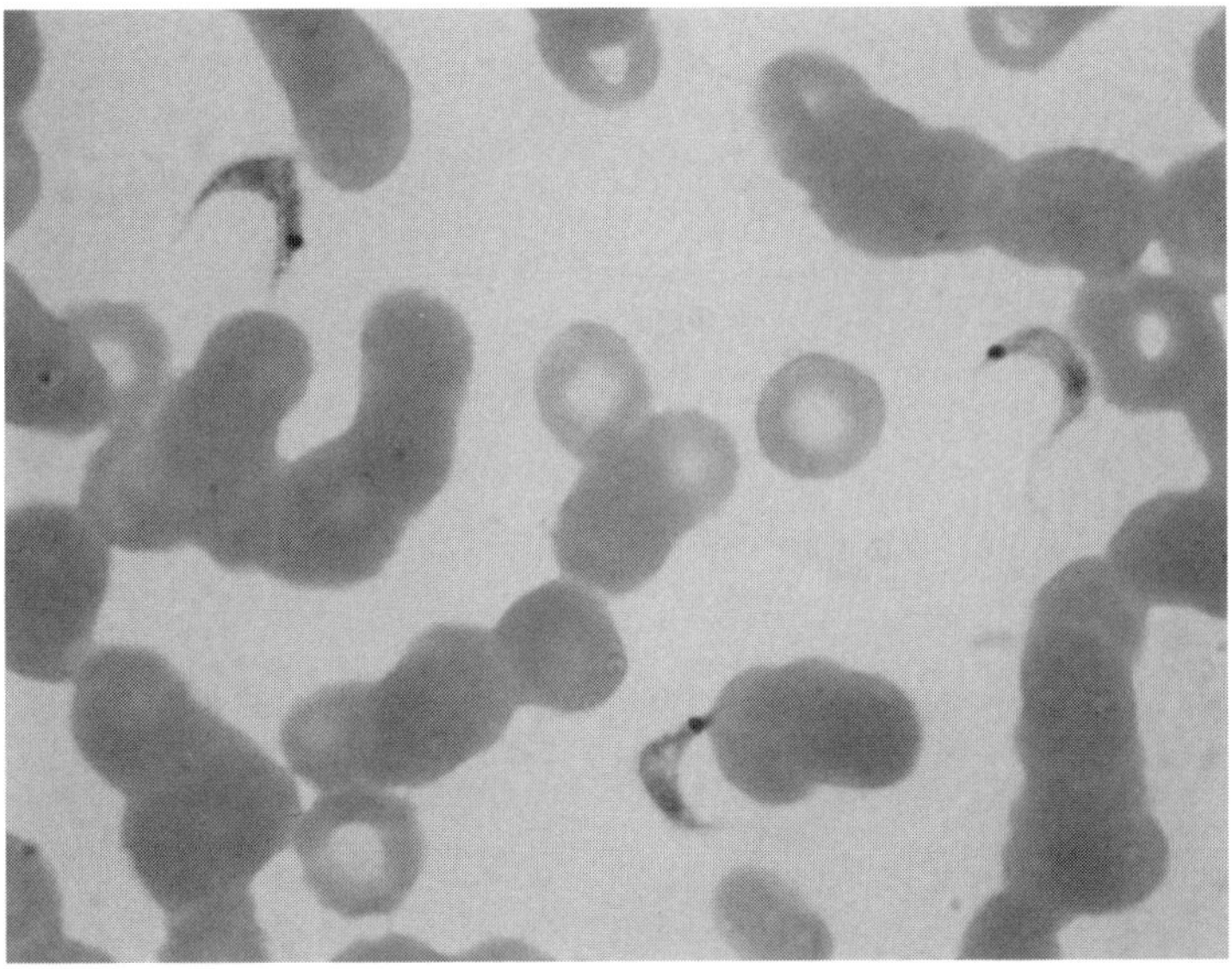

図23 血液中のクルーズトリパノソーマ（*Trypanosoma cruzi*）のトリポマスティゴート。（写真／著者）

「ヘビ」は後ろ向きに泳ぐのだ。トリポマスティゴートは水中——この場合はサシガメの糞や人の血液中——に深く潜るときは、尾が前に来る。

うっかりサシガメに刺されたとき、特に最初に被害者に気づかなかったときに最初に被害者に見られる症状は、原虫の侵入部位に現われるシャゴーマと呼ばれる赤く腫れたシャーガス病腫瘤である。これは、侵入してきたトリパノソーマ原虫を取り除き、破壊しようとして宿主の免疫系によって作られる。しかし、免疫細胞は逆に利用される。免疫細胞に飲み込まれたトリポマスティゴートは丸まり、アマスティゴートと呼ばれる小体になり増えていく。そして最後は、宿主の細胞が破壊され、トリポマスティゴートが現われ散らばっていく。トリポマスティゴートはリンパ節に運ばれ、その後血液中に散り、行く先々で細胞に侵入する。そしてまたアマスティゴートに変化して増え、トリポマスティゴートになってはじけ出て宿主の細胞を破壊し、血液中に散る。筋肉細胞と神経細胞は特に大きな損傷を被る。

シャーガス病では、患者は感染後わずか数週間のこの段階で死亡することがある。しかし、一部の患者では初期症状は軽度で、感染は自覚されないまま経過し、原虫は何十年もの間潜み続ける。時がたつにつれ、破壊される細胞の数は膨大になる。心筋細胞がきわめてひどい損傷を受けることが多いため、患者は最後は心不全で死亡する。このほかの患者では、食道や腸管の神経機能が次第に破壊されるため、これらの臓器は肥大してたるみ、本来の機能を果たすことができなくなる。

発病の期間、トリポマスティゴートは血液中をめぐり、細胞の中に入り込む。血液中のトリポマスティゴートの数はきわめて少ないこともあり、その場合は通常の検査では見つからないこともある。しかし、もし感染者が別のサシガメに吸血されたり、献血をしたり臓器のドナーになったりすれば、人に病気をうつすこともあるし、妊婦から胎児に病気がうつることもある。

サシガメはヤシの木や材木、家の中のひびや割れ目の中、葺かれた屋根の中にすむ。彼らは日中は隠れ、夜は外に出てエサを探し回る。その一種、ブラジルサシガメ（*Triatoma infestans*）はほとんど人家にしかすまないため、多くの人感染の原因である。老朽化した家や粗末な住居、草葺きの屋根は虫たちには理想的な条件で、夜にこのような住居で寝ている人々が彼らの格好の餌食となる。

このサシガメの一種は、どのようにして人家にだけしかすまなくなったのか？　この虫はもとはボリビアのコチャバンバ谷に生息し、五〇〇〇年も前からある理由で人からエサをとりはじめたと科学者は考えている。この虫は、この地域の人がテンジクネズミ（モルモットとして知られる）を家畜として室内で飼うようになったときに人の住居に入り込んだ。南アメリカで野生動物から家畜化された数少ない動物の一つであるモルモットは、当時は〔現在も〕ペットではなく食料だった。

野生のモルモットは、家の中や檻に入れられたときにトリパノソーマ症も一緒に連れてきて、齧歯類について寄生虫をうつすブラジルサシガメも連れてきたと思われる。モルモットは売り買いされ、もともと飼われていた土地から南アメリカ大陸中へ広まり、サシガメも広まった。家の中のひび割れや隙間の中に潜むブラジルサシガメは、頼りになる新たな食料源を見つけたのだ。彼らは夜、他の家に飛んでいき、自ら数を増やし広まっていった。

人間のすまいはかくも居心地が良かったので、ブラジルサシガメもそこに居着くようになり、コチャバンバ以外のほとんどすべての場所で野生生活を捨てて家の中にとどまるようになった。サシガメは、ほぼ全種がクルーズトリパノソーマを媒介する能力を持っているが、ブラジルサシガメは南米のほとんど全域でこの原虫の人感染の主要な媒介者になった。この出来事は、人間にはこの原虫の最初の出現のように見えたのである。

南米アタカマ砂漠で四〇〇〇年前の人のミイラの組織中にクルーズトリパノソーマのDNAが見つかったことは、人間が長年シャーガス病に悩まされていたことを証明しており、サシガメはモルモットとほぼ同時期に居着くようになったという仮説をこのミイラたちは支持している[6]。しかし、人間が最初にこの大陸に到着したときには、おそらくこの寄生虫はすでに大陸の動物に存在し、ブラジルサシガメが家の中に侵入する前にも散発的な感染は発生していたと思われる。

一九〇九年、クルーズトリパノソーマは別の意味でも出現した。カルロス・シャーガスはサシガメの中にこの原虫を発見し、それに続くリオデジャネイロのオズワルド・クルス研究所での研究では、サシガメがこの寄生虫を動物にうつすことが証明された。一九一六年、南アメリカの子供たちに多く見られる病気とトリパノソーマ原虫との間には、関連のあることが突き止められた。彼はまた、シャーガス病がどのような病気であるかという洞察力に富んだ記録も残し、そこには、この病気が貧しい疎外された人々の病気であることが記されていた。一九二〇年の論文に彼は以下のように書いた。

この吸血昆虫の大きな巣窟は、壁や屋根が彼らの隠れ家として好都合な原始的な家屋に作られている。この国の草葺き屋根と壁に穴のあいた小屋やあばら屋が、これらの昆虫が最もひどく蔓延する場所である。田舎町では、造りの良い家は汚染から守られているが、町外れに決まって建つ貧しい家ではこの吸血昆虫が常に数多く見られる[7]。

この原虫は、輸血療法の到来とともに町にも侵入し、移住者の血液に入り、輸血用の血液を汚染した。一九七〇年代には、約二五パーセントの献血者が感染している地域もあり、毎年、何千人もの人が血液や血液製剤を通じてシャーガス病にかかっていたことが報告されている。献血者にトリパノソーマ病患者がいないかどうかの検査は、一九九〇年代までは通常の検査ではできなかった。

一九七〇年代になって発生した新たな出来事が、シャーガス病が第三段階へ進むお膳立てをした。この一〇年の年月は、人々の北部への大移住の開始――ラテンアメリカの人々のアメリカ合衆国への移住――をまのあたりにした時期である。今日では、百万あるいはそれ以上の感染者がアメリカ合衆国に住んでいると思われる[8]。多くの人は、この原虫の影響で中年以降に長期間苦しむことになり、もし、この人々がその間に献血や臓器提供を行なえば、原虫を他人にうつす可能性もある。ドナーの臓器による感染はすでに文献に記録されている。

*

二〇〇一年四月、三七歳のアメリカ人女性が体調を崩し、病院にやってきた。彼女はほぼ一ヵ月前に腎臓と膵臓の移植を受けており、今回は原因不明の発熱が見られた。熱はしつこく続き、四日目に血液の塗抹検査を行なったところ、クルーズトリパノソーマに特徴的な三日月形をしたトリポマスティゴートが血液中に認められた。この女性はシャーガス病にかかっていたが、サシガメから感染したのではないことはほぼ確実だった(9)。

サシガメがアメリカ合衆国内にも生息していることはわかっており、動物実験からはこの原虫が存在していることも確認されていたが、サシガメが媒介したトリパノソーマ病の症例は合衆国内ではきわめて少なかった。合衆国の人々は、ラテンアメリカの人々ほどこの虫との接触機会は多くなく、刺されることもあまりない。さらに、合衆国内に認められるトリパノソーマ原虫は病原性が低い株であると考えられている。

しかし、この移植患者の場合、ドナーはアメリカ合衆国に来る前にこの原虫に感染していた中米からの移民で、移植された臓器には原虫が含まれていた。この女性は、その後四ヵ月間、疾病管理センターから特別に入手したニフルティモックスという薬で治療されたが、二〇〇一年一〇月にシャーガス病で死亡した。彼女は、臓器移植によりクルーズトリパノソーマをうつされ、その結果死亡したはじめてのアメリカ人とされたが、この認定は疑わしかった。ほかに二人、同じドナーから臓器提供を受け、やはりシャーガス病にかかった人がいたが、彼らは死に至ることはなかった。このように、アメリカ合衆国や他の西欧諸国では、環境中に広まったクルーズトリパノソーマが伝播することはなく、輸血や臓器移植による感染が認められた。今ではスクリーニングテストが可能ではあるが、その当時はまだ一般的ではなかった。

チャールズ・ダーウィンはクルーズトリパノソーマが発見されるはるか前の一八八二年に死亡しているので、腹をすかせたサシガメに指を差し出す危険性についてはまったく知らなかった。アルゼンチンでダーウィンを刺した虫がブラジルサシガメであったのか、この虫がクルーズトリパノソーマを保有していたかはわからないが、夜、ルクサン村で寝ていたときにこの虫に刺されたと日記に書いているので、アルゼンチンの家屋にすみついていた種であることが示唆され、アルゼンチンなら普通、犯人はブラジルサシガメと思われる。この博物学者は慢性疾患を抱えており、科学者たちは彼がシャーガス病にかかっていたのではないかと議論している。もしそうなら、彼は四〇年以上も感染しながら生き延びてきたことになる。輸血や臓器移植が行なわれる以前のイギリスに住んでいたダーウィンは、それを人にうつすことはなかった。

*

将来、コロモジラミが人のファッションの中に入り込むことになるかもしれないし、医学的な検査方法が改良されてクルーズトリパノソーマ原虫の検出が進むことになるかもしれない。しかし、ファッションと医学の両面における人類の発明を一度に利用することに成功した、ありふれてはいるがほと

ん ど知られていなかったアカントアメーバ（*Acanthamoeba*）と呼ばれる原虫がいる。この原虫は、コンタクトレンズの普及と同時に土や水の中から人の目に移動し、予期せぬ病気を引き起こすことになった。

アカントアメーバ属は、淡水、塩水、土、泥、下水、その他腐敗した有機物といった世界中のいたるところにすんでいる。野外のスイミングホールや貯水池、給水設備にも認められる。しかし、これらの場所では他の動物に寄生することはなく、水中や有機ゴミの中のバクテリアを食べる。

しかし、条件が整えば、アカントアメーバ属は動物の生きた組織をエサにすることもできる。人への感染はかつてはきわめてまれだったが、時として脳、目、および土壌や植物で汚染された傷口から侵入したり、免疫系の機能不全の人々が感染したりすることがあった。

目の角膜への感染によって発生するアカントアメーバ角膜炎は、一九七三年に最初の症例が報告された。一九八〇年代にはさらに多くの症例が現われた。最初は誰もあまり気にしなかったが、最終的に、角膜がアカントアメーバにひどく感染していた人々は、事実上、全員がある集団に属していたことに医師たちは気づいた。ソフトコンタクトレンズの使用者だったのである。この感染はウイルス感染に酷似し、誤診されることが多かった。目は最初、ひりひりしてかゆく、それから赤くなり、光に敏感になる。患者は炎症の程度とは関係なくひどい痛みを感じることが多く、視界がぼやける。抗菌剤や抗ウイルス剤は効かない。最初の症例が現われたころはなすすべがなく、初期の患者は失明したり眼球そのものを失うこともあった。[10]

何人かの感染者は、アカントアメーバがたくさんいるとわかっている場所にじかに接触していた。彼らはそこでレンズをつけたまま泳いだり水浴びをしたり、湯船につかってそこにレンズをつけたり井戸水を使ったりした。しかし、さらに情報が集められるにしたがって、水道水が含まれている自家製レンズ液剤に調査の目が注がれることとなった。アカントアメーバは水道水に含まれていたと考えられたのだ。

屋内の配管、給水設備、貯水槽、コンタクトレンズのケースでも、その表面に生物が付着していればバイオフィルムと呼ばれる微生物の集団が形成される（水処理が適切でも完全に無菌ではない）。これらの微生物は、自分自身を固定させ、水中の毒物から身を守るため、生物糊ともいうべき粘着物質を分泌する。分泌物の膜は、さらにあたりに浮かぶ微生物を引っかけてバイオフィルムとして成長し、この中には水中のさまざまな微生物が含まれている。時間がたつとバイオフィルムは広い範囲を覆い、特に水流が緩やかで化学的殺菌処理を行なう施設から離れた場所で大きく成長する。

このように、水処理が行なわれていても配管の中では私たちに見慣れぬ水中の景色が広がっている。それらは、水処理施設をすり抜けたり、配管の細い隙間やひび割れから入り込んだり、本管の作業者が持ち込んだりしたさまざまな奇怪な生命体である。バイオフィルムの生態系は、バクテリア、ウイルス、原虫類、藻類、菌類、そして小さな無脊椎動物が混ざりあって作られている。バイオフィルムには、クリプトスポリジウム原虫のように病気のもととなる生物が含まれることもあり（第3章を参照）、飲料水の継続的な汚染源にもなりうる。

自由生活を行なうアメーバは、バイオフィルムにすむ微生物の中では大きな方である（大きさは約三〇マイクロメートル）。バクテリアはすぐ食べることのできる食料源で、アカントアメーバのような原虫は塩素や水処理に使われる化学物質にも抵抗力を持つ。とげ状のトロフォゾイト（アカントアメーバは文字通り「とげの生えたアメーバ」を意味する）は、水中のとても小さいウシのようにバイ

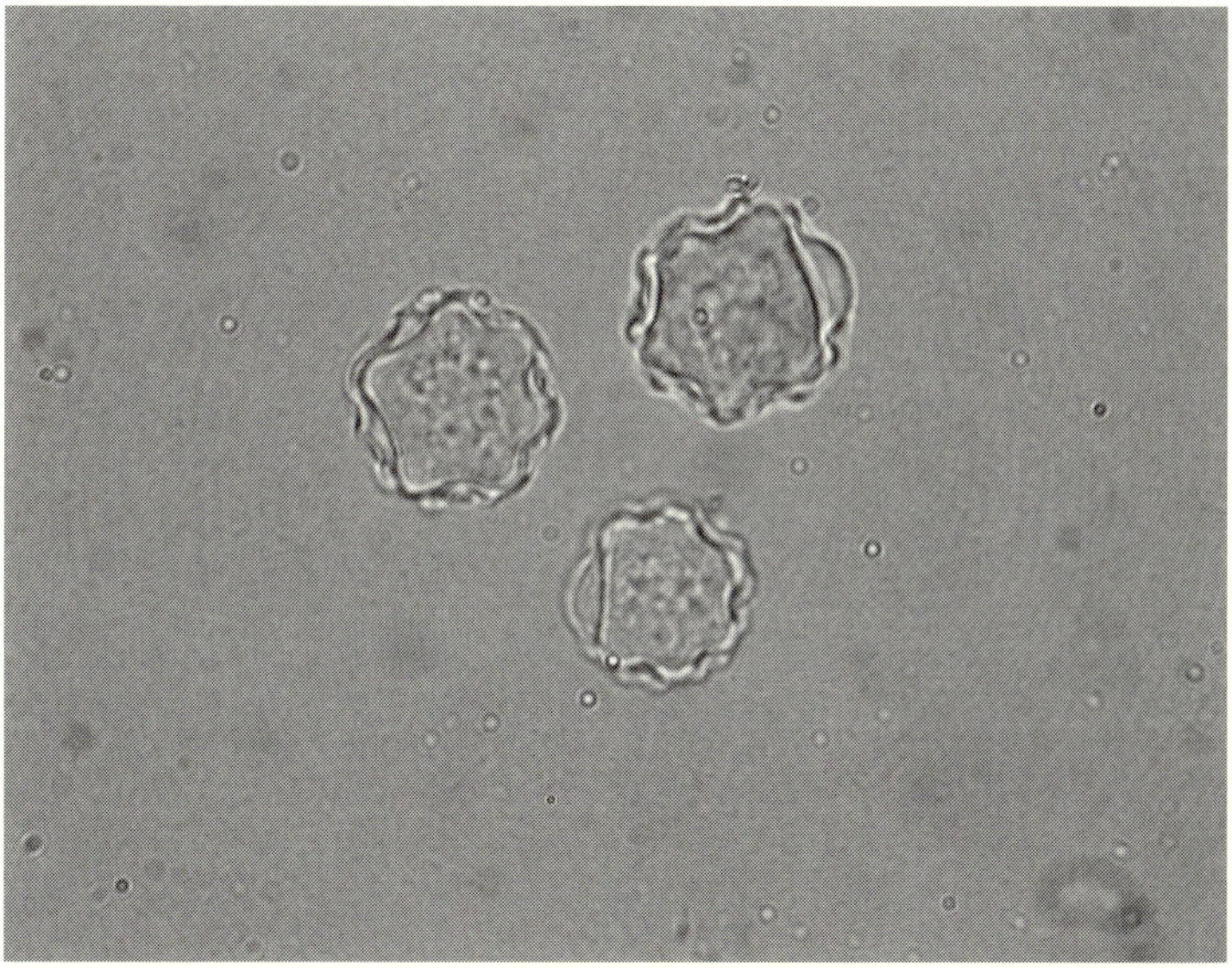

図24　アカントアメーバ（*Acanthamoeba* sp.）のシスト。（写真／著者）

オフィルムの中を動き回り、他の生命体を食む。もし、食物が尽きたり条件が好ましくなくなったら、身のまわりにシストと呼ばれる頑丈な壁を築き、状況の改善を待つだけでよい。

バイオフィルムは厚い層になっている場所もあるが、水流にしたがって曲がり、不気味な塔の形やマッシュルーム形になる場所もある。ぶよぶよした塊は時にちぎれて運び去られ、どこか別の場所に張りついたり蛇口から流れ出たりする。同時に、アカントアメーバのトロフォゾイトやシストも否応なしにはき出される。

アカントアメーバのシストやトロフォゾイトはコンタクトレンズのケースの中や液剤のボトルの中に流れ込んでも、食物を食む生活を続けられる可能性がある。これらの容器は、レンズやそのケースをすすいだり液剤を作るのに水道水が使われるときは往々にして汚染されている。一九八〇年代には、コンタクトレンズ用の液剤は家で作られることが一般的で、バクテリアやアカントアメーバがそれらを汚染していた。アメーバはバクテリアを食べて増えていた。

アカントアメーバのトロフォゾイトは、コンタクトレンズの表面も含めプラスチックの表面に付着する。もし、レンズが装着されれば、そこから目に行くのはすぐだ。もし、目の表面にほんのわずかでも擦過傷があったり、レンズの頻繁な装着で角膜細胞が弱っていたりしたら、アメーバは目の組織へ入り込み、それをエサにすることができる。

自家製の生理食塩水が徐々に使われなくなると、アカントアメーバ性角膜炎の第一波は収まったが、レンズの手入れの手順を守らない利用者や、レンズを洗浄する際どこかの段階で水道水に触れさせてしまう利用者の中では時折発生し続けた。研究の結果、コンタクトレンズの材質の中には、レンズにアメーバがつきやすいものがあることが明らかになり、発生率を示すデータからは、レンズを一晩中装着するとリスクが大きくなることが示された。そして、数回の大流行にはコンタクトレンズ用の市販の液剤が関わっていた。

近年、水処理後に残存する化学物質の量が減少していることが、アカントアメーバ属が目に侵入する新しいチャンスを与えている。この生物はこれらの化学物質からは直接影響を受けなくても、その食料源はそうではない。塩素などの水処理用化学物質の減少は、特に水処理施設から離れた給水管中のバイオフィルムの増加を意味し、それに伴い、家庭用水道水のアカントアメーバ属のシストやトロフォゾイトの数が増加する。

アカントアメーバ角膜炎を防ぐ最良の方法は、レンズやそのケースが水道水に触れないようにすることで、最も安全な選択肢は、一日ごとの使い捨てレンズを使用し、一度装着したものは捨てることである。しかし、コンタクトレンズの使用者数は増え続け、消費者は、専門家の注意を受け流してしまうし、レンズの適切な手入れの重要性を教えない販売者から処方箋もコスメティックコンタクトレンズも買うことができる。リスクにさらされる集団が大きくなれば、アカントアメーバ角膜炎の発症は増え続けるだろう。

アカントアメーバ属には、やはり人々の水源に入るチャンスを見つけた邪悪な従兄弟がいる。同じように寄生能力を獲得し、自由生活をするアメーバ、フォーラーネグレリア（*Naegleria fowleri*）である。両者とも水と関連があり、その辺によくいるアメーバだが、実際は近縁種ではない。ネグレリア種はアカントアメーバ種のようにバイオフィルム中に生息するが、フォーラーネグレリアは異常なほど暖かい水の中で繁殖する。一九六〇年代半ばに初めて患者が発見されたこの原虫は、地球規模の温暖化で今も増加の一途をたどっていると思われる。フォーラーネグレリアによるおもな感染症である原発性アメーバ性髄膜脳炎は、普通、健康な子供や若者を突如襲い、ほぼ常に致命的だ。報告されたほとんどの症例は、オーストラリア、ヨーロッパ、アメリカ合衆国である。イギリスのある初期の症例は、異様に暑く乾燥した天候のあとに発生した。

*

イギリス南西部のある夏の日、三人の男の子が前日の雷雨の水たまりで水をはね散らして楽しそうに遊んでいた。(11) 花壇の一部を覆っていた浅い水たまりは、太陽が再び姿を見せるとすぐに消えた。しかし、遊びの最中に、男の子たちの少なくとも二人は鼻に水が入ったり、空気中に飛び散った水滴を吸い込んだりした。

二日後、一番小さい二歳の子が風邪の引きはじめの症状を示した。翌週それは悪化し、喉の痛み、興奮、食欲不振、嘔吐、髄膜炎の徴候で入院した。入院直後、子供は呼吸が停止し、その後人工呼吸装置の中で昏睡状態におちいった。

入院の二日後、男の子の骨髄液のサンプルには、細菌感染に反応して出現する膿細胞を主体とする多数の白血球と、それと同じくらいの数のアメーバのトロフォゾイトが含まれていた。トロフォゾイトは膿細胞とほぼ同じ大きさで、とてもよく似ているが、その核の姿は明らかに違っている。それらは偽足という細胞の内容物の膨らみを自分の前方に押し出し、顕微鏡の視野の中をゆっくりと動いていった。

最初のアメーバは、子供の鼻の裏の、組織が脳からほとんど離れていない場所から動き出し、続いて、臭いの情報を鼻から脳に伝える嗅神経へと移動した。そして脳に達したフォーラーネグレリアは、暖かい環境と人体という豊富なエサを見つけた。トロフォゾイトは何ものにも妨げられず増殖しはじめ、九日後には膨大な数に達した。

そうこうするうち、このよちよち歩きの子供の兄も頭痛と悪寒を訴えるようになり入院した。その日の夕刻までに彼も発熱し、喉と首の痛みを訴えた。二人ともアンフォテリシンB〔ポリエン系抗生物質〕を処方された。この薬は、フォーラーネグレリアの第一選択薬として四〇年後の現在も使用されているが、これによる治療の成功例は少ない。

小さい方の子は熱は下がり、骨髄液のアメーバの数――その多くは死んでいるようだった――も減ったが、昏睡状態が続いた。入院から一六日後、心臓が停止し、子供は死亡した。死後の解剖で脳を調べると、フォーラーネグレリアが広範囲にわたりダメージを与えていたことがわかった。兄の骨髄液にも弟より少数ながらフォーラーネグレリアのトロフォゾイトが認められ、入院から一八日間、症状は一進一退を繰り返したのち彼はすっかり回復し、帰宅した。

三人目の男の子は、この兄弟と水たまりで遊んでいた近所の子で、喉の痛みと頭痛と嘔吐が出てアンフォテリシンBを処方されたが、検体からフォーラーネグレリアはまったく検出されなかった。二週間の入院後この子は完全に回復し、彼が本当に同じ病気にかかったのか、同じときに何か他の原因で上気道の感染症にかかったのかは医師もわからずじまいだった。

この話は、フォーラーネグレリアによる感染がどれほど破壊的であるかを示し、この原虫が「脳を食うアメーバ（脳食いアメーバ）」と呼ばれるのも無理はないことを表わしているが、この三人の感染から得られた経験は他のネグレリアの症例とはいくつかの点で異なっている。症例の大多数は、水泳をしたりウォータースポーツをしたりしたあとに発生し、多くは感染後二、三日で症状は悪化し、助かることはほとんどない。

この病気の初期の症例は、特に機械の冷却に使われた工業排水が貯水池や水路、河川に流された、水温の非常に高い場所での水泳と関連していた。自然の中の温かい水たまりもこの温かさの好きなアメーバのすみかである。しかし、最近では、湖での水泳やウォータースキー、ウォーターパークに行ったあとに患者の発生が見られる。一九九八年から二〇〇七年の間、アメリカ合衆国ではこの病気の症例が三三件あり、そのほとんどは子供で、一人を除く全員が命を失った。

フォーラーネグレリアを出現させているのは、産業や地球温暖化による水温の上昇だけではなく、人々が水と接触する機会が増えたことも一役買っている。先進諸国では、かつてないほど多くの人々がウォータースポーツに親しみ、この致命的なアメーバに接触する人も増えている。さらに、温水タンクにためていた湯を浴槽にはってフォーラーネグレリアに感染し、死亡した人も少数ながら知られている。

新たな寄生虫が新たなニッチを埋めるよう進化した場合でなければ、新興寄生虫症の出現における重要なポイントは寄生虫への曝露である。人が感染するためには原虫に曝露、すなわち接触しなければならないからだ。クルーズトリパノソーマやアカントアメーバ属のような原虫は、少なくともあとから考えたとき、曝露が増加した過程は比較的単純で理解しやすかった。しかし、そうでない場合には謎は深まる。

現象の複雑な連鎖がある程度理解された寄生虫の一つに、合衆国北東部に四〇年間出現し続けているマラリア原虫に似て血液の中にすむ小さな原虫、ネズミバベシア（*Babesia microti*）がある。その歴史はライム病の原因菌であるボレリア・ブルグドルフェリ（*Borrelia burgdorferi*）と並行しており、ニューイングランド海岸部のオジロジカとそれにつくダニ、およびシロアシネズミの運命の変遷と絡みあっている。

シカにつくシカダニ（*Ixodes scapularis*）はネズミバベシアを人にうつすダニで、普通は、ケシ粒ほどの大きさの小さな（成虫ではない）若虫で、刺されても往々にして気づかない。そして、ダニの唾液腺から移動し、刺された場所に注入された原虫は、赤血球に侵入し、増殖する。人は感染してもほとんど症状が現われないが、運の悪い人――特に高齢者――は、悪寒と発熱、吐き気、嘔吐、頭痛、筋肉痛などの風邪様症状が進行する場合がある。典型的症状として貧血と慢性疲労が現われ、死亡す

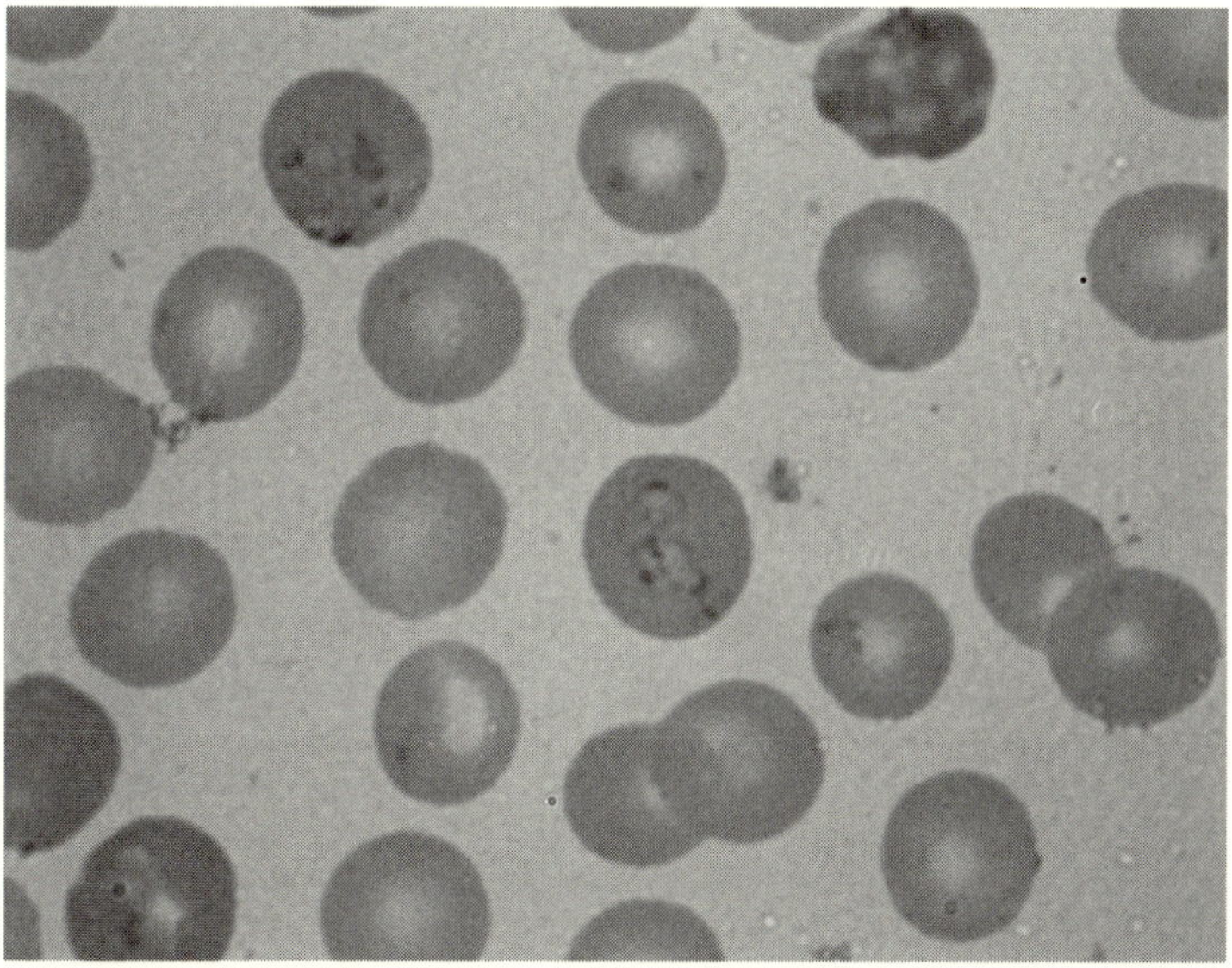

図 25　人の血液中の寄生虫バベシア原虫（*Babesia* sp.）。（写真／著者）

る人もわずかな比率ながら存在する。

マサチューセッツ州ナンタケット島にバベシア症が出現した[12]。ニューイングランド本土やこの地域の他の島々と同じように、ナンタケット島には、森林を焼き払いながら一定量に維持し、森のはずれで草を食むオジロジカを獲っていた北米先住民に始まる人々との関わり合いの長い歴史がある。ヨーロッパの植民者が到着したとき、ナンタケットの多くの場所は低木がたくさん生い茂り、シカの良い生息地だった。しかし、このシカにすみやすい環境は長くは続かなかった。

その後百年以上、入植者たちは燃料を得るために樹木を伐採し、牧羊や他の目的のために土地を開墾した。シカの生息地は減少し、動物たちは駆られ、島にはシカが一頭もいなくなった。シカが一掃される前にシカダニがナンタケット島にすみついていたかどうかはわからないが、この最も大切な宿主がいなくては、ダニは数十年、ましてや数百年は生き残れなかったはずだ。二〇世紀初頭、ナンタケットにはシカもダニもいなかった。

しかし、島にはシロアシネズミか、ネズミバベシアにかかっていたもう一種類の齧歯類はいたようである。普通、人のことは刺さないネズミダニのようなダニが齧歯類の血を次々と吸っていくときにネズミバベシア原虫が彼らの間で広がる。バベシア症は人にはうつらない齧歯類の感染症だったのだ。

そのうち森が回復し、本土にはシカが戻ってきた。動物たちは下草のたくさん生えた若い森林と、数マイルにもわたる食物の豊富な森林の境界地を見つけた。捕食者がほとんどいなかったシカたちは増えていった。一九二二年、一頭の雄ジカが本土からナンタケット島へ泳いで渡ろうとした。そのシカは、漁師に見つけられて岸に助け上げられ、その後「オールド・バック」という愛称で知られる島でただ一頭のシカになったと伝えられている。

一九二六年、島民たちはミシガン州から二頭の雌ジカを連れてきて、オールド・バックとつがいにし、ナンタケットのシカの個体数は再び増えはじめた。今日、全島の面積が約一二四平方キロメートルのナンタケット島は、約一〇〇〇頭のオジロジカのすみかとなっている。一九二六年にはシカダニはまだこの島には現われてはいなかった。一九三〇年代と一九四〇年代に行なわれた島内のダニ調査で採取されたダニはネズミダニだけで、ロードアイランドとロングアイランドにシカダニが確認されたのは一九六〇年代になってからであった。

シカダニは、ある時点でナンタケット島に到着した。それはシカと一緒にやってきて長い時間をかけて増え、人に問題を起こすほどの数になったのかもしれないし、渡り鳥とともにやってきたのかもしれない。一九七四年までに、それは完全にネズミダニに取って代わり、この島のシロアシネズミにネズミバベシアが感染し続ける原因のダニと証明された[13]。その時には、人が好む場所にはこのダニも必ず見られるようになり、人にこの原虫をうつすようにもなった。合衆国北東部におけるバベシア症の最初の症例は、一九六九年にナンタケット島で発生した。続いて一九七三年に同じ地で二番目の症例が出た。一九八一年までに、ナンタケット島、マーサズヴィニヤード島、シェルター島、およびロングアイランドはすべて感染の流行地になった。

ナンタケット島は、シロアシネズミ、シカのダニ、オジロジカ、人が健全な個体数を分けあっている比較的小さな島で、この状況がこの島で最初にネズミバベシアが出現したことに寄与した。しかし、状況はニューイングランドの海岸沿いにあり人の住む多くの島で似ており、案の定、バベシア症は一九八〇年代になって本土でも出現するようになった。この病気は、ライム病がすでに存在する場所で出現するのが典型的で、感染した人の中には、同じダニの刺し傷から両方の病気にかかった可能性のある人もいた。

ネズミバベシアや他のバベシア属は、世界の他の多くの地域でも人に感染しはじめている。これらの原虫が何らかの方法で変化し、突然人に感染できるようになったと考えることもできるが、その出現には昔も今も人々の活動の方がより深く関わっている。バベシア症に対する関心が高まったことで、研究者はかつては見過ごされていた血液中の小さな原虫に意識を向けるようになり、疫学者はこの原虫による感染を積極的に調査するようになった。アメリカ合衆国北東部では、戻ってきたオジロジカの個体数がかつてないほど増え、シカダニの食物が豊富になったことで、ライム病とバベシア症の蔓延の説明がつく。シカは非常にたくさんいるため、彼らはいつも都市に迷い込み、花畑や野菜畑が裸になるほど食い、自動車事故さえ起こす。

北米では、人間の社会の近くで繁栄する野生動物はオジロジカだけではない。緑地や街路樹のある郊外の並木道は、アライグマも迎え入れる。この動物は豊富な食料の恩恵を受け、人から大切にされてきたが、アライグマ回虫（*Baylisascaris procyonis*）という特にいやらしい回虫も運んできた。

＊

一九六九年、寄生虫学者のポール・ビーヴァーは、脳に寄生したアライグマ回虫が原因で「跳んだり走ったりくるくる回ったりする」マウスについて報告している。ビーヴァーは、アライグマ回虫の幼虫には、人に対して内臓幼虫移行症の原因となる可能性があることを指摘している。人がアライグマ回虫の卵を飲み込めば組織内を移行し、脳にも入り込むだろうというのだ[14]。彼の予言は的中した。一五年後、生まれて一八ヵ月の男児が死亡し、脳内にはおびただしい数のアライグマ回虫の幼虫が認められたことで、人における最初のアライグマ回虫幼虫移行症が確認されたのであった。今日では、アライグマ回虫による感染はアライグマが人の居住環境近くに生息している米国内の多くの地域や世界中の数ヵ所で報告され、新興寄生虫症として認められている。

アライグマは、アライグマ回虫の卵を飲み込んだりそれに感染した中間宿主を食べることでアライグマ回虫を取り込む[15]。成虫はアライグマの腸に寄生するが、症状はほとんど現わさず、一匹の虫は毎日数十万個以上の卵を産む。卵はアライグマの糞とともに環境に入り、湿った土の中で成熟する。

この寄生虫の伝播において、アライグマについてほとんど知られていない事実がある役割を果たす。アライグマは切り株の上、水平に伸びた太い枝、朽ち木のような場所を好み、トイレを共有する。このような場所にアライグマが糞をしたあと、他のアライグマがやってきてまた糞をすると、そこに糞が集まり、もし、アライグマたちが感染していたら、数百万ものアライグマ回虫の卵もそこにたまることになる。卵は二週間から一ヵ月で感染力を持つようになるが、トイレは一定期間使われるので、そこには普通、成長段階のさまざまな卵が含まれている。

ネズミ、ウサギ、鳥のような小動物がエサを求めてアライグマのトイレをあさり、アライグマ回虫の卵を偶然飲み込むと、この寄生虫は生活環の次の段階へと入る。これらの小動物にとり、感染は致命的である。成熟した卵は彼らの腸の中で孵るが、幼虫は成虫にならず、組織を移動して血流に入る。肝臓と肺を通って心臓に戻った幼虫は血流から再び組織に移動し、そこでシストになるが、まだ生きている。そして、大多数は頭の近くでシストになる。

体内を動き回る幼虫のうちわずかなものは脳へ侵入し、広い範囲を動き回り（脳幼虫移行症）、成長し、その活動による直接の結果であれ炎症の結果であれ深刻な損傷を引き起こす。こうした幼虫の動きがビーヴァーが報告した「跳んだり走ったりくるくる回ったり」するマウスの原因だった。たった一匹の幼虫が脳内に入ってもマウスは死ぬことがあるが、齧歯類は数千もの卵を飲み込むこともあり、そうすると多くの幼虫が脳に入ることになる。脳の損傷による死や異常行動によって、この小動物が空腹のアライグマの餌食にはるかになりやすくなることは明らかで、このようにしてアライグマ回虫は次の宿主へ伝わっていく。

アライグマについてほとんど知られていない二番目の事実は、次の段階で重要である。アライグマは最初に獲物の頭の方を食べるのが好きで、尾の近くは捨てることが多い。つまり、頭の近くに集まることはアライグマ回虫の幼虫に有利になり、大人のアライグマへの感染率を高く保つ助けになる。

そしていったん飲み込まれれば、幼虫はその腸内で成虫に育つ。人の場合も、アライグマ回虫の卵を飲み込んだ経過は同じだが、人がアライグマに食べられる危険性はほとんどないので、幼虫にとっては袋小路になる。この移動は「結局死ぬしかない哀れで不運な寄生虫が、とてつもない長い間打撃を被ったあとに死ぬしかない、目的地のない徘徊」になる。[16]不幸にも、結果は人宿主にもしばしば同じくらいひどいことになる。

アライグマ回虫の生活環につかまった人は、ほとんど決まって小さな子供か知的障害のある大人である。アライグマのトイレの上でつまづき、手についた卵を口に入れる可能性が最も高いのは彼らなのだ。抗寄生虫薬をすぐに処方すれば被害は避けられるが、診断が下されたときはたいてい手遅れである。報告されている症例では結果はきわめて悪く、感染者の多くは死亡し、そうでない人も脳に深刻な後遺症が永久に残った。

人の体内に入った幼虫はさまざまな器官や組織を動き回り、顔や胴体に発疹を作り、呼吸障害や肝肥大を起こすこともある。彼らは脳内で成長して活発に動き回り、深刻なダメージを生じさせる。患者は発熱し、体のバランスを失い、眠くなり、過敏になる。そして、症状は発作と昏睡へ進行する。

報告された症例の大多数は、多数の卵を飲み込み、したがって症状が最も重かった患者である。特に大人の場合、幼虫の数が少なければ症状はほとんど出ないが、虫が目に入ったときは例外的に視覚障害を起こすと考えられている。感染は私たちが認識するよりはるかに多いのかもしれない。

アライグマ回虫はなぜ出現したのか？　初期の症例は診断がつかなかったり、他の寄生虫感染と間違われたりしたということで一部は説明がつくが、おもな理由は、アライグマと人間との関係が変化したことである。アライグマは、郊外や都会で生活すれば、野菜畑、鳥の給餌台、生ゴミ、人間から

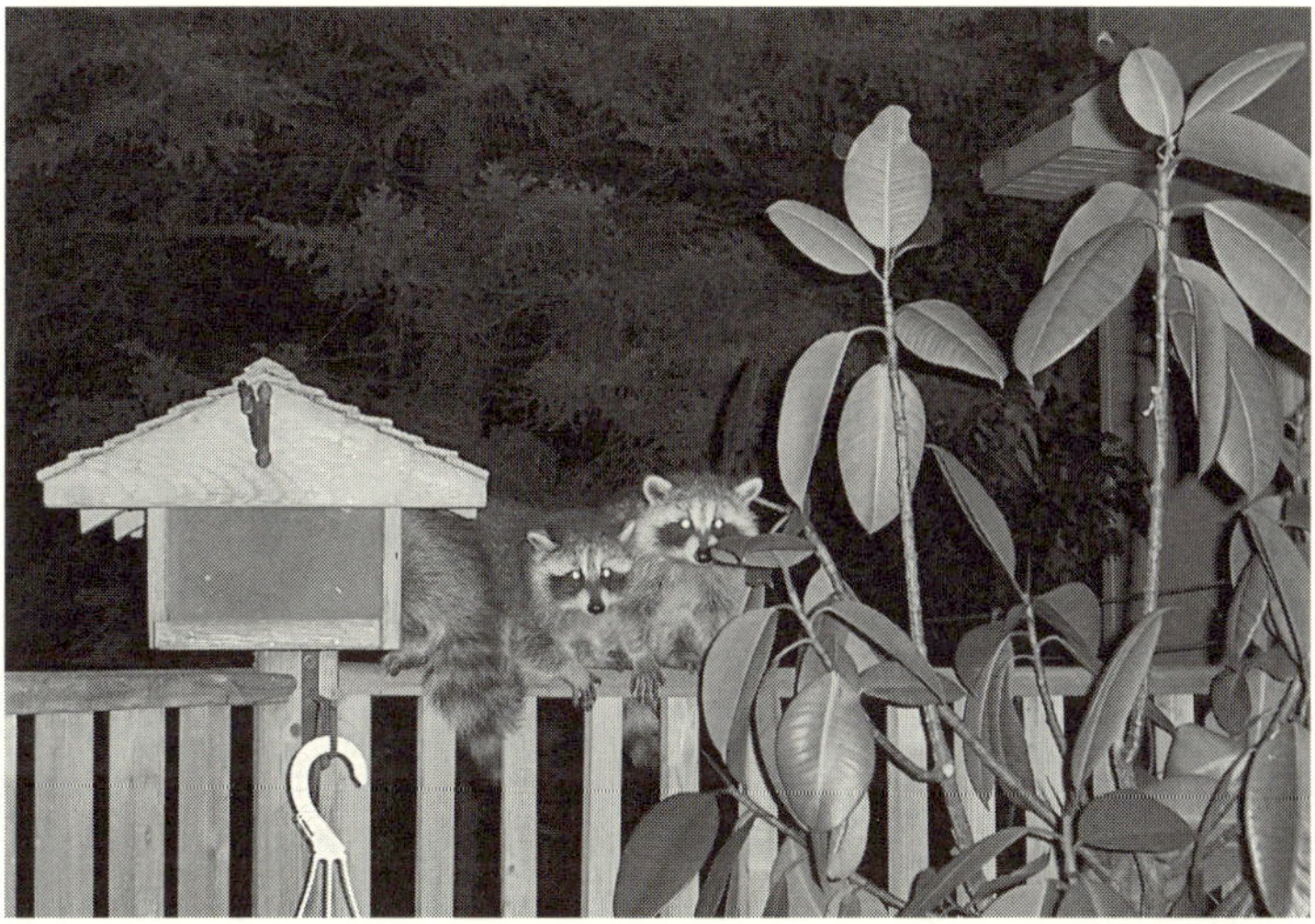

図26　都会の鳥のエサ箱をあさる若いアライグマ。（写真／著者）

もらうエサ、はては家で飼われているペットの捕食といった形で食物が確実に得られることを発見し、味をしめた。そのうち、捕食者から逃れた彼らは増え、野生状態よりはるかに個体密度が高くなった。

アライグマのトイレは、裏庭、遊び場、公園に落書きのように現われ、個体数が多いときは一区画にトイレが数十ヵ所あることもある。この動物は、郊外や都会のすみかでは、広い庭や中庭に直接トイレを作り、また、垣根の上、材木の山、屋根の上に糞をするため、雨が降ると近くの地面に卵がまかれる。アライグマ回虫の丈夫な卵は、回虫（第1章を参照）の卵と同様、何年間も感染力を持ち続け、掃除がほとんど不可能なほど庭を汚す。

私たちがアライグマを無意識のうちに——意識的なこともあるが——養っているため、郊外には一平方キロメートルの広さに一〇〇頭を超えるアライグマがいる場所もあり、彼らは増え続けている[17]。また、アライグマ自身が移動したり、人間によって移動させられたりし、新たな場所に寄生虫を広めている。北米のアライグマはヨーロッパやアジアの多くの場所に持ち込まれ、普通、彼らが栄える場所ではその寄生虫も彼らとともに栄えている。アライグマ回虫が人間の健康に問題を起こす機会はなくなることがない。

＊

人の寄生虫が新たな場所に出現するときにとる昔から変わらない方法は、人の体とともにそこにやってくることである。ヨーロッパ人がアメリカ大陸へ入植したとき、それが起こった。アフリカ人が強制的に新世界に連れてこられたときもそうだった。今日でも、人々が、特に貧困、紛争、環境災害により移動させられるときにそれは起こる。アメリカ合衆国でのシャーガス病の出現もその一例である。先進諸国での有鉤条虫による神経有鉤嚢虫症の出現ももう一つの例だ（第5章を参照）。

今日北米で、腸内に有鉤条虫が寄生している人にはめったにお目にかかれない。ここではブタが残飯や人糞に近づくことはなく、感染した豚肉は検査で排除されるので、感染はまれだ。ブタ条虫が人の腸内に認められたら、それは中米か南米からの移民か、そこへの旅行者の可能性が高い。

一五〇〇年代にスペイン人がブタを新世界に持ち込み、そのブタが有鉤条虫を持ち込んだ。一八〇〇年代になるとブタは多くの北米社会で放し飼いにされ、これは有鉤条虫に理想的な条件だったが、この寄生虫はどこの土地でも健康に関わる主要な問題でなかったことは明らかだ。北米でのブタ条虫の人における感染率は、この寄生虫が実質的に北米やヨーロッパのほとんどで存在しなくなる二〇世紀後半に激減した。しかし、この虫は南米では栄えたのである。

ラテンアメリカのブタに有鉤条虫が残っていることは、水洗トイレや食肉検査のある中で育った人には理解するのが難しい。世界では、二〇億人以上もの人々がまともなトイレを使えないことを知ると、西欧人はショックを受ける。二〇〇四年現在、ラテンアメリカでは一億二五〇〇万人の人々に下水設備がない[18]。つまり、一億二五〇〇万人の人々は毎日、地面や水中に直接用を足している。

人々が戸外で用を足さなければならない社会では、多くの場合、同じ村の中でブタが放し飼いにされ、排泄された糞を含む食物をあさっている。他の場所では、柵の中のブタが排泄物の便利な処分法として人糞を実際にエサとして与えられている。このように、人々はブタのエサをタダにすることと、環境をそこそこきれいに保つことの両面で利益を得ている。残念ながら、この行為は有鉤条虫の生活環の維持にも役に立ち、この寄生虫に感染した人間がいる場所では決まって多くのブタも感染することを意味している。

次の問題は、人々の消費する豚肉が往々にして検査されないということで、他方、検査の結果感染のわかったブタは公的な市場から除外され、時に別の町で非公式に売られるか、挽肉にされて感染していない豚肉と混ぜられる。感染したブタの安い肉は、お金のない人には魅力的だ。ある地方では、生肉や火を通していないポーク・ソーセージ、塩漬けにされたり天日干しにされたりした豚肉の消費が多く、そこでは多くの感染者が発生する。

いかなる種類であれ、まともなトイレがないことと、流水などで手を洗う手段がないことはセットになっている。このように、ブタ条虫への感染者はその土地のブタにとり危険なだけでなく、その人自身にも他のすべての人にとっても危険である。汚い手についた卵は、他の物の表面、食料、飲料水の給水設備へ移動する。ラテンアメリカでは、三〇〇〇万〜五〇〇〇万の人々が有鉤条虫にさらされてきたと推定されている[19]。

するど、中南米への旅行者がうっかり有鉤条虫の卵を口に入れ、嚢虫症にかかって帰国することも、ラテンアメリカ人が大勢北へ向かいアメリカ合衆国やカナダに入り、それと一緒に腸内の多くの条虫が移動することも、驚くことではない。問題は、これらの虫が合衆国のブタに感染し、腸内条虫が増えることではない。この寄生虫が人間に感染し、神経有鉤嚢虫症を引き起こすことである。

＊

一九九〇年代初期、謎の病気がニューヨーク市のユダヤ人コミュニティの四人を襲った[20]。最初の犠牲者は一六歳の少女で、突然話すことができなくなった。その後まもなく少女は発作に見舞われた。それまで発作を起こしたことは一度もなかった彼女は、ニューヨークの病院の救急治療室にすぐ運び込まれ、医師たちはまず脳腫瘍を疑った。しかし、検査結果はこの診断と一致しなかった。

検査では、少女の脳に二ヵ所の病変のあることが示された。原因は謎で、満足のいく説明は得られなかった。病変はブタの有鉤条虫のシスチセルクス（嚢尾虫）の存在を示していたが、この患者が有鉤条虫に感染しているとはとても考えられなかった。正統派のユダヤ人である彼女は豚肉は決して食べなかったし、有鉤条虫に感染しそうな場所にはこれまでどこへも旅行していなかったからだ。

しかし、腸内に有鉤条虫が感染していなければ脳内にシスチセルクスが寄生することはない、ということでは必ずしもない。誰か他の人の腸内にいる有鉤条虫が産んだ卵を口にすればよいだけだ。しかも、ブタの姿は見えなくても、有鉤条虫は香港にも、ロンドンにも、ニューヨーク市にも存在しうるのだ。

ほどなくして、六歳の男の子と二人の大人が少女と同様、原因不明の発作に突然見舞われ、ニューヨーク市の病院の緊急治療室に担ぎ込まれた。四人の患者に血縁関係はなかったが、彼らはみな、同じユダヤ人コミュニティの住民で、全員の脳に、有鉤条虫のシスチセルクスに典型的な病変が見られた。誰も発作の病歴も、それに関連するような旅行を最近したこともなく、豚肉もまったく食べていなかった。当然のことながら、片節を作り出したり卵を排出したりする有鉤条虫は誰の腸内にも検出されなかった。

にもかかわらず、血液検査では四人の患者のうち三人から、また、家族の中の七人から有鉤条虫の抗体が検出され、これは彼らが実際に感染していたことを意味していた。検査では、一人の成人患者の子供二人に脳内に特徴的な病変が見られた。

最終的には一六歳の少女と一番年上の三九歳の男性患者の脳病変が外科的に摘出され、検査の結果診断が確定された。病変にはまさに有鉤条虫の小さな頭節が含まれていた。明らかにブタが歓迎されていない場所で、ブタ条虫がなぜかコミュニティ周辺に入り込んだことを医師たちは認めざるを得なかった。

調査の結果明らかになったのは、ユダヤ人社会に雇われていた家政婦の腸内に有鉤条虫が寄生していたことであった。彼女たちはほとんどがメキシコからの移民で、料理、掃除、そして子供の世話のために雇われていた。ブタ条虫はメキシコでは蔓延しており、人口の二～四パーセントが感染している。国境を越えアメリカ合衆国へやってきたメキシコ人女性の中には、知らないうちに自分と一緒に有鉤条虫を持ち込み、糞便中に卵を出している人がいた。現代的な衛生設備が整っているにもかかわらず、どこの土地にもトイレの使用後や食事の前に手洗いをさぼる悪しき傾向があり、これが寄生虫を次の段階に広げるのだった。

場合によっては、いやおそらく多くの機会に、感染した女性たちは条虫の卵を自分の糞便から手に移し、その手から彼女たちの働く家の中の物や食物に移していた。ドアノブ、浴槽、電灯のスイッチについた卵は、他の人の手に移り、時には口に入る。そして、火を通されていない食品中の卵が気づかぬうちに口に入る。この家の家主であるユダヤ人の腸内にブタ条虫の卵が入り込み、その幼虫が組織内を移行した。有鉤条虫のシスチセルクスはユダヤ人たちの筋肉や脳内で成長し、そのうちの何人かがその後発作を起こした。

ニューヨークの疫学者たちはメキシコ人家政婦の検査によって、彼女たちの中に有鉤条虫の卵を排泄している人がいることを見出した。家政婦の中には血液中にこの寄生虫に対する抗体を持つ人もいた。もし、正統派ユダヤ人コミュニティに雇われた移民家政婦たち約七〇〇〇人のうち、二パーセントにブタ条虫がいたとしたら、約一四〇匹の虫が、他の人に嚢虫症を起こす可能性がある感染力を持つ卵をはき出すことになる。事実、このコミュニティのユダヤ人たちを調査すると、一・三パーセント——約四五〇人——に有鉤条虫の抗体があることがわかった[21]。

移民家政婦たちはユダヤ人家庭に出入りし、時にはほんの短期間しかいないこともある。家政婦がいなくなってから疫学者たちが彼女らを見つけ出し、条虫がいたかどうかを調べられる望みはほとんどない。さらに困るのは、検査結果が陽性だったと告げられた移民女性の何人かが、そのまま姿を消してしまうことだ。その行動の説明として考えられることは、簡単だ。自分がその寄生虫に感染していることより、反感を持たれることの方が怖いのである。

この、本来なら気にする必要はなかったかもしれない忌まわしい病気に、自分たちは移民たちのせいでさらされているかもしれないと人々が理解したとき、その反応はしばしば移民たちを責めるものになる。神経有鉤嚢虫症やシャーガス病のような病気は不寛容さや民族差別をつのらせ、移民たちが原因で健康被害のリスクが高まるという根拠のない強い恐怖へとつながっていく。感染のリスクは小さいものの、確かに存在する。アメリカ合衆国のほとんどの州では最近まで神経有鉤嚢虫症の症例データを集めていなかったが、一九七〇年代には診断の下された症例数が増加しはじめたことがわかっている。それは、一部にはこの感染症の検査方法が改良されたことにもよるが、南からの移民の流入が増加したことも原因である。

移民政策研究所によると、二〇〇七年には、二〇〇〇万人以上のラテンアメリカからの移民がアメリカ合衆国に移り住んでいる[22]。その多くは健康管理が最低限の貧しい地域の出身で、彼らはより良い将来を望んでやってきた。もし運が良ければ、新天地でより高い生活レベルが得られるが、彼らが受けられる健康管理サービスは以前と比べあまり改善されていない。不法入国者の場合は状況はさらに悪い。このような人々は入国時に健康診断を何も受けていないからである。慢性疾患は診断も治療もされない。寄生虫は気づかれずに侵入する。状況は誰に対しても悪くなる。

これに対する対策として必要な答えはもちろん、移民たちを標的にすることでも、もはや二一世紀の生活の特徴となった人々の大移動を阻止しようとすることでもない。病気の蔓延する場所における病気そのものに対する狙い撃ちだ。驚くべきことに、ブタ条虫は、もし私たちがその気になれば実際には撲滅可能な寄生虫なのだ。

第9章

寄生虫の絶滅

寄生虫と人の相互作用

寄生虫の顔の並ぶギャラリーを覗くことは、およそ私たちが想像しうる中でもまったく奇妙な、多くは想像すらできない存在を見ることである。多くの顔は消えたが、それがどの顔だったのかすらわからないのだ。

ロブ・ダン『失われた寄生虫』

アフリカトリパノソーマ症がアフリカで再出現し、マラリアは、その戦いが数十年にわたるにもかかわらず毎年約一〇〇万人の人々が死亡し、ナンキンムシは殺虫剤に対する耐性を獲得しつつあり、今日では、地表水のすべてがクリプトスポリジウムとジアルジアに汚染されていると言われている。寄生虫は地球上で最も撲滅が困難な生物であると、誰もが思うかもしれない。だが、寄生虫は毎日消滅し続けている。人の寄生虫もそうなってよいではないか?

多くの寄生虫は、共絶滅により消滅する。すなわち、相互作用により消滅が進む。宿主が消滅し、ほかにすむ場所がなくなれば、寄生虫も滅びる。特に人にだけ寄生する寄生虫は、私たちが存在し、彼らの拡散に不可欠なことを、あらゆる面から手助けしているからこそ存在する。人にも他の動物にも存在する寄生虫ははるかにタフで、彼らには、人が死に絶えても生き続けるというすばらしい展望が開けている!

ある種の寄生虫は私たち人間に絶対的に依存しているが、これは脆弱性の印となる。もし、私たちが人寄生虫の撲滅を試みたら、彼らがまず最初に滅びるだろう。恐ろしいメジナ虫は人に特有の寄生虫だ。河川盲目症の原因となる回旋糸状虫は、これまで他の動物種には発見されていない。有鉤条虫は人の腸にだけすみ、おもな中間宿主はブタである。四種類のマラリア原虫の中では四日熱マラリア原虫だけが野生動物にも寄生する。これらのヒト依存型の寄生虫から話を始めるのがよいだろう。

天然痘は、周到な努力により撲滅に成功したこれまでで唯一の人の病気である。5章で触れた恐ろしいヘビ、メジナ虫の感染で生じるメジナ虫症は、二番目になりそうだ。わずか二五年前、この寄生虫は毎年三五〇〇万人の人々に感染していたが、二〇〇八年一二月初旬に残る症例はわずか約五〇〇〇例である。[1] 人間とメジナ虫との戦いでは私たちの方が何かの幸運に恵まれ、この虫は消滅の運命にある。

事実、メジナ虫は前世紀のほとんどの間退却し続けてきた。おそらくこの寄生虫は、その最初の出現地で感染した遊牧民、移民、あるいは、移送された囚人たちがまき散らし、かつては北アフリカやサハラ砂漠以南のアフリカ、中東、インド、旧ソ連南東部の人々を苦しめてきた[2]。この虫は一九三〇年代には旧ソ連から、一九七〇年代にはイランから姿を消したが、少なくとも一八ヵ国の一億二千万人の人々が今も感染リスクにさらされている[3]。

インドにおけるメジナ虫症撲滅の最初の試みは一九八〇年に始まり、これは、国連がそのプログラムに「国連水と衛生の十ヵ年計画」(一九八一年~一九九〇年)を加えた期間とぴったり一致している。メジナ虫は、水中の小さなカイアシ類〔ケンミジンコなど〕の摂取により体内に入るため、感染地域の人々に安全な水を供給すれば、この病気を一掃できるだろう。この符合をアメリカ疾病管理予防センター(CDC)は見逃さず、この虫は撲滅できるという考えは定着した。一九八四年に世界保健機関(WHO)は、この撲滅計画の主導機関にCDCを選任した。

この一〇年間に、インド、パキスタン、ガーナ、ナイジェリア各国ではメジナ虫の撲滅活動が進められたが、キャンペーンが大きな転換期を迎えたのは、世界保健総会が地球規模での撲滅を求める決議を採択し、合衆国元大統領のジミー・カーターが、カーター・センターの資金をこの活動に提供するという二つの出来事の起きた一九八六年になってからのことだった。カーターは、メジナ虫症撲滅キャンペーンの表看板になっていった。

メジナ虫が残っている国々の指導的政治家とつながりを持ち、彼らへの影響力の大きさの点からその役割が打ってつけだったカーターは、まず、パキスタンのムハンマド・ジア゠ウル゠ハク将軍に

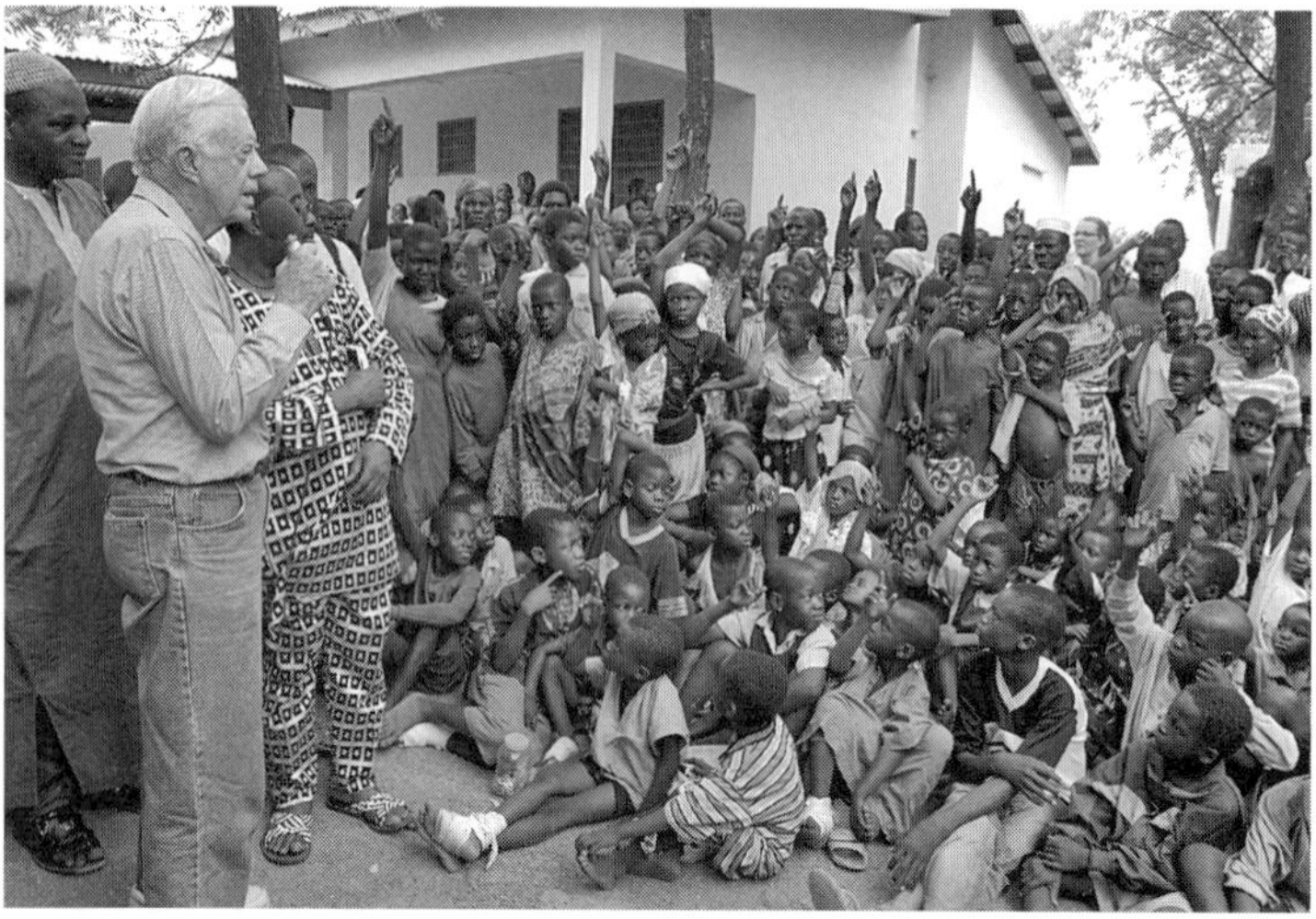

図27 「ここにいる中で、メジナ虫に感染したことのある方はどなたですか？」アメリカの元大統領のジミー・カーターが、ガーナで挙手により答えさせている。（写真／ Louise Gubb/The Carter Center）

カーター・センターとCDCの助力を受け入れるよう説得した。そしてそこから、この寄生虫の蔓延するすべての国を含む地球規模の撲滅策を最終的には構築する道を進んでいった。一九九〇年までには、国連開発計画（UNDP）やユニセフ（UNICEF）を含む他の機関の支持も獲得した。一九八八年には、アフリカ各国の保健省の大臣たちが、この寄生虫を一九九五年までに一掃する独自の解決策を提出した。その結果、この寄生虫は共同戦線と対峙することになった。

この究極の計画がうまくいったのは、その展開がボトムアップによるものだったからである。この計画の成功の立役者と多くの人が認めるカーターは、「メジナ虫撲滅連合における最も重要な協力者は、汚染地域の村にいる何百人ものヘルスワーカーたちだった。このキャンペーンの土台となったのは、素人である〝村のボランティア〟が草の根レベルで参加してくれたことである」と述べた。[4]これらの〝村のボランティア〟たちは、患者の出現を報告し、基本的な初期治療を行ない、患者が飲料水を汚染しないよう手助けをした。彼らに報酬はなかったが、プリントTシャツ、自転車、初期治療の用具の詰まったバックパックといった装備が支給された。このような個々の人々がいなかったら、進展はほとんどなかっただろう。

この撲滅計画のもう一方の面は、しかるべきありとあらゆる方面から助力を得るカーターとその巧みな仕事のおかげとまさに言ってよい。たとえば、彼は自分の使節をデュポン社の大口株主であるエドガー・ブロンフマン氏に送り、昼食のときにダマスク織りのナプキンで、感染力を持つごく小さなプランクトンであるカイアシ類を飲料水からいかに濾過できるかデモンストレーションしてみせたと言われている。これがブロンフマンの印象に残り、デュポンが飲料水濾過用の目の細かく耐久性のある布を作り、これを汚染地の村人に寄付し、配布することになった。[5]

今度は、アメリカ・サイアナミッド社が池に散布する幼虫殺虫剤を寄付した。資金は、感染国やそれ以外の国の政府からも、他の寄付者からも送られてきた。ボランティアが多くの国々や組織から集まり、そこにはアメリカ平和部隊のメンバーも含まれていた。非政府組織（NGO）もこの仕事に加わり、自転車が寄付された。後年、ビル＆メリンダ・ゲイツ財団がその財力を気前よく投じ、六五〇〇万ドルと言われるその金額の多くはチャレンジ助成金となった。財団は、このキャンペーンの他のすべての寄付活動にも一つ一つ対応していった。

カーターと共同経営者のドナルド・R・ホプキンスを頭とするカーター・センターは、CDCやWHOと緊密な連携をとりながら事業に邁進した。カーターは汚染地域の国々を訪問し、メジナ虫感染のひどい国々から、さらに強力な二人の政治家、マリのアマドゥ・トウマニ・トゥーレ将軍とナイジェリアのヤクブ・ゴウォン将軍の協力を獲得した。

この活動を否定的に見ていた人々は、当初から、患者の治療薬や感染を防ぐワクチンの不足を理由にするまでもなかった。この病気の撲滅は、人々に行動を変えさせられるかどうかにかかっていた。人々は、飲料水にもなる地表水で傷の痛みを和らげるのをやめなければならなかった。そして、他に水がなくても、汚染されている可能性のある水を飲料水にするのは控えなければならなかった。血管のような細長い虫が皮膚から飛び出してくるのは、悪行に対する罰でもなく、何か危険な食物を食べたからでもなく、単に飲料水のせいなのだということを、人々は教えられ、信じなければならなかった。しかし、人々の行動や信念を変えるのが難しいのはよく知られたことだった。

それにもかかわらず、メジナ虫は各国から次々と消えていった。この虫はパキスタンからは一九九三年に、ケニアからは一九九四年にいなくなった。一九九五年までには、感染の知られているすべての国が撲滅運動に加わり（イエメンで初めて見つかった症例は一九九五年である）、報告された症例の総数は約一二万九〇〇〇件となった。[6] しかし、一九九五年までにこの寄生虫を撲滅するというアフリカの保健省大臣たちの目標は間に合わなかった。成功の障害になったのは、資金不足、拙劣な症例報告やそれに対する対応の遅さ、村人たちによる池の殺虫剤処理の拒否で、特にスーダンでは武力闘争が起きていた。

一九九五年、ジミー・カーターはキャンペーンをもうひと押しした。彼は、スーダンの戦いを一時休止して六ヵ月の「メジナ虫休戦」を設けるよう交渉した。対立していた二つの陣営はその間の休戦に同意し、ボランティアとＮＧＯを現地へ安全に入らせた。この地域は、当時世界に残っていたメジナ虫症の症例の半数を占めていた。

共同事業者たちは新たな目標を設定し、二〇〇〇年までにスーダンを除く世界中でメジナ虫がいなくなると予測した。インドは一九九六年に撲滅を達成し、一九九七年にはイエメン、セネガル、カメルーンがそれに続いた。そして、一九九八年の終わりには報告された症例数は九七パーセント減少し、世界でも八万件に満たなくなった。[7] 二〇〇〇年には、予想通り症例の大半はスーダンとなったが、この寄生虫は他の場所でも克服されることはなかった。結局、アジアでの完全な撲滅は二〇〇四年になった。アフリカも、この虫が残っているのはわずか一二ヵ国だった。

「私たちは、ベニン、ブルキナファソ、コートジヴォワール、エチオピア、ガーナ、マリ、モーリタニア、ニジェール、ナイジェリア、スーダン、トーゴ、およびウガンダの政府、WHO、ユニセフ、カーター・センターを代表し、二〇〇九年末までに世界からメジナ虫症を撲滅するよう、その達成に向けての活動強化に取り組む[8]」。この言葉は、二〇〇四年五月一九日に調印されたジュネーブ宣言「メジナ虫症撲滅のための最終活動」の一部である。加盟国は、活動へのさらなる政治的介入、調査の改善、資金提供、安全な水の供給、人員増加、および指導者と村民の両方の関与を促進するさらなる努力を約束した。

ボランティアは、飲料水を濾過するために布製フィルターや細かいメッシュ入りのストローの配布を続け、池には幼虫殺虫剤が散布され、症例報告はすみやかに処理されて水の汚染が防がれ、安全な水の供給のため井戸が掘られた。ビル&メリンダ・ゲイツ財団はこの最初のチャレンジ助成金制度を作り、結局、このプログラムの継続費用は四五〇〇万ドルになった。メジナ虫は後退し続けていった。二〇〇七年には、わずか五ヵ国で国境付近にメジナ虫症の症例が報告され、うち二ヵ国ではその年の終わりにメジナ虫がいなくなったことが明らかとなった。二〇〇七年には九五八五症例が報告され、うち九六パーセントはガーナとスーダンだった。[9] 二〇〇八年末には年間の症例総数が五〇〇〇以下になり、一九八〇年代には数百万症例あったものが九九パーセント減少した。

しかし、戦いはまだ終わらず、目標の二〇〇九年には間に合いそうもない。二〇〇七年、WHOは地球規模のサーベイランス〔感染症発生状況の調査監視〕の概要で次のように指摘している。

ガーナとスーダンで地方病的に感染が残っている地域は、遠隔地で貧しく、社会的基幹設備が欠如し、病気による深刻な脅威を示している……さらに、両国の感染地域の住民は、水と牧草を求めて季節ごとに牛とともに移動する遊牧民族で、このことが、いつどこでこの寄生虫に感染したかの特定を困難にしている。[10]

目標の最終的達成を見るには、カーター・センターの共同事業者たちは、覚悟を決めておそらく長い間方針を変えずに活動を維持しなければならないだろうが、彼らが失敗すると思っている人はいない。

問題解決にあたって薬剤やワクチンという特効薬がないことは、メジナ虫症撲滅運動の開始当初には弱点と見られていたが、振り返ってみるとこの点が成功のおもな鍵だったかもしれないことがわかった。特に有効な薬剤が存在していたなら、そのことにより、この仕事を途中で断念せざるを得ないことになったかもしれず、それは、薬剤やワクチンを配布することは知識を広めること以上に困難だった可能性があるからだ。河川盲目症根絶の試み（第7章を参照）は、実質的に、この両方を証明していた。

回旋糸状虫の生活環はブユ宿主と人宿主の両方を必要とすることから、この虫を攻撃するチャンスは明らかに二度存在する。虫が人体内にいる間と、ブユ体内にいる間である。回旋糸状虫防除の初期の努力は一九四〇年代に始まり、この時はブユを標的にし、ブユの繁殖する水路沿いに殺虫剤が散布された。川にいたブユの幼虫は化学物質を取り込んでブユの数は激減し、それに伴いこの虫に感染している人の数も減少した。

殺虫剤作戦は理想的な方法ではない。殺虫剤はどこにでも撒いてよいというものではなく、薬が散布されブユが一掃されたところも、外からブユが入ってきて個体数がすぐ元に戻るからである。外から新しく入ってきたブユはこの寄生虫を持っていないだろう。しかし、周辺にすでに患者がいると寄生虫は感染後一五年は生存するため、その間にブユに刺され、地域に河川盲目症が復活する。

一九八七年、感染者の集団治療が可能な薬剤が開発されて河川盲目症の根絶に新たな希望が生まれた。この薬イベルメクチンは、動物の寄生虫疾患に使用するためメルク社が開発したが、皮膚の中を動き回り、恐るべきかゆみ、乾燥、しわとともに失明を引き起こすミクロフィラリアと呼ばれる小さな回旋糸状虫を殺せるかもしれないことが研究で明らかになった。イベルメクチンは成虫には殺虫作用を持たないが、一時的な不能を生じさせるので、雌は薬にさらされてから一年間はミクロフィラリアをほとんど作ることができない。幸運なことにイベルメクチンはきわめて安全で、一年間に一回の投与で効果を表わす。この二つの点は、多くが辺境の村落に住んでいるか遊牧生活を営んでいる数百万もの人々に配布しなければならない薬の場合には優れた特徴である。投与を繰り返せば薬の効果は増し、一部の成虫も殺すことが考えられる。

メルク社はＷＨＯと協力し、驚くべき寛大な行為として、世界中のあらゆる場所の河川盲目症根絶に必要なかぎり、イベルメクチンをメクチザンという商品名で、この薬を必要とするすべての人に寄付した。このような特効薬があればこの虫の根絶は可能なはずで、この努力には何百万ドルもの資金が相次いで投じられた。メルクの寄付に続き、西アフリカの広い地域では、感染の危険にさらされている人々に対する毎年の集団投与が始まり、その後、この治療はアフリカ大陸の他の地域へも広げられ、時にブユ対策の殺虫剤散布と組み合わせて実施された。メジナ虫症撲滅計画から教訓を得た実行委員たちは、最終的には、この薬をコミュニティのボランティアに配布し、そこからできるだけ多くの人々に薬が行き渡るようにした。

一九九六年には、全米保健機構（ＰＡＨＯ）、カーター・センター、ビル＆メリンダ・ゲイツ財団、および国際ライオンズクラブなどの寄付団体が、ＷＨＯとメルク社による河川盲目症撲滅の試みに加わった。二〇〇二年には、一八〇〇万人の子供たちがこの寄生虫の感染を逃れ、六〇万症例の盲目症発生が回避されたと専門家たちは概算している。[11] この寄生虫は西アフリカの多くの場所からいなくなった。しかしこの年は、アフリカでは河川盲目症は撲滅できないとカーター・センターが結論した年でもあった。

カーター・センターがこのような結論に達した背景には、いくつかの障害が存在した。治療しても成虫は死なず、虫は一〇年〜一五年生きるので、集団治療は一五年あるいはそれ以上の間同じように継続しなくてはならない。それに、治療がまだ始まっていない地域もある一方で、治療が行なわれているいくつかの地域では、依然として新たな症例が出てくる。ブユは風にのり、驚くほどの遠距離を楽々と移動し、この寄生虫を撲滅したはずの地域に戻る。おまけに、殺虫剤に対する耐性も獲得している。感染者の中には、居住地が遠かったり遊牧民だったりする人もいるため、そのような場所へ行くことが困難なこともある。最後に、別の組織寄生虫であるロア糸状虫にも感染している人に対しては、深刻な副作用が出る可能性があるため、イベルメクチンを投与することはできないということもあった。

イベルメクチン耐性回旋糸状虫の出現は、二〇〇二年にはその可能性が恐れられていただけであったが、現在では障害のリストに加えてよいと言えよう。ある地域では、この薬に繰り返しさらされた雌の回旋糸状虫が、投与開始数ヵ月のうちに多くのミクロフィラリアを産む能力を回復し、これにより、この寄生虫がブユにうつり、次はさらに多くの人にうつる機会が増えている。この進化はあまりに深刻なので、二〇〇七年にイベルメクチン耐性の最初の証拠を示した科学者は、以下のように述べている。「イベルメクチン耐性が生じ、広がる可能性に注意が払われなかったため、河川盲目症抑止計画の中で成し遂げられてきたすべての事柄は、長期間無に帰す危険にさらされる可能性がある」[12]。

二〇〇六年現在、アフリカ河川盲目症防除計画（ＡＰＯＣ）による概算では、三七〇〇万人のアフリカ人がこの虫に感染していて、さらに九〇〇〇万人が感染リスクにさらされているとされている[13]。成果はある程度上がったにもかかわらず、殺虫剤を六〇年ほど、イベルメクチンを二〇年使用しても虫の数はほとんど減らず、かつては有効であった手法もその効力を失ってきている。

中南米の状況はこれほどひどくはない。奴隷にされたアフリカ人が持ち込んだ回旋糸状虫の存在は、六ヵ国一三ヵ所ではっきりとわかっている。その国はブラジル、コロンビア、エクアドル、グアテマラ、メキシコ、およびベネズエラで、症例の大半はグアテマラ、メキシコ、そしてベネズエラである。これらの国々に生息しているブユの種類の多くは、この寄生虫を伝播する能力がそれほど高くない。

また、アメリカ回旋糸状虫症根絶計画では、他の地域では年一回しか行なわれていない薬剤投与を年二回実施している。

二〇〇八年の終わりには、もとは一三ヵ所あった感染地域のうち四ヵ所では新たな症例が出現しておらず、すでに集団投与は行なわれなくなり、コロンビアはこの寄生虫のいなくなった世界初の国となった。二〇〇八年一〇月にこの根絶計画では、二〇一二年までにアメリカ大陸のすべての場所で回旋糸状虫の伝播を阻止するという目標を立てた。もしそれが成功し、すでに感染してキャリアーとなっている人々を通しての感染の再出現を防ぐことができるなら、回旋糸状虫は地球上のこの地域から撲滅されるだろう。

アフリカでは薬剤投与がいまだに続けられ、撲滅の目標達成は現実的にはこの時点では見込みがないが、状況に望みがないわけではない。頼みはワクチンか成虫を殺せる新たな抗寄生虫薬だが、たとえこれらの選択肢の一つがすでに手中にあるとしても、新たな薬が二〇一五年までに臨床試験をパスして使用可能になることはありえない。幸運にも、その答え、少なくとも間に合わせとなるものは別にある。

回旋糸状虫には、ある興味深い発見により、思ってもみなかった欠点があらわになった。ボルバキア属というバクテリアのグループは、回旋糸状虫や他の線虫の細胞や胚の中にすみ、これらの寄生虫の生活環のすべての段階において世代から世代へ移りすむことができる。この微生物は二つの理由から重要である。回旋糸状虫によって引き起こされる人の病気は、ミクロフィラリアそれ自身が原因となっているのではなく、ミクロフィラリアが死んだときにその体内から現われたボルバキアに対する免疫反応が原因で生じる。さらに、この寄生虫は、ボルバキアがいなければ子孫が残せないだけでなく、長生きもできない[14]。このように、河川盲目症は、虫やミクロフィラリアには影響を及ぼさないがボルバキアに対する殺菌作用を持ち、すでに私たちが手にしている入手可能の抗生物質で治療できるかもしれないのだ。

現在、ヒト河川盲目症において、治療期間が三週間以内でボルバキア菌を駆除する抗生物質が発見されたとする研究成果は報告されていない。このため、抗生物質を用いた広い地域を対象とした集団投与を行なう方法は、イベルメクチンを一回投与する方法に比較してはるかに困難で非現実的となっている。それにもかかわらず、これは希望の印である。河川盲目症に対する次の特効薬は、すでに手中にある抗生物質かもしれない。

*

回旋糸状虫は、皮膚の下で肉眼でも明らかにわかる結節を作るという特徴があるので、河川盲目症の調査は、時に皮膚にある特徴的な結節を探すという方法に頼ることがある。アフリカではＡＰＯＣが、このような結節を持つ人の割合に基づき、イベルメクチンの村の集団投与を指揮している。

このタイプのサーベイランスによって、科学者たちはウガンダの四つの村でイベルメクチンを毎年投与し、それを一二年間続けたときの効果を見極める研究を実施した[15]。一九九三年には、検査された人々の三分の二に結節が認められたが、二〇〇五年にはそれがわずか約一一パーセントに低下していた。研究者たちは、二〇〇五年に見つかった結節のうち二一個を外科的に摘出し、寄生虫がまだ生きているかどうか、雌がミクロフィラリアを産んでいるかの検査を行なった。結果は驚くべきものだった。結節の三分の一は回旋糸状虫によるものではなく、有鉤条虫のシスチセルクスだったのだ。

河川盲目症に対して向けられていた努力を、ブタ条虫がどのようにして台無しにすることになったのかという疑問がわき起こってくるが、それはさておき、有鉤条虫が世界の多くの場所で生じた深刻な――そしてほとんど見過されてきた――健康上の問題であるという事実にこの発見は光を当てている。有鉤条虫の生活環はメジナ虫の生活環と同じくらい断ち切るのが簡単なので、これがかくも深刻な問題になったのは残念なことだ。私たちは、人々の習慣を変えさえすればよいのである。

メジナ虫退治の鍵は、人々に飲料水を濾過させ、出てくる虫を水源に浸さないようにすることだった。有鉤条虫一掃の鍵は、人々が豚肉に完全に火を通し、ブタが人糞に近寄らないようにすることである。しかし、この戦いにはメジナ虫の状況とは違い、別の手段がある。感染した人とブタの両方の治療薬と、ブタの最初の段階での感染を防ぐワクチンである。一九九二年、WHO疾病撲滅国際特別委員会は、幼虫が人へ感染する神経有鉤嚢虫症の撲滅は可能だと宣言した。

しかし、そうはならなかった。今日、ブタ条虫感染症や神経有鉤嚢虫症は、一九九二年当時よりさらに広まってしまった。二〇〇三年の概算では五〇〇〇万人がこの寄生虫に感染しており、五万人が毎年神経有鉤嚢虫症で死亡している。[16] 感染や死亡の大半は貧しい国々で起こっており、貧困がこの寄生虫の繁栄にことごとく関わっている。

有鉤条虫との戦闘には資金がものを言うこと、つまり、高水準の生活の提供こそが寄生虫との戦いだということは、この虫が、西欧諸国では大規模な撲滅計画を行なわなくともほとんど完全に消滅しているという事実から明らかである。食肉検査が行なわれる以前も、腸内ブタ条虫は先進諸国ではまれで、神経有鉤嚢虫症もそうだった。生活水準の高い場所では、ブタは柵の中で飼われ、人々はトイレを使い、食肉検査が食物の安全をさらに高める方法となっている。西欧の養豚業者がブタに生ゴミを与えるのをやめたとき、この虫の生活環の断絶は永久に効を奏することになった。今日、ほとんどの工業国では国内発生のブタ条虫感染の症例を見ていない。

資金不足も、有鉤条虫をメジナ虫の方法で攻撃できない理由である。メジナ虫の撲滅では、飲料水を安全にするフィルターが配られ、メジナ虫による傷の痛みを水中で和らげてはいけないことを学びさえすればよかったので、人々はコストを負担せずにすんだ。さらに、メジナ虫の消滅とともに生産力が増し、生活水準が向上した。しかし、公衆衛生の専門家が有鉤条虫の抑制法を模索し、ブタを柵に入れ、感染したブタを食料として供給せず、ブタに人糞という無料のエサを食わせないようにしてほしいと言っても、それらは直接、経費の増加と減収という負担となる。すでに貧困のただ中にある人々にとり、このような手段は手の届かないものなのだ。

東南アジア、中南米、アフリカ、他のさまざまな場所の典型的な貧しい小自作農の集落には、鶏、ブタ、裸足の子供たちがたくさん行き来する土の道がある。これらの集落に住む人々は、どれが自分の動物かわからないこともしばしばだが、動物たちにはそれがわかっており、どうしたらエサをたくさんあされるかも知っていて、地面で見つけた生ゴミや廃棄物をきれいにしていく。

これらの村には往々にしてトイレがなかったり、共同トイレが一つだったりするので、人々はしばしば外の地面に用を足す。有鉤条虫の卵の拡散にハエが重要な役割を果たすかどうかを調べた一九九四年と一九九五年の研究では、調査地ではブタが「排便直後に糞便を食うため、ハエが有鉤条虫の卵に近づくチャンスは限られている」と結論された。[17] 村が比較的きれいなことが多いのも当然だ。しかし、この結果、腸内ブタ条虫の卵を排泄する人々は、この寄生虫をブタや人にうつすのにきわめ

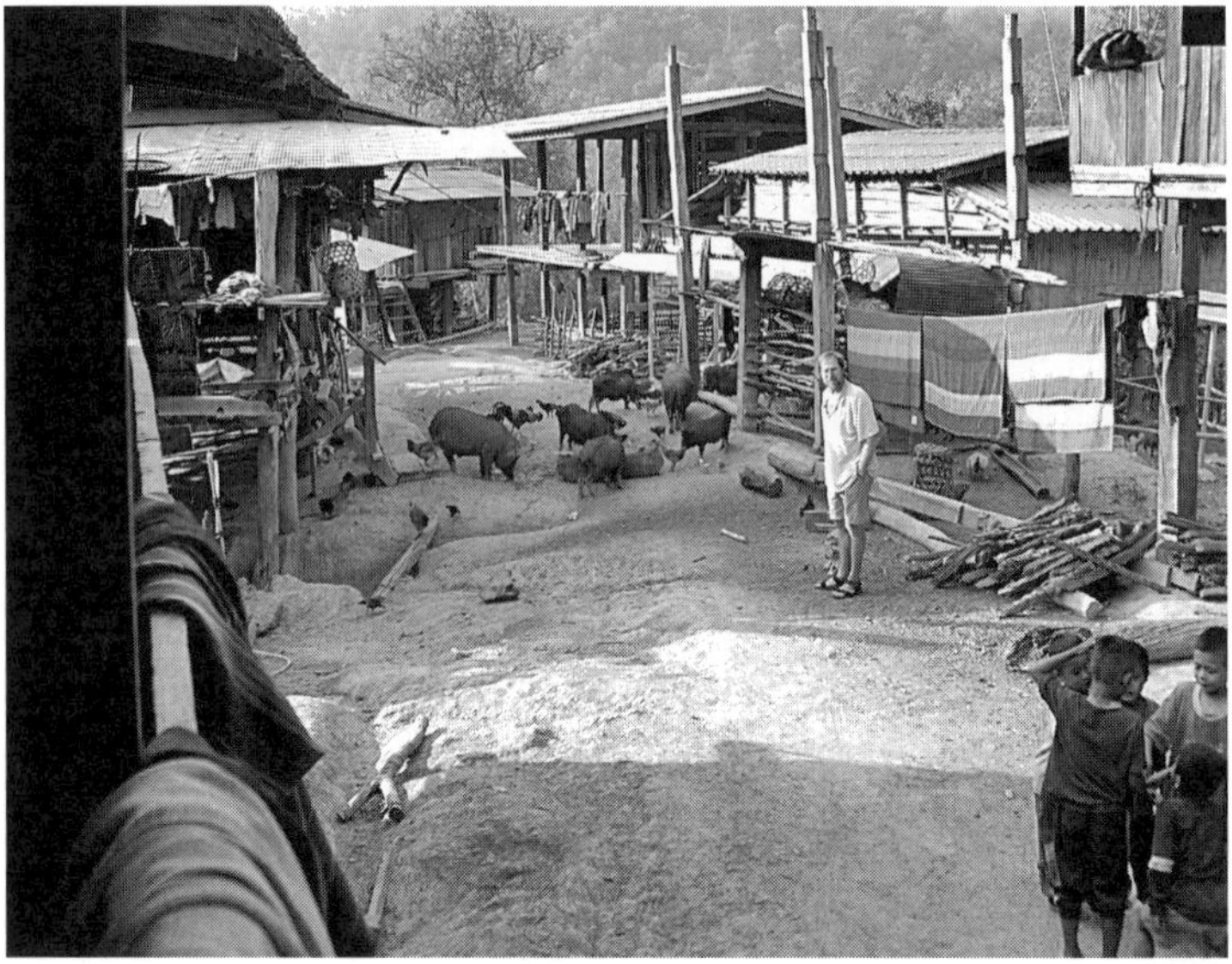

図28　タイの山村で自由に歩き回るブタ。（写真／著者）

て重要な役割を果たしている。

近年は、ブタの個体数の増加により世界的状況が悪化している。肉の需要はいたるところで増加し、人々は自分たちの消費のためにも他者への販売のためにも、さらに多くのブタを飼うようになっている。国連食糧農業機関（ＦＡＯ）によると、アフリカでは、二〇世紀の終わりにはブタの数が一九七〇年の二倍になり、この増加傾向は続きそうだとのことである。[18] 一頭一頭のブタの価値は大きいので、農夫たちはブタが食用に適さないと言われてもそれを受け入れる余裕はなく、所有者は公的な食肉検査を回避したり、内々で屠殺することにしたり、豚肉を個人的に売ったりする。

ブタの舌を手でさわりシストを探す「非公式検査」が実施された。この方法は効果的に思われたが、ペルーのウアンカーヨでの調査では、公的な屠場で処理されたブタで嚢虫症にかかっていたものは一頭もなかったのに、地元の市場に売りに出された生きたブタは一五パーセントに感染が見られた[19]。一九九〇年代のペルーでは、「闇で屠殺された感染している屠体は、のちに公の市場に持ち込まれる……感染している豚肉は値段を下げて売られ、公の食肉市場で売りやすくするため、きれいな肉に混ぜてそのように見せかけることが多い[20]」。組織的な撲滅計画の欠如の中で、事態はあまり変わっていない。

FAOは、有鉤条虫撲滅に必要な手段をリストしている。食肉検査、動物の管理、ブタと接触した人々の検査、下水処理、経済的動機を伴う市場管理、および農家や住民に対する教育である。二〇〇五年のFAOの報告では教育が最後になっているが、この要素はリストの筆頭に挙げた方がよいかもしれない。人々は、何をどのような理由でしなければならないかをいったん理解すれば、自分たちの手で寄生虫を一掃できることは、メジナ虫撲滅計画が証明している。

約二〇〇〇人が住むメキシコの小さな村では、人類学者と医療専門家のチームが、必要な場所に知識を植え付けることの有効性を一九九〇年代初期に示した[21]。彼らはまず、この村におけるリスクと感染の要因を特定するため、地元の人々を調査した。その後、地域の活動の中心となる人を募り、この虫の生活環、虫のもたらす病気、土地の人々やブタの感染経路、および、病気の拡散を止めるために取りうる手段について教えた。科学者たちは、宗教関係者、教師、主婦、学生、そして、地域のグループにすでに参加していた人々を招き、自分たちが帰ったあとにも知識が村に残るようにした。最終的に村人は、感染していないブタの方が屠殺時に高い値段がつくことがわかり、この活動が経済的にも魅力的であることに気がついた。

感染したブタがいないということは、詰まるところ感染した人もいないということだが、有鉤条虫は何年間も生き続けることができる。成虫が人の腸に寄生しているかぎり、この寄生虫が再び土地のブタに持ち込まれ、嚢虫症の新たな症例が人に出現するリスクは残っている[22]。したがって、確実な撲滅活動を進めるためには住民に対する集団的医療対策と検査、および感染者の治療という両面から取り組まなければならない。

地球規模での有鉤条虫の撲滅は確かに可能で、今日ではブタへの感染を予防する新たなワクチンがあるので、人々がこのアイディアを最初に真剣に検討し出した一九九二年よりは撲滅しやすくなっている。工業国では、国内の神経有鉤嚢虫症の出現でさらに関心が高まっているが、撲滅はこれまでできていない。理由は、計画のコストのためか、おそらく、有鉤条虫は世界中いたるところにおり、撲滅には実質的に世界のすべての国の参加が必要になるためだろう。今日まで、この努力に陣頭指揮をとろうと名乗りを上げた組織はない。「有鉤条虫感染によって発症する神経有鉤嚢虫症の阻止には、その疫学的性質が複雑なため多分野にわたる多層的なアプローチが必要で……このレベルの準備がなければ、旧来の危険に満ちた動物飼育法や生活慣習にかくも拠るところの大きいこの疾病の阻止は、ほとんど手つかずのまま残るであろう[23]」。FAOはこう結論した。

意気消沈させられるのは、過去には膨大な額の資金が投与されたにもかかわらず、今日まで、世界的な撲滅の試みが成功した寄生虫疾患の例がないという事実である。事実、マラリア撲滅という世界最初の試みは、私たちがどれほど派手にしくじりうるかを教えている。

＊

マラリアはアフリカに起源を持つと思われるが、ハマダラカ属の蚊がこの原虫を運び、人々がこの病気を世界の多くの場所に広めたことを、インド医療奉仕団に参加していたイギリス人医師ロナルド・ロスが一八九八年に証明した。それは、アジアや北はシベリアにいたるヨーロッパ大陸における深刻な健康上の問題だった。マラリアは、イギリスのエセックス海岸沿いの湿地であまりに一般的だったので、抗マラリア剤のキニーネを処方する試みがこの地で実施された[24]。そして、ヨーロッパの植民者たちがこの病気を北米に持ち込んだ。一八八〇年代には、アメリカ合衆国の低地のいたるところやカナダ南部の一部で大発生や蔓延が起きつつあった。

ロスの発見とほぼ同時に、米軍医師のウォルター・リードが、ヤブカ属の蚊が黄熱をまき散らしていることを証明し、黄熱とマラリア抑止の努力が歩調を合わせて進められ、成功を収めていった。住居の検査や、蚊が繁殖する水源の排水が行なわれた。キューバのハバナでは一八九八年の米西戦争の間、パナマではパナマ運河建設の間に、蚊を減らすことで感染数は激減させられることがこれらの方法で証明された。

パナマでは、外科医のウィリアム・ゴルガス米軍少佐がさらなる防除法を導入した。この計画では、ボウフラに有毒な油脂と化学物質の混合物を池に投入すること、藪や背の高い草の刈り込み、労働者たちの感染を防止するキニーネの投与、日中に屋内で見つけた成虫を手で殺すことが行なわれた。一九〇九年には黄熱はこの地域から消滅し、マラリアによる死者は千人当たり約二・六人に減少していた[25]。

北米では、このような対策を実施しなくてもマラリアはすでに後退しつつあった[26]。その消滅は、人々、水、および家畜の物語である。一八〇〇年代には、アメリカ合衆国の開発はしばしば水源の変化を意味していた。コミュニティの貯水は給水の安定を保証し、工場は工場の貯水池を必要とし、ダムや道路の建設により人工湖が作られた。このような新たな水源は、マラリア原虫をうつす蚊たちの繁殖に理想的な条件も作り出し、これによりこの寄生虫は広範囲に拡散できるようになった。

そのうち、新たな池や湖の生態系が作られていった。水の酸性化が進み、魚や両生類のような蚊を捕食する動物が入り込み、水生植物が繁茂した。蚊はあまり繁栄できなくなった。同じ時期、家畜の数が増加し、動物を好む蚊が人から動物へうつっていった。特に北部では家の造りが改善され、住民を刺そうとする蚊が家の中に前ほど入れなくなった。これらの変化は、マラリアを合衆国南東部の湿地へ押し返すには十分だった。

イギリスやヨーロッパ大陸の多くの場所でも、話は似たようなものだった[27]。家の密閉性はより高くなり、蚊の繁殖する湿地は排水処理が行なわれ、人々の住居の近くに畜舎が建てられ、人々は湿地を去り工業都市へ移り住み、キニーネが手に入るようになったことが、すべて役割を果たしていた。感染した人を蚊が刺すことも減ったので、この寄生虫が新たな人宿主へうつることも少なくなった。感染は防止できるようになり、一九〇〇年には、マラリアは比較的まれになっていた。しかし、工業の発達がそれほど早く進まなかった東欧諸国では、マラリアは依然として問題だった。

合衆国南東部では、わずかな場所でマラリアがしつこく残り、周辺地域に時折大きな流行を起こした。二〇世紀初頭には、各州がキューバやパナマの経験を活用してこの病気の抑止を試みた。公衆教育、家屋の改良、ボウフラを殺す化学物質の散布、そして水力発電計画や灌漑用水路等の開放水域の管理によって病気の発生は減少したが、撲滅はできなかった。「戦地でのマラリア防除機関」（Malaria Control in War Areas; MCWA）が設立されたのはその時だった[28]。

この機関は、第二次大戦中のアメリカ国内や海外の米軍基地でのマラリアによる影響の抑制計画を統括した。ＭＣＷＡは軍の健康問題だけに焦点を絞るのではなく、兵士たちが帰還したときにマラリアが再びこの国に広まらないようにする道を模索した。蚊の抑制をきわめて大きなよりどころとしていたＭＣＷＡは、蚊の繁殖地を排水処理し、幼虫駆除剤と殺虫剤を使用した。この計画には米軍の後ろ盾があったので、この仕事に投入できる資材はかつてないほど多くあった。

第二次大戦終結時には、ＭＣＷＡは蚊に対抗する武器に殺虫剤のＤＤＴを加え、感染症にかかって帰国した部隊の人々を刺す可能性のある蚊を殺すため、国内の家屋の中に散布した。ＤＤＴがマラリア対策に非常に有効だったのは、壁に散布されたあと約六ヵ月間もその効果が持続したことであった。ハマダラカ属の蚊には吸血のあと壁にとまる性質があったので、そこに効力の持続する殺虫剤が残留していることは、マラリアや他の病気をうつすチャンスを得る前に彼らを殺すことになった。

第二次大戦後、ＭＣＷＡは伝染病本部（**Communicable Disease Center**）になり、米国内のマラリア撲滅になおも特別の権限を与えられた（伝染病本部はのちにアメリカ疾病管理予防センターＣＤＣ **Centers for Disease Control and Prevention; CDC** となった）。一九四五年から一九四九年にかけて、ＣＤＣはマラリア感染の見られる州の保健機関と共同で仕事をした。当初は屋内にＤＤＴを年二回散布していたが、その後年一回とし、マラリアによる死者を継続調査した。

一九四六年、抗マラリア剤のキニーネの最初の安全な代替薬であるクロロキンが出現し、海外から帰ってきてマラリアが再発したアメリカ人も、国内感染者と同様に治療が可能になった。多面的な努力が実ったのだ。合衆国内では、おそらく一九四七年にマラリアの伝播が停止した。[29] ＣＤＣによると、一九四九年には国内で発生した症例報告はほとんどなく、「健康上の重大な問題としてのマラリアは消滅したと宣言した」[30]。一九五二年には、CDCは合衆国内の調査と世界のその他の場所での撲滅に注意を転じた。

WHOは、DDTとクロロキンの有効性——と言ってもおもにDDTだが——に基づき、各国の機関や政府と世界規模のマラリア撲滅に向けて協力しあった。マラリアに苦しむあらゆる場所で、家屋には三年間薬剤が散布され、その後患者の発生が認められた場合は、治療を行なうとともに感染がそれ以上広がることのないよう限定的な散布が行なわれた。ひとたび撲滅が達成されたら、この病気が再発したり再度持ち込まれたりしないことが継続的調査で確認されるはずだった。マラリアは完全に死に絶えるだろう。クロロキンがなくても個々のマラリア発生地帯に五年間懸命にDDTの散布を行なうことで仕事は完遂するだろう、と計画の立案当初は考えられた。だが、一九五五年に始まった世界規模のマラリア撲滅計画は、わずか一四年で失敗に帰した。

すべてのハマダラカ属の蚊が吸血後に壁で休むわけではなく、マラリアの蔓延する地域のすべての家に蚊のとまる壁があるわけでもなかった。さらに、同じ時期に農薬としてDDTを広く散布したことで、壊滅的な影響が二つ生じた。一つは、この殺虫剤に蚊が耐性を持つようになったこと、もう一つは、DDTが環境——特に捕食される鳥たち——にきわめて深刻な害を及ぼすことに科学者たちが徐々に気づきはじめたことであった。同じ時期に、マラリア原虫の中でも特に危険な熱帯熱マラリア原虫がクロロキン耐性を持つようになった[31]。

遠隔地における活動の困難さ、文化的な誤解、意思疎通の欠如、および資金不足が加わり、撲滅のために数百万ドルもの大金が費やされたにもかかわらず、マラリア原虫はその生き残りに必要な条件を獲得した。一九六九年には、活動目的における「撲滅」(eradication)という言葉は「防除対策」

(control) に変えられた。一九六九年までに、一部の地域、特に合衆国のような先進国でマラリアは一掃され、数ヵ国では消滅した。しかし、世界の大半では、ある程度の成功を収めた場所でマラリアが勢力を回復しはじめていた。他の場所、特に赤道アフリカでは、そもそも最初から大いなる進捗は皆無だった。

マラリア原虫属は撲滅の瀬戸際にあるわけではない。二〇〇六年、世界の半分の人々は、蚊に刺されてマラリアにかかるリスクのある地域に住んでいる。同年には約二億四七〇〇万の症例があったが、その大半は熱帯熱マラリア原虫が原因の発症で、一〇〇万人近くの人が死亡している。いつものことながら一番被害のひどかったのはアフリカで、死亡者一〇人のうち九人はアフリカ人で、ほとんどは五歳以下の子供だった。[32]

このような数字は、しばしば「マラリア負荷量」と言われ、そのイメージは、地球に脚を絡めて取りつくモンスターのような蚊である。しかし、このような挑戦をつきつけられてもなお一度、このトラブルメーカーを追跡してみたいと思う。一九九八年に創設されたロール・バック・マラリア・パートナーシップ (Roll Back Malaria Partnership; RBM) は、私たちに取りついて離れないマラリアを打ち負かそうとして計画されたが、今度は長期戦を考え、撲滅へ少しずつ進むことにした。共同事業は、「二〇一五年までにマラリアに特化したミレニアム発展目標を達成すれば、マラリアは世界中のすべての場所で、主要な死因でも社会的・経済的発展や成長の障害でもなくなるだろう」と展望している。[33]「ロール・バック・マラリア (マラリアを押し戻せ)」は実に短い言葉だが、この計画を正確に表現していた。流行地域の辺縁に集中してマラリア撲滅の活動を行ない、辺縁を押し戻す。あとにはマラリア清浄地域が残るというわけだ。辺縁地域から遠い場所では防除対策を中心に活動する。自国内や近隣諸国の防除対策が行なわれずに撲滅活動を実施できる国はないであろう。人々の間での感染対策が効果的に実施されると、マラリア原虫の伝播にもただちに効果が現われる。感染者数が減るということは、感染している蚊の数が減り、蚊に刺された人々がマラリア原虫をうつされる機会が減るということなのだ。

ここで行なわれた撲滅方法は、目的は同じであるが異なる二つの方法が採用され、これらは相互に補完しあっていた。この計画では蚊に対する対策に重点が置かれ、殺虫剤を散布した蚊帳を用いて夜寝る人を蚊から守る方法や、建物内部の壁に散布する殺虫剤として一二種類の薬剤の利用する方法が推奨された。発症した患者に対してすみやかに治療を実施することもまた重要な問題で、薬剤耐性が原因で治療が失敗するリスクを減らすために複数の抗マラリア剤が用いられた。最後には、感染リスクの高い地域では妊婦に対するマラリア予防薬の服用が推奨された。[34]

ロール・バック・マラリアの活動指針はさまざまな方法で実施することができるが、ある国のマラリア撲滅を目的とした活動は、政治的な意思と財政的裏づけがないかぎり、国内発生の押さえ込みと伝播の抑制を達成し、隣国からの再侵入を阻止することはできない。症例をすばやく検知し処置する能力が欠かすことのできない要素である。そして、国内でのマラリア伝播が三年間発生しなければ、その国はマラリア清浄国と宣言することができた。[35]

マラリア危険地帯の周辺諸国では、少なくとも国境の一部にはマラリアが存在せず、伝播の機会もすでに低下しているようだったので、本来状況はましだった。これらの国々がマラリア原虫が存在する地域を徐々に狭めて防除から撲滅へ少しずつ移行し、いつの日か世界がマラリアの最後の症例を目にすることが望まれた。

それでも、すべての蚊が夜間、人々が屋内の蚊帳で守られているときに人を刺すわけではなく、蚊の殺虫剤への耐性やマラリア原虫の薬剤への耐性は進化し続け、感染のひどい地域には、遠隔地だったり反友好的だったり政治紛争に巻き込まれたりしている場所もある。感染者はそれより危険度の少ない三日熱マラリア原虫に長年感染していることもあり、それを再び蚊にうつして新たな感染サイクルが始まることもある。ロール・バック・マラリアの希望リストには、蚊の新たな防除法、薬剤耐性の回避法、三日熱マラリア原虫保持者の発見と治療の現実的手段、および有効なワクチン等が挙げられている。これらすべての解決法は、適切に働き、すぐに入手でき、価格が手ごろで、使いやすくなくてはならない。もし、二〇一五年までにマラリア禍を七五パーセント減らすという世界保健総会の目標を達成できたら、非常に幸運である[36]。

世界的撲滅の展望についてはWHOは以下のように述べてきた。「撲滅へつながる一連の事象が論理的に明確になったとしても、現在感染率の高い地域でマラリアが撲滅され、その状態が持続しうることを示す証拠はいまだに存在しない[37]」。人に感染するマラリア原虫の消滅は、私たちがいまだ見ることのできないゴールであり、そこへ到達する資材や方法があるかは時を経てはじめてわかるだろう。

*

寄生虫撲滅のもう一つの真剣な試みは、ここまでの章で見てきた劣悪な住宅環境と国際的な血液供給体制に巣食っていたクルーズトリパノソーマをターゲットにしている。移民によってクルーズトリパノソーマが北に持ち込まれ、輸血や臓器移植を受ける人々を脅かしはじめるまでは、南のこの大量殺戮者に対し先進諸国はほとんど注意を払ってこなかったではないかと冷笑し指摘する人もいるだろう。事実、それまで撲滅という課題は、国際的保健組織、製薬会社、そして感染蔓延地域の政府ですら優先順位のあまりに下の方にあったので、この病気は一般に「黙殺された寄生虫病」と言われてきた。この黙殺は犠牲者たちの大半が貧困層であることが理由だと、現実主義者にはわかっている。

しかし、事態は変化した。今では、世界保健機関はシャーガス病を地球規模の問題とし[38]、一九九一年には、ラテンアメリカ諸国は全米保健機構（ＰＡＨＯ）と協力し、ブラジルサシガメの防除と輸血用血液のスクリーニングによりシャーガス病の伝播を阻止しようと、サザン・コーン・イニシャチブ（Southern Cone Initiative〔南米南部地域さきがけ計画〕）を創設した。

クルーズトリパノソーマは自然界にあまりにも広く存在しているので、撲滅対象寄生虫の候補にはなりそうもない。一〇〇種以上の野生哺乳類がこの原虫を保有し、あらゆる種類のサシガメが運び屋となりうる。クルーズトリパノソーマを支える生物のネットワークは、中米とほぼ全域にわたる南米を蜘蛛の巣のように覆っている。

しかし、この蜘蛛の巣には一つ弱点があり、それは、クルーズトリパノソーマがそもそも人に出現できるようになったのと同じ特徴だった。感染の大半は家の中に生息するサシガメが引き起こし、最も深刻なのはブラジルサシガメである。サザン・コーン・イニシャチブは攻撃を二方向から仕掛けた。献血者の調査では、多くの場所における輸血による感染をほとんど阻止でき、昆虫対策ではサシガメによる感染を止めることができた。何百万軒もの家に殺虫剤が散布されたり殺虫剤入りのペンキが塗られたりし、窓枠や屋根瓦を取り外してグレードアップし、壁や床の割れ目をなくすと、虫はもうすまなくなった。

サザン・コーン・イニシャチブにはアルゼンチン、ボリビア、ブラジル、チリ、パラグアイ、およびウルグアイが含まれ、一九九七年にはペルーが加わった。二〇〇一年には、これら七ヵ国のシャーガス病は九四パーセント減少して死者は半減し、中米でも同じような撲滅の努力が進行中である。二〇〇七年には、これは「シャーガス病撲滅の世界的努力の展開」であるとWHOが宣言し、バイエル薬品は、資金と患者三万人の治療薬の無償提供を約束した。[39] これらの供与を約束された人々は、中南米以外の場所での輸血や胎児期の母子感染により感染した患者と思われる人々である。

サザン・コーン・イニシャチブの成功は人々を勇気づけたが、話はいつもクルーズトリパノソーマの消滅よりはシャーガス病の撲滅だったという事実は重要だ。私たちはこの寄生虫を森へ戻そうとしており、それに尽きると言ってよい。クルーズトリパノソーマは自然界ではそこかしこにいるので、その完全な一掃は望むべくもなく、動物がキャリアーになっている他の病気と同様、散発的出現が続くことは予想しうることだ。

クルーズトリパノソーマは、いくつかの理由で当面私たちと共存し続けるだろう。まず、たとえすべての家ですべてのブラジルサシガメを殺したとしても、虫は消えない。この虫はボリビアの自然を起源としているが、当初信じられていたのとは逆に、他の国々にも野生個体群が生息していることが研究で示されている。これらのサンガメやその土地の他の固有種は、住民や保健所が十分注意しなければ再び屋内に蔓延するだろう。

家の中のサンガメがまったく問題にならなかった土地もあった。そういう土地では、家の外のサシガメは戸外の木材や植物、特にヤシの木の中にすんでいる。人々が森に侵入したり、穀物を育てたり家畜を飼うために土地を開墾している場所では、まばらに生えているヤシの木が唯一残された立木で、これらのヤシの木にはあらゆる成長段階のたくさんのサシガメがいることが調査で判明した。ヤシの木を切らずにおけば、この虫のすみかを残すことになり、普段虫たちが食料源としていたほとんどの哺乳動物が土地の開墾でいなくなり、腹を大いにすかせた虫たちは、夜に灯りのともる家へ飛んできて人を食料源とするようになった。このような条件では、家屋内にサシガメがいない場所でも、人のトリパノソーマ症が一定レベルに保たれる可能性がある。同じように、ヤシの葉や繊維、それに自然の他の産物をとるためにあえて森へ入る人々は、感染リスクにさらされ、今後もそれが続くだろう。

結局、もし今日、人におけるクルーズトリパノソーマ感染の最後の症例を見ることになるとしても、今後一世紀あるいはそれ以上、人におけるこの原虫の消滅は宣言できないだろう。感染が慢性に進む人々は、人生の後半に深刻な病気に苦しむが、多くの人はそうならず、もし、彼らがサシガメに刺されたり、献血をしたり、出産したりしたら、この寄生虫をうつすことがある。

＊

ほとんどの人寄生虫と家畜の寄生虫は、少なくとも私たちと同程度には絶滅の心配はない。本書の手短な話でもわかるように、寄生虫は容易には駆逐されないだろう。いくつかの事例ではこの先の見通しが立ったものの、人が増え、水や土壌の汚染が進み、寄生虫が根づけば根づくほど困難も大きくなる。

回虫を根絶する？　それなら、私たち六七億人全員が、下水処理施設に通じているトイレを使用し、大便のあとは手洗いをきちんとしなければならない。回虫の卵は一〇年あるいはそれ以上も生存能力があるので、環境汚染を今やめても、今いる卵から新たに生じる最後の症例を見るまでに一〇年以上かかるだろう。あらゆる下水は熱処理を行ない回虫に対する殺虫剤で処理しなければならないだろう。しかし、下水処理施設周囲の村々では処理済みの下水でも肥料として使ったときには感染率が上がっていることが確認されている[40]。

ビルハルツ住血吸虫を根絶する？　それなら、真水を尿で汚すのは厳禁で、巻貝の個体数を抑え、すべての感染者を治療し、ワクチンを開発しなければならない。他の一般的な住血吸虫であるマンソン住血吸虫と日本住血吸虫（***Schistosoma japonicum***）は、動物にも感染するので、それらの征服ははるかに困難だ。

ジアルジアやクリプトスポリジウム、および、トキソプラズマなど原虫類の根絶はどうだろうか？　これらのことは忘れよう。こういった原虫類は地球上のいたるところにおり、私たちの今日の知識や技術、資材をもって打ち負かすには、環境の中や他の動物種の中に拡散しすぎている。衛生状態やワクチンが改良されれば、人への感染の減少には成功するかもしれないが、その可能性すらはるかに先のことである。

エピローグ

寄生虫はもともと悪者なのだという私たちの文化的偏見は、続いている。もし、寄生虫を一種類ずつ撲滅できるとしたら、私たちはそれをどこでやめるだろう？　人に病気をもたらす寄生虫？　人と家畜の両方を苦しめる寄生虫？　おそらく、私たちの活動、すなわち環境への干渉の結果重大な病気を引き起こす寄生虫ではないだろうか。数種、あるいは多くの寄生虫の消滅は、人口やエコシステムにどのような影響を与えるか。また、その消滅から期待される利益と不利益による影響は重視すべきなのか？　これらの疑問により、私たちは道徳と倫理のもつれ合いの中に放り込まれる。

このジレンマは新しいものではない。やや焦点を絞った、倫理的に危険な思想をはらんだ古い考えは、「寄生虫学者のジレンマ」だ。この考えの基本は、もし寄生虫病による人命の喪失に歯止めがかけられたとしたら、人口過剰というもう一つの問題がふとしたはずみに作り出されるのではないかということだ[1]。一九七三年、経済学者のエドウィン・J・コーンは、最初の地球規模のマラリア撲滅計画後に、自身のインド経済の分析によりこのジレンマを説明した。「これまでに得られている証拠によると、抗マラリア計画による死亡数の減少は、社会的、福祉的に大きな利益をもたらすが、経済発展に対しては長期にわたる減速効果を生じさせると言えるかもしれない」とコーンは結論した[2]。そして、他の論文では、幼児死亡数の減少によって他者に依存しなければ生きてゆくことのできない人口を増やす一方、大人の死亡数の減少は、すでに「労働力の大いに過剰」している国々に健康な労働力がさらに増えることになると論じた[3]。

要するに、コーンの著作は「生存や人口の激増よりは死が望ましい」と言っているわけで、このことは寄生虫学者がジレンマと格闘する危険性を示している。考え方としては興味深いが、これが寄生虫病との戦いへの反論に使われると、きわめて非倫理的になるだろう[4]。社会学者は、この考えはいかなる場合にも間違っていると主張するかもしれない。寄生虫病は貧困者に対してより大きな被害をもたらすが、他方、豊かな人々は比較的寄生虫が少なく、普通は出生率も低い。寄生虫による世界的な被害を低下させるには貧困層に狙いを定めることが必要で、これによって、最終的には世界の貧困国が人口対策を立てることが可能となる。

それにもかかわらずジレンマは存在し、このジレンマは、どれだけ多くの寄生虫が存在するかを知るだけで明らかになる。「世界には、寄生虫の方が、そうでない生物よりはるかに多種類存在することを、ほとんどの人は知らない。たとえ、ウイルスとリケッチア——これらはすべて寄生性だ——のすべてと、同じく寄生性のバクテリアと菌類の多くの種を排除しても、寄生虫はまだ多数派なのだ」とロバーツとジャコビーは述べた[5]。これが事実ならば、私たちは十把一からげに寄生虫を消し去ろうとする前に、彼らに対する否定的態度を考え直し、その役割についてよく考える必要がある。

学ぶべきことはまだ多い。腸内寄生虫が私たちの免疫系を適度に保ち、アレルギーや自己免疫疾患から身を守るという新たな科学的発見は、次の標的を考えている私たちを立ち止まらせるはずだ。おそらく寄生虫感染は、私たちがいまだ知らない健康への何らかの利益ももたらしている。寄生虫からは善きものも「得られた」のだ。旋毛虫は食肉検査法を確立するための最初の指針作りのきっかけとなり、マラリアは世界に名高い米国ＣＤＣを創設した。ラセンウジバエは政敵どうしを協調の精神のもとに協力させ、おそらくアフリカトリパノソーマ症は、世界の多くが苦しむ環境破壊から赤道アフリカを救った。もし、この招かれざる客を永久に追放したとしたら、私たちが身体的、社会的、環境的に失うものは何でだろうか？

寄生虫は宿主を病気にするだけではない。彼らは地球上の生命の大切な一部である。「寄生とは、複数の病原体を通じ、種の多様性、社会の構造と多様性――すなわち生物が変化に反応する能力――の内部や狭間に寄与するプロセスであり」、種は移動し、気候は変化し、環境は破壊される世界の中では、変化の能力はかつてと同様重要であることに科学者たちは気づきつつある。[6] 文化的な見地からもまったく同様のことが言える。私たちと寄生虫との関係は、人と寄生虫が他者への反応の中で無数のあり方で相互作用し、適応しあってきた長い会話である。ここでも寄生虫はある重要な役割を果たす。歴史を通じ、彼らはただ病気を引き起こすだけでなく、他にも善きにせよ悪きにせよ広範囲にわたる影響を私たちの生活に与えてきており、今後もそれは続くだろう。

寄生虫病との戦いは進歩しているが、私たちは彼らのもたらす慢性疾患も致命的疾患も減らし続けなければならない。しかし、この魅力的な生物のことは、好奇心を持ってできるかぎり学び続ける必要がある。注意深さも必要だ。多くの場合は妥協も必要で、それは、文化的、感情的な受容の度合であり、片やひどい病気、片や種の絶滅という両者のバランスの問題である。意図しない結果の法則を心に留めておかなければならないのだ。

訳者あとがき

本書はローズマリー・ドリスデル（Rosemary Drisdelle）による *Parasites: Tales of humanity's most unwelcome guests*（University of California Press, 2010）の全訳である。原書は二〇一〇年五月に電子書籍版、八月にハードカバー版が刊行され、二〇一一年七月にペーパーバック版が刊行されている。日本語訳はペーパーバック版を底本としている。

著者ローズマリー・ドリスデルは生物・医学分野、特に寄生虫学をバックグラウンドとするフリーランスのライターで、おもに一般読者を対象として感染症の分野、特に寄生虫疾患とそれが人間社会や文化に与える影響について取り上げたノンフィクション作品が多い。

英語の parasite は、普通「寄生虫」と訳されている。日本語で「寄生虫」というとき、一般には回虫や鉤虫などを含む線形動物、住血吸虫や肝蛭などを含む吸虫類、およびエキノコックスや有鉤条虫などを含む条虫類が思い浮かぶ。しかし英語の parasite は、トキソプラズマやマラリアなどの単細胞生物である原虫（原生動物）、それにダニなどの節足動物や蚊などの昆虫類までも含めて使用されることの多い用語である。事実、本書でも原虫、節足動物および昆虫による疾患も寄生虫病として扱われている。

つまり、「寄生虫」には蠕虫、原生動物、ダニや昆虫などのうち、その一生の少なくともある時期において他の生命体の体表や体内で過ごさなければならないものが含まれると考えるとよいだろう。しかし本書で著者も述べているように、「寄生虫」という言葉は必ずしも宿主に依存（感染）して生きるすべての生命形態に対して使用されているわけではない。細菌や真菌やウイルスは習慣的に除かれている。

なお、日本でカタカナ表記の「パラサイト」は、親と同居している未婚の男女に対しても使われているが、本文（第2章）にもあるように、古代ギリシャでは、「パラサイト」は他人の負担で飲み食いをする人を指していたので、より語源的な使用法と言えるかもしれない。

これらの寄生虫は私たちを取り巻くさまざまな場所に潜み、体内に侵入し、組織の中に隠れている。彼らは実に不快な、ぞっとする、見たくもない存在であり、想像しただけで顔がしかめっ面になる。本書の原題に用いられている言葉をそのまま借用するなら「人間に最も忌み嫌われる客人」ということになる。しかし、あろうことか、人間はその歴史のすべてをその客人と因縁浅からぬ仲としてつきあい、ともに生きてきた。

本書は、寄生虫学や動物学を専門としていない一般読者のために、人間に忌み嫌われてきた寄生虫の生物としての自然史と人との関わり合いの社会史に焦点をあて、わかりやすく丁寧に、しかしあくまでも科学的な視点から説明しようとしている。本文は全九章から構成され、いくつもの生々しいエピソードを挙げて、説得力を持って読み手を引き込んでくれ、つい、先へ先へと読み進んでしまう。しかし第1章から9章まで、それらのエピソードを時系列的に取り上げるといった意味での連続性はない。したがって、まず目次を見て、気になった章からお読みいただくことも可能である。

第1章では三〇〇〇年以上も前のヨルダン渓谷での住血吸虫の話が取り上げられている。ジャズや合唱曲でおなじみの、「ジェリコ（エリコ）の戦い」のときの話である。今後私たちは、音楽を聴くときも住血吸虫を思い出すことになるのだろうか。

第2章、ここでは食物を介した寄生虫感染のエピソードが語られ、時代や場所は違っても、私たちにも結構深刻で身近な問題だろう。

第3章は飲み水を介した原虫疾患をテーマとしている。日本でも比較的最近、水道水を介した原虫疾患アウトブレイクの例が知られている。よその国のこととして安心することはできない。

さまざまな寄生虫や原虫が、人や動物、それに物資の移動とともに感染地域を広げてきた。第4章では奴隷貿易と鉤虫の関わり、ミツバチの移動とミツバチに寄生するダニの関わりなどが取り上げられている。

プロテニス選手、マルチナ・ナブラチロワとトキソプラズマ症（?）との関わり、タラバガニを支配するフジツボなど、第5章ではあたかも宿主を操っているかのような寄生虫や原虫感染が語られている。テニスファンでなくても、あるいは正月にカニを食べなくても、気になるところだ。

第6章では「マッチ箱徴候」とも呼ばれる寄生虫妄想症の話や、カンタベリー大聖堂に祀られる大司教トーマス・ベケットの時代とコロモジラミの関係などが取り上げられている。

第7章のエピソードは犯罪に利用された寄生虫、犯罪を防いだ原虫、犯罪の証拠となったダニなど。図らずも人間社会の裏街道の「共犯者」や「目撃者」となった寄生虫たちは何を思ったことだろう?

それまでに知られていなかった疾患が発生したとき、これは新興感染症と呼ばれる。寄生虫疾患でも新興感染症は多い。第8章で取り上げられているアメリカトリパノソーマ原虫やアライグマ回虫もその例だ。人の新興感染症はほとんどが動物を起源としているが、動物や自然を巻き込んだ感染の予防はきわめて難しい。

このように多くの寄生虫・原虫疾患に対して人間はどのような対策を立ててきたのだろうか？　今後とるべき対策はなんであろうか？　第9章ではこの問題に対する世界的な取り組みについて取り上げられている。

このように本書では寄生虫の生態と人間の生活が、病原体とその宿主という単純な構造にはなっていない様子が、特に寄生虫に詳しくない方にも面白く読めるようにいろいろなエピソードが選ばれている。

最後に翻訳の進め方と訳語について付記しておく。本書は神山恒夫と永山淳子の二人による共訳であるが、最初に永山が訳文を作成し、それを感染症の研究に携わってきた神山が、微生物の名称や用語、この分野での専門的・慣用的表現などを含めて加筆訂正を行なった。

この訳本においては寄生虫や原虫の名称や生活環に関しては、この「あとがき」の最後にあげる「翻訳にあたっての参考文献」などにより確認を行ないながら翻訳を進めた。その生物が最初に取り上げられた場所では「和名（ラテン語による学名）」で表記し、二回目以後は和名のみを記している。また、日本名が定着していない用語に関しては学名（ラテン語）の読みをそのままカタカナ表記したものや併記したものもある。なお、本書巻末の「索引」は、原書の索引の拾い方の方針を踏襲しているが、日本語版独自のもので、寄生虫名には学名などを併記した。

しかし、本書はあくまでも非専門家を対象とした「読み物」であることを考慮して、混乱がおきない範囲内において、専門書のような厳密性を排してある部分もある。原文の構造、原著者の表現上のレトリックをそのまま生かそうとすると、日本語としてぎこちなくなって、かえって内容が理解しにくくなる恐れがあるので、その場合は、内容に重点をおいて訳した箇所もある。

私たちはさまざまな意味で一人でいるわけではなく、最も身近なパートナーや家族をはじめとして多くの他の生物とともに生きている。当然、好むと好まざるにかかわらず、いや、もちろん好まれてはいないのだが、寄生虫もそうした生物の中に含まれる。これまで寄生虫などと関わりを持ちたくないとお考えであった方にも、本書によって、必ずや新たな発見があるであろうこと、大いに約束できる。ともに生活しているあなたのパートナー、寄生虫たちとともに読んでいただきたいものだ。

翻訳にあたっての参考文献

『図説人体寄生虫学』吉田幸男編、南山堂（一九九七年）

『寄生虫学用語集』日本寄生虫学会（二〇一三年接続）

『獣医学大辞典』D. C. Blood & V. P. Studdert、文永堂出版（一九九八年）

『医学用語辞典』伊藤正男、井村裕夫、高久史麿監修、医学書院（二〇一二年）

Judith S. Heelan, *Cases in Human Parasitology*, ASM Press, 2004

(40) Sadighian et al. (1976).

エピローグ

(1)「寄生虫学者のジレンマ」という考えの出典は不詳。Roberts and Janovy (2000), p.3を参照。

(2) Cohn (1973), p.1093.

(3) 同上 p.1094.

(4) Robert Desowitz は、Malaria Capers (1991) p.217 の中で Cohn の考えの要約を示している。

(5) Roberts and Janovy (2000), p.1.

(6) Horwitz and Wilcox (2005), pp.728-29 から引用。

(20) Garcia et al. (2002), p.79.

(21) ブタ条虫の拡散とそれを防ぐためにここまで試みられてきた方法に関する議論は、Flisser et al. (2003) を参照。

(22) 有鉤条虫(*T. solium*)の成虫の平均生存期間については明らかにされていないが、近年の証拠によると、無鉤条虫(*T. saginatta*)よりは短く、おそらく3～5年であろうと考えられている。Garcia et al. (2006) を参照。

(23) Murrell and Pawlowski (2005), p.44.

(24) Reiter (2000).

(25) Centers for Disease Control and Prevention, "The Panama Canal" (2004), www.cdc.gov/malaria/history/panama_canal.htm (2009年8月25日接続)。

(26) Williams (1963).

(27) Reiter (2000).

(28) Centers for Disease Control and Prevention, "The History of Malaria, an Ancient Disease" (2004), www.cdc.gov/malaria/history/index.htm (2009年8月25日接続)。

(29) Williams (1963).

(30) Centers for Disease Control and Prevention, "Eradication of Malaria in the United States (1947-1951)" (2004), www.cdc.gov/malaria/history/eradication_us.htm (2009年8月25日接続)。

(31) 薬剤や化学物質の集中使用で耐性の出現は早まる傾向があるが、それは、感受性を有する個体はすぐに殺され、薬剤等の攻撃に耐えて生殖できる個体のみが残るからである。もし耐性が子孫に伝えられれば、耐性を持つ個体の数は増え、感受性個体が死んでいなくなった場所を埋めていく。これが、DDT耐性の蚊およびクロロキン耐性のマラリア原虫属として発生した。鳥への影響に関連する点としては、有機農薬であるDDT (1,1,1-trichloro-2,2-bis (p-chlorophenyl) ethane) のDDE (1,1-dichloro-2,2-bis (chlorophenyl) ethylene) への分解がある。DDEは、特に猛禽類において卵の殻における蓄積量が多いために強度が低下する。卵の殻は薄くもろくなり、孵化する幼鳥がほとんどいなくなる。1972年、DDTは米国では禁止された。

(32) World Health Organization. (2008b), vii.

(33) Roll Back Malaria Partnership, "RBM Vision," www.rollbackmalaria.org/rbmvision.html (2009年9月8日接続)。ミレニアム開発目標(The Millennium Development Goals)には、国連総会により国際的に定められた10の目標のことで、そこには「HIV/AIDS、マラリア、他の病気と闘う」ことも含まれる。www.un.org/millenniumgoals (2009年9月8日接続) も参照。

(34) World Health Organization (2008b), pp.3-8.

(35) Roll Back Malaria Partnership, "Global Malaria Action Plan for a Malaria-Free World," www.rollbackmalaria.org/gmap/2-3.html (2009年8月27日接続)。

(36) World Health Organization (2008b), p. viii.

(37) 同上 p.31.

(38) World Health Organization. 2007, "WHO Expands Fight Against Chagas Disease With Support from Bayer," www,who.int/mediacentre/news/notes/2007/np16/en/index.html (2009年8月31日接続)。

(39) 同上

(17) 個体数を抑制しない場合、アライグマは、10年間でその数が倍になると野生動物管理の専門家は予想している。Kenyon, Southwick, and Wynne（1999), p.3を参照。
(18) World Health Organization（2006）と、UNICEF（2006）を参照。
(19) Schantz（2002).
(20) Schantz et.al.（1992）にはこの異常な大流行が記載されている。
(21) 同上
(22) この概算には、生まれは外国だが何らかの理由で米国に居住する人々が含まれ、中には不法移民も含まれている。Migration Policy Institute, Washington, DC, www.migrationinformation.org/DataHub/state.cfm?ID=US（2009年9月7日接続)。

第9章

エピグラフ　R. Dunn, North Carolina State University, "On Parasites Lost," *Wild Earth*, Spring（2002）.
(1) Carter Center, "Guinea Worm Cases Hit All-Time Low: Carter Center, WHO, Gates Foundation, and U.K. Government Commit $55 Million Toward Ultimate Eradication Goal," December 5, 2008のプレスリリース。www.cartercenter.org/news/pr/gates_120508.html（2009年9月7日接続)。
(2) アジアでメジナ虫症が発生するようになったのは、紀元前7世紀、アッシリア人の囚人をエジプトからアッシリアに移したことが一つの可能性として考えられる。Adamson（1988）を参照。
(3) Centers for Disease Control and Prevention.（2005).
(4) Carter（1999), p.143.
(5) 同上。170万 m^2 以上の布がE. I. Du Pont de Nemours CompanyとPrecision Fabrics Groupにより提供された。
(6) 同上
(7) 同上
(8) Centers for Disease Control and Prevention（2004b）に再掲。
(9) World Health Organization（2008a).
(10) 同上
(11) Basáñez et al.（2006).
(12) Osei-Atweneboana et al.（2007), p.2028.
(13) Basáñez et al.（2006).
(14) 科学者は、この寄生虫が生存し、増殖するために必要であるにもかかわらず自身で産生することのできないある種の栄養素を、ボルバキア菌が産生していると考えている。バクテリアであるボルバキアを殺すことが、象皮病を引き起こす線虫など他の組織内蠕虫を治療する鍵になるかもしれない。Pfarr and Hoerauf（2005）を参照。
(15) Katabarwa et al.（2008).
(16) Eddi, Nari, and Amanfu（2003).
(17) Martinez, de Aluja, and Gemmell（2000), p.489.
(18) Eddi, Nari, and Amanfu（2003).
(19) Gonzalez, Wilkins, and Lopez（2002).

第8章

エピグラフ　I. J. Loefler 1996, "Microbes, Chemotherapy, Evolution, and Folly," *Lancet*, 348（9043）: 1704. Elsevier の許可を得て掲載。

(1) 最近、Kittler, Kayser, and Stoneking（2003）は、さまざまな地域のアタマジラミとコロモジラミの DNA 分析を行ない、2 種の分岐は 3 万年～ 11 万 4000 年前の間にあると結論した。

(2) 発疹チフスリケッチア（*Rickettsia prowazekii*）により引き起こされる発疹チフスは、重度の風邪様症状と発疹を特徴とする細菌性疾患である。通常、劣悪な衛生状態や過密という条件下で発生する。

(3) Robert K. Merton の発展させた社会学的概念である「意図せぬ結果の法則」は、すべての人の行動は意図的な結果および意図せぬ結果の両方をもたらすとしている。意図せぬ結果はしばしばマイナスの結果である。

(4) Darwin 1884, p.330. Darwin は、羽のない虫と書いたが、サシガメの成虫には羽がある。

(5) 同上

(6) Guhl et al.（1997）では、分子的手法を使い、4000 年にわたるさまざまな文化時代の 27 体のミイラの骨格と内臓の組織中にクルーズトリパノソーマ（*Trypanosoma cruzi*）DNA の存在を証明した。

(7) Carlos Chagas, "Resume of the Etiology and Clinical Aspects of American Trypanosomiasis"（1920）, http://carloschagas.ibict.br/traj/trajtext/pdf/pi.51-237.pdf（2009 年 8 月 25 日接続）, p.2.

(8) Hanford et al.（2007）.

(9) Zayas et al.（2002）は、アメリカにおける臓器移植によるシャーガス病感染の第一例報告としてこの症例を記載した。

(10) アカントアメーバ性角膜炎の治療はいまだに困難で、通常、薬剤を組み合わせて使用する必要がある。永久失明の危険性は依然として高い。

(11) これは、イギリスで最初に報告された 原発性アメーバ性随膜脳炎の症例だった。Apley et al.（1970）を参照。

(12) 1969 年以前にもバベシア症のいくつかの散発的発症は、ヨーロッパと北米で知られていた。それらは別のバベシア属か別のマダニ属、あるいはその両方が関与していた。

(13) オジロジカは、感染したマダニに繰り返し噛まれてもバベシア症による症状は現われない。シカは、マダニの成虫のおもな食料源であり、人が頻繁に訪れる場所にマダニを運ぶため、ネズミバベシア（*B. microti*）やシカダニ（*I. scapularis*）の生活環中で重要である。

(14) Beaver（1969）, p.5. 人の内臓幼虫移行症は、イヌの腸内回虫であるイヌ回虫（*Toxocara canis*）の幼虫が体内を移行する疾患としてよく知られている。

(15) 自然界では、ほとんどの若いアライグマはアライグマの成獣が排泄した卵を取り込むことにより、最初の感染が起きると科学者は考えている。アライグマの中で、幼虫は腸から出ずに成虫に育つ。

(16) Beaver（1969）, p.3.

報は、Weiss（2000）, Elliott, Summers, and Weinstock（2005）および Rook（2009）を参照。

（24）Rook（2009）p.5. この考えでは、「旧友」には多くの真菌や細菌も含まれる。

第７章

（1）成虫や他の成長段階の昆虫、および、さなぎの抜け殻が、腐敗しつつある遺体の中に見られる。それらは、遺体がそこにどのくらいの期間あったか、他の場所から移動されたかを法医昆虫学者に伝えることができる。この問題についての詳細は、Goff（2000）を参照。

（2）Prichard et al.（1986）. この実話記録から、いくつかの細部が推測できる。

（3）Jones（1878）.

（4）フランス軍の軍医 Charles Louis Alphonse Lavern は、赤血球中にいたマラリア原虫を見て、自分が何を見ているかに気づいた最初の人である。彼はこの発見を 1880 年 11 月に報告した。

（5）Jones 1878, p.151. ジョーンズ（Jones）の書いたガラス質の塊は、おそらく寄生虫自体だろう。

（6）同上

（7）アーメド・レザム（Ahmed Ressam、別名 ベンニ・アントン・ノリス、Benni Antoine Noris）がアルジェリアを発ってから 2001 年 9 月 11 日までの行動に関する詳しい説明は、H. Bernton, M. Carter, D. Heath, and J. Neff, "The Terrorist Within: The Story behind One Man's Holy War against America," *Seattle Times*, June 23-July 7, 2002,http://seattletimes.nwsource.com/news/nation-world/teroristwithin/about.html（2009 年 8 月 24 日接続）を参照。

（8）レザム（Ressam）のマラリア感染が重要な役割を果たした可能性については、S. Miletich and M. Carter, "Malaria May Have Unmasked Ressam," *Seattle Times*, June 1, 2001, http://community.seattletimes.nwsource.com/archive/?date=20010601&slug=ressamoi（2009 年 9 月 6 日接続）が明らかにしている。

（9）日本軍もアメリカ軍も、生物兵器としての病原体を研究し、ペスト菌の散布を検討していた。日本軍は、1940 年と 1941 年に中国のいくつかの町で、ペスト菌の散布を試みたことは明らかである。Regis（1999）, pp.10-21, p.112 を参照。その後の Chuh-sien の攻撃や大流行については、p.17-19 を参照。

（10）今日では、もし間に合えばペストは抗生物質で治療可能である。

（11）Regis（1999）, p.12.

（12）Gunaratna（1987）, pp.51-52. に再掲。

（13）この症例の医学的側面については、Phills et al.（1972）に記載されている。

（14）伝えられるところによれば、1920 年代、研究者の Sui Koino がこの実験の被験者として自分の兄弟を利用したという。彼自身は回虫（*A. lumbricoides*）の卵を飲み込み、兄弟にはブタ回虫（*A. suum*）の卵を飲み込ませた。二人とも症状が出たが、Sui Koino の症状がひどかった。この実験を Robson が知っていたかどうかはわからないが、この結果は 1922 年に日本の雑誌に報告された。

中によく見られ、時に皮膚の中にも見つかる6本脚の小さな生物であるトビムシを原因とする人もいるし、歯の治療の詰め物の有毒物質を原因とする考えもある。これらによって寄生虫妄想症の症例の一部は説明できるものの、すべてを説明することはできないし、二人精神病も説明がつかない。

(9) Bourgeois, Duhamel, and Verdoux (1992). この説明に使われた名前は架空のもので、出来事や個人的経験の些末な部分は推測で記述した。

(10) 他の動物の皮膚ダニが人に感染することもある。しかし、ネコに最も一般的なダニであるネコショウセンコウヒゼンダニ（猫小穿孔疥癬虫、*Notoedres cati*）は、人の皮膚にはつかない。ネコショウセンコウヒゼンダニが人に感染症を引き起こすことは、あり得ないことではないがきわめてまれである。

(11) Thibierge (1894) は、寄生虫妄想症を報告した最初の出版物。

(12) ヴィクトリア・クリンビー（Victoria Climbie）の話は、彼女の死後の調査に浮かび上がってきたが、"The Victoria Climbie Inquiry," 2003, www.victoria-climbie-inquiry.org.uk/index.htm（2009年8月28日接続）では年代順に記述されている。

(13) 代理ミュンヒハウゼン症候群患者の精神状態では、介護する側の人間は病気の症状があるふりをしていたり、実際に他人（通常は小児）を病気にしてしまうことで注意を引こうとする。一つのモデルとしてこの症候群を利用するなら、代理寄生虫妄想症の患者とは、他人が寄生虫に感染しているとの誤った考えにとらわれ、その信念に基づいて行動している看護者である。

(14) シラミについて18世紀に信じられていたことに関しては、Zinsser (1965), pp.133-39　を参照。イギリスでシラミを健康の印として考えることについては、Drew (1950), p.158を参照。

(15) アタマジラミは病気をうつす可能性が強いが、今日までの科学的研究のほとんどは、コロモジラミに重点が置かれてきた。シラミの関わる病気のアウトブレイクでは、通常は、アタマジラミとコロモジラミの両者が関与している。

(16) トーマス・ベケット（Thomas Becket）の殺害に関しEdward Grimが目撃した証言の翻訳は、Dawn Marie Hayes訳のMedieval Sourcebook, "Edward Grim: The Murder of Thomas Becket." www.fordham.edu/halsall/source/grim-becket.html と、EyeWitness to History.com. "The Murder of Thomas Becket, 1170." (1997), www.eyewitnesstohistory.com/becket.htm（両方とも2009年8月25日接続）を参照。

(17) Zinsser (1965), p.138の引用では、著者はMacArthurとなっている。

(18) Bottomley (1915), pp.41-45.

(19) これまでシラミがいかに多くの方法により人に対して働きかけ、人の行動に影響を及ぼしてきたかについては、それだけで何冊もの本を書くことができるだろう。シラミの歴史的概観については、Zinsser (1965) を参照。シラミによる利益、料理や医学への使用法、誤った考えについては、Hoeppli (1959) を参照。

(20) Buckman (2003), p.31.

(21)「船の刑罰」の話やミトリダテス（Mithridates）の死に関するプルタルコス（Plutarch）の説明は、Hoeppli (1959), pp.198-9に書かれている。

(22) 中世後期に外科医を兼業していた理髪師は、頭や顔をそる仕事と救急手当てや小さな外科施術の仕事とをあわせて行なっていた。

(23) 寄生虫がどのように私たちを病気から守るかについての近年の研究のさらなる情

(16) "Navratilova Accused." と、*New York Times* の他の二つの記事 "Navratilova Testifies" (September 23, 1986) and "Photographer Testifies" (September 19, 1986) も、この論争について書いている。

(17) これらの数字は、トキソプラズマ (*T. gondii*) の蔓延率についてのデータと同様、妊婦の検査から得られた。Lafferty (2006), p.2751 を参照。

(18) 同上 , p.2752.

(19) Singh et al. (2004), p.1522.

(20) Mahajan et al. (2004), p.663.

(21) 後知恵的だが、キーオ (Keogh) の死の詳細に関する客観的報告は、P. Rubin, "Jump Street," *Phoenix New Times*, December 13, 2006, www.phoenixnewtimes.com/2006-12-14/newes/jump-street を参照。もう一つの観点は、J. Dougherty, "The Mystery Deepens," *Phoenix New Times*, September 29, 2005, www.phoenixnewtimes.com/2005-09-29/news/the-mystery-deepens (両方とも 2009 年 8 月 25 日接続) を参照。

(22) G.D. Richardson, H. Johnson, and Fehr-Snyder. "Official's Bizarre Death Has Equally Odd Explanation," *Arizona Republic*, December 9, 2004; C. McClain, "Worm in Brain a Rare and Horrifying Affliction," *Arizona Daily Star*, December 31, 2004, www.azstarnet.com/sn/health/54959.php (2009 年 8 月 27 日接続).

(23) 神経有鉤嚢虫症 (neurocysticercosis) の診断と治療は難しい。軽い感染は標準的な検査で常に同定できるとは限らず、殺虫効果のある抗寄生虫薬を一定期間以上服用しなければならない患者もいる。それでも、死んだシストが残り、さらに問題を引き起こすこともある。

第 6 章

(1) 回虫 (*Ascaris lumbricoides*) に関する詳細は、第 1 章を参照。この寄生虫に対する初期の漢方薬療法については、Hoeppli (1959), p.168-72 を参照。

(2) 同上 , pp.107-8.

(3) 同上 , p.432.

(4) 悪名高い条虫の生涯と死後については、Van Woerden (2000) の中に経時的に記してある。

(5) ツァフェンダス (Tsafendas) は、何度か滞在期間を超して南アフリカで不法に生活していた。彼は不法入国者ではあったが、この暗殺のときは議会の公文書送達吏として働いていた。

(6) ブレア・ヒギンズ (Blair Higgins) は患者の本名ではなく、出来事の詳細や個人的経験は、この症例に基づいて推論した。Monk and Rao (1994) を参照。

(7) 寄生虫妄想症 (delusional parasitosis) は、エクボム病 (Ekbom's disease) やモーゲロン病 (Morgellons disease) としても知られ、近年、インターネットの直接的影響によって新たな展開を見せはじめている。かつては孤立していた人々も、現在は仲間ができ、経験を比較しあっている患者たちは、しばしば妄想が強まり、問題の原因として証明されてもおらず、ありえない考えを追い求めて、時間とエネルギーを浪費することが多い。Koblenzer (2006) を参照。

(8) 寄生虫妄想症に対しては医学的説明が提示されてきた。湿って腐りかけた有機物の

tion of the United Nations（1992）を参照。

第５章

エピグラフ　J. Moore, *Parasites and the Behavior of Animals*（New York: Oxford University Press, 2002）, 47. Oxford University Press の許諾を得て掲載。

(1) メジナ虫は体のほとんどどこからでも出現するが、最も多い場所は体の末端部、特に足と足首である。

(2) インドやパキスタンの階段で水の中に下りていく階段井戸や、中東の巨大な貯水池では、人々が給水場まで歩いたりその中で泳いだりするのが簡単なので、メジナ虫による汚染が発生しやすい。

(3) チョコレートまみれになったアリを「料理」するときは、アリはほぼ38℃の熱く溶けたチョコレートに入れられる。この温度は槍形吸虫（*D. dendriticum*）を殺すには十分な温度であったとしても、この寄生虫は、感染したアリをグルメの人がチョコレートに浸しただけではおそらく死なないと思われる。

(4) 槍形吸虫（*D. dendriticum*）の生活環は、第１章で書いたビルハルツ住血吸虫（*S. haematobium*）のそれに似ている。

(5) ポートランドの入り江に生息するタラバガニ（*L. aequispina*）の研究では、アリスアームには、近くのヘイスティングアームの4倍のカニがいたことがわかった。全体では41%のカニがフジツボの一種ブリアロサックス・カロスス（*B. callosus*）に感染していた。Sloan（1985）を参照。

(6) Coumans（2002）, p.12 では、鉱山の廃石の海中投棄を決定したカナダの立法について論じている。

(7) Berdoy, Webster and MacDonald（2000）は、トキソプラズマ症がネズミの行動に与える影響について報告している。

(8) トキソプラズマ感染は慢性化し、原虫は組織内で宿主の免疫系により監視される。この原虫を保有する人は、血液中の抗体によりそれが証明される。

(9) Jaroslav Flegr（2007）, p 757 は、これまでにわかったトキソプラズマ感染者に認められた影響に関する優れた概説である。

(10) Webster et al.（2006）.

(11) Kean（1990）.

(12) ナブラチロワ（Navratilova, 1985）は、自分がトキソプラズマ（*T. gondii*）の発作のせいで勝てずに失った金額は、100万ドルであると算出した。「タルタルステーキのディフェンス」については、Kean （1990）, pp.239-62 を参照。

(13) "Navratilova Accused," *New York Times,* September 18, （1986）.

(14) ナブラチロワはこのカメラマンを打ちのめし、フィルムを引き抜いたと Kean（1990, p.241）は書いている。しかし、ナブラチロワはその自伝（Navratilova, 1985, pp.229-43）で、このカメラマンとの遭遇のことは軽く扱い、体力的にも精神的にも自分がいかに消耗し、シュライヴァーとの対戦での敗北に失望したかを生々しく描いている。

(15) *New York Times* の記事（"Doctor Was Not Surprised" September 8, 1982）は、この試合のことと、Navratilova と Wadler の直後のコメントを書いている。

(9) たとえば、H.A. Denmark, L. Cromroy, and M.T. Sanford, "Honey Bee Tracheal Mite," Featured Creatures, University of Florida EENY-172, November 2000, http://creatures.ifas.ufl.edu/misc/bees/tracheal_mite.htm（2009年8月25日接続）を参照。

(10) Matheson（2000）では、ハチとその寄生虫が世界中を移動する方法について論じている。

(11) ミツバチヘギイタダニ（*V. destructor*）の影響に関する詳細は、M.T. Sanford and H.A. Denmark, "Varroa Mite," Featured Creatures, University of Florida EENY-37, May 2007, http://creatures.ifas.ufl.edu/misc/bees/varroa_mite.htm（2009年8月27日接続）を参照。

(12) ミツバチヘギイタダニ（*V. destructor*）が合衆国のどこへいつ入ったのかは、正確なところは知られていない。しかし、ほとんどの専門家は、感染したハチがフロリダに密輸され、そこから広がったと考えている。Wenner and Bushing（1996）を参照。

(13) ミツバチヘギイタダニ（*V. destructor*）のカナダにおける最初の確認例は、カナダと合衆国の国境から約680km離れたアルバータ州ピース川でのミツバチの飛行であった。National Farmers Union（2004）を参照。

(14) ハチの巣は、周到な準備の上移動させたり密輸入したりして国境を越すが、それに加え、オーストラリアとパプアニューギニアのように比較的近い土地なら、もし、ハチの群れがひそかに船便で密航しようとすれば、ダニも移動する。

(15) すべてのトナカイがニューファンドランド北部に運ばれたかは不明である。Grenfellを引用した1910年の*New York Times*の記事では、ニューファンドランドとラブラドルの両方に言及し、この動物が氷上に放たれ、この土地にすみついたことが報告されている（"Reindeer to Save Labrador's Future," May 30）。the Alan Mason Chesney Medical Arcives, Newfoundland の 中 の the Vashti Bartlett Photograph Collectionには、ニューファンドランドでのGrenfellの生活に関する短い説明とGrenfellと蒸気船*Anita*号の写真が入っている。www.medicalarchives.jhmi.edu/vbartlett/phnewfound.htm（2009年8月31日接続）を参照。

(16) Centers for Disease Control and Prevention, "Alveolar Echinococcosis"（2008）, www.cdc.gov/ncidod/dpd/parasites/alveolarechinococcosis/factsht_alveolarechinococcosis.htm（2009年8月25日接続）.

(17) この検査の結果はDavidson et al.（1992）に報告されている。キツネの囲い込みのためにキツネを移動させることは、人々にも野生生物にも害を及ぼすと著者は結論している。

(18) Southeastern Cooperative Wildlife Disease Study（1991）.

(19) Southeastern Cooperative Wildlife Disease Study（1994c）.

(20) リビアのラセンウジバエに関するこの架空の話は、リビアのラセンウジバエのアウトブレイクの報告書に基づいている。

(21) Gabaj et al.（1989）p.347.

(22) Wyss and Galvin（1996）には、ラセンウジバエ撲滅による生産者の年間の経済的利益は、合衆国では5億ドル、メキシコでは2億7500万ドルであると概算されている。また、中米での生産者および消費者の年間の経済的利益は5億8800万ドルと予想している。

(23) リビアのラセンウジバエ撲滅活動に関する詳細は、Food and Agriculture Organiza-

会社は訴追を免れた。

(13) Corso et al. (2003).

(14) 一般に、草食家畜はジアルジア原虫の発生源としての役割は低いとされるが、この原虫による地表水汚染には重要な関わりを持っていることが多い。Alberta Agriculture and Rural Development, "Relationship between Beef Production and Waterborne Parasites (*Cryptosporidium* spp. and *Giardia* spp.) in the North Saskatchewan River Basin" (2002), www1.agric.gov.ab.ca/$department/deptdocs.nsf/all/wat6400 (2009年8月24日接続).

(15) Winiecka-Krusnell and Kettis 2003, p.103-104では、ジアルジア原虫(*G. lamblia*)の地球規模の拡散と伝播の問題が論じられている。

(16) イエネコの歴史についての優れた概説は、Serpell (2000) を参照。

(17) Rochlitz (2000), p.208.

(18) MacDonald, Yamaguchi, and Kerby (2000), p.109.

(19) 1991年の調査では、酪農家畜の65%と飼養場の80%にクリプトスポリジウム(*Cryptosporidium parvum*)が検出された。Roberts and Janovy (2000), p.136を参照。

(20) クリプトスポリジウム属(*Cryptosporidium* spp.)、ジアルジア(*G. lamblia*)、トキソプラズマ(*T. gondii*)だけが、汚染飲料水によりうつされる原虫ではない。多くの他の原虫類と寄生虫もこの経路で感染が可能。

第4章

エピグラフ　R. Desowitz, *Who Gave Pinta to the Santa Maria?* (New York: Norton, 1997).

(1) ミクロフィラリアに関する詳細は、本書第7章の回旋糸状虫(*Onchocerca volvulus*)に関する事項を参照。

(2) 独創性に富み研究熱心な何人かの優れた寄生虫学者は、国境を越え、寄生虫を生きたまま長距離運んでいた。ビルハルツ住血吸虫(*S. haematobium*)も淡水魚にすむ条虫の広節裂頭条虫(*Diphyllobothrium latum*)も、研究目的で自分自身が熟慮の上で感染者になった科学者たちにより、アメリカ合衆国へ「輸入」された。Mayberry (1996) を参照。

(3) Clark 1968, p.24. Oxford University Press, Incの許可を得て引用。

(4) アンダーソンヴィルと、そこの状態についての長大な議論は、D.F. Cross, "Why Did the Vermonters Die at Andersonville? The Deadly Hookworm" (2003), www.weldonrailroad.com (2009年8月25日接続) を参照。

(5) 上記引用を参考。

(6) ガンビアトリパノソーマ(*T. gambiense*)については第1章にさらに詳しく述べられている。アフリカ睡眠病の進行に特有のリンパ節腫脹であるウインターボトム徴候(Winterbottom's sign)は奴隷たちにおなじみのもので、この症状のあるアフリカ人は奴隷にされなかった。McKelvey (1973) を参照。

(7) 初期のヴァージニア州ジェームズタウンに関する話はMann (2007) を参照。

(8) 同上。入植者は蜂蜜をとるためにハチを輸入し、それにより期せずして輸入作物の受粉ももたらされた。北米には固有種のハチや他の受粉媒介生物もいたが、ヨーロッパミツバチほど穀物への受粉能力の高い生物はなかった。

(16) 残りの症例は、国外で消費された豚肉、狩猟で得られた肉、出所の不明な肉に由来する（Centers for Disease Control（2003））。
(17) これは、この事件に何らかの形で関与した病理学者が私に話したものだが、この話は文書化されてはいないようである。
(18) 当時の調査手順の概観は、Dewhirst, Cramer, and Sheldon（1967）を参照。
(19) この出来事は Moskowitz（1995）に報告されている。
(20) 利用規約違反通知のコピーとこの事件の説明は、インターネット上に掲載されている。"Rocco, There's a Fly in my Zuppa: Star of 'The Restaurant' Hit with Health Violations." *Smoking Gun*, www.thesmokinggun.com/archive/roccoinspecti.html（2009年8月28日接続).
(21) 昆虫と昆虫が持つ原虫類の拡散に関わる能力に関する興味深い議論は、Graczyk, Knight, and Tamang（2005）を参照。

第3章

(1) トキソプラズマ（*Toxoplasma gondii*）は、最初に砂漠の齧歯類グンディで見つかり、あらゆる温血の脊椎動物に感染することができる。しかし、有性生殖段階の原虫が寄生してオーシストが排泄されるのはネコだけである。ネコの体内でのトキソプラズマの生活環については、本書の第5章を参照。
(2) Bowie et al.（1997).
(3) Health Canada（1995).
(4) Laing（2002).
(5) 北米の66ヵ所の分水嶺で行なわれた1991年の調査（LeChefallier, Norton, and Lee）では、採取した試料の87%にクリプトスポリジウム（*Cryptosporidium*）のオーシストが検出された。
(6) Graczyk et al.（1998）は、メリーランド州チェサピーク湾付近で採取したカナダガンの糞9試料中7試料にクリプトスポリジウム（*Cryptosporisium*）のオーシストを検出した。
(7) 2001年のノースバトルフォード（North Battleford）でのクリプトスポリジウム症のアウトブレイクの発生源、原因、経過、結果の一部始終の解説は、Laing（2002）を参照。
(8) クロトンの給水に関する法的論争については、アメリカ合衆国司法省のプレスリリースが公式の発表である。"United States Sues New York City for Failing to Filter Croton Water Supply"（April 24, 1997), www.usdoj.gov/opa/pr/1997/April97/171enr.htm; and "New York City Agrees to Filter Croton Drinking Water System"（May 20, 1998), www.usdoj.gov/opa/pr/1998/May/226enr.htm.html（両方とも2009年9月9日接続）を参照。
(9) このアウトブレイクはIsaac-Renton et al.（1993）が調査、記録を行なっている。
(10) 同上
(11) ミルウォーキー事例の詳細は、MacKenzie et al.（1994）を参照。
(12) この訴訟はジェネラル・ケミカル（General Chemical Corporation）訴訟と呼ばれているが、この会社の水処理用薬剤には何も問題はなく、過失も認められなかった。

Health Significance を参照。

第2章

(1) この記述はカナダの法的事例で、判例となる可能性があるため、おそらく詳細が記録されたと思われる。関与した家族には、プライバシー保護のため仮名を用いた。

(2) 皮肉にも、旋毛虫（*T. spiralis*）は、ヨーロッパから輸入されたブタにより北米に持ち込まれたと思われる。Rosenthal et al.（2008）を参照。

(3) 大西洋の東側のブタも西側のブタも、旋毛虫（*T. spiralis*）に感染していた。この議論の中で、ヨーロッパの豚肉からアメリカのブタの保護のため、この寄生虫が保護貿易主義者のかくれみのとして利用された。Gignilliat（1961）を参照。

(4) *Yachetti et al. v. John Duff & Sons Limited and Paolini*（1942）, O.R. 682, 688-89.

(5) ブタの他の病気、特に、豚水疱疹と豚コレラも、生ゴミをブタにやることを禁じた法律の立法化を促進した。

(6) 当然のことながら、すべての農家がブタを飼っていたわけではないが、死んだ動物を遺棄することは昔から広く行なわれていた問題である。

(7) 包虫症の年間の世界的負荷は、100 万 DALY（disability adjusted life years：1 年に失われた健康な生活の指標）以上で、経済的損失は 40 億ドル以上にも達すると概算されている。C. Budke, P. Deplazes, and P. R. Torgerson, "Global Socioeconomic Impact of Cystic Echinococcus", *Emerging Infectious Diseases*（February 2006）［online serial］, www.cdc.gov/ncidod/EID/vol12n002/05-0499.htm（2009 年 8 月 24 日接続）を参照。

(8) 当初はカリフォルニア産のイチゴが疑われ、カリフォルニアのイチゴ農家は約 4000 万ドルの損失を被った。Institute of Food Science & Technology, "*Cyclospora*", Institute of Food Science & Technology Information Statement, May 2008, www.ifst.org/science_technology_resources/for_food_professionals/information_statements（2009 年 9 月 2 日接続）を参照。

(9) グアテマラのラズベリー産業のサイクロスポラとの格闘についての詳細な歴史は、Calvin, Flores, and Foster（2003）を参照。

(10) グアテマラのラズベリーと関わるアウトブレイクの調査の詳細は、A.Y. Ho, A.S. Lopez, M.G. Eberhart, R. Levenson, B.S. Finkel, and A.J. da Silva, "Outbreak of Cyclosporiasis Associated with Imported Raspberries, Philadelphia, Pennsylvania," *Emerging Infectious Diseases*［online serial］8（8）, www.cdc.gov/ncidod/EID/vol8no8/02-0012.htm（2009 年 8 月 26 日接続）を参照。

(11) Calvin, Flores, and Foster（2003）.

(12) Centers for Disease Control（2004a）.

(13) ノルパドカレの流行の説明は、National Institute for Public Health Surveillance（2002）を参照。

(14) Plath et al.（2001）. ディーター・ヤンセン（Dieter Jansen）は、患者情報守秘のために使われた仮名。

(15) アニサキスの幼虫に感染した魚の輸入に関する議論の変遷は、Berland（2003）を参照。

(9) 聖書の記述として有名なエリコの壁の崩壊に関する話については意見が分かれている。エリコの集落は、その長い歴史の中で何度か城壁に囲まれ、考古学的にその壁の少なくとも一部は火災や地震で破壊されたことが明らかにされている。一部の学者は、ヨシュアの時代にはエリコには壁がなかった（聖書の記述では、二つの別の破壊行為が一緒にされている可能性がある）という考えを支持し、他方、慢性疾患に屈して人口が減少したため、壁が修復されず放置された可能性も示唆されている。例として、Hulse（1971）を参照。

(10) ヴォルタは産業用水力発電のためダムにされた。ヴォルタ湖の面積は約 8,502km^2。

(11) アコソンボ・ダムとクポン・ダムから生じる住血吸虫症の問題に関する統計は、Hunter et al.（1993）を参照。

(12) Zakhary（1997）, p.100.

(13) 睡眠病は以前からコンゴの低地部に存在していたのかもしれないが、仮にそうだとしてもそれはまれで、人々は病気をツェツェバエとは関連づけていなかった。McKelvey（1973）を参照。

(14) ブルーストリパノソーマ（*Trypanosoma brucei*）は、宿主の免疫系を打ち破る。すなわち、抗体が作られるとすぐ虫体表面の抗原分子を変異させて免疫系に再度認識されないようにし、増殖を続けていく。

(15) ツェツェバエは雄も雌も吸血を行なう。雌はその約 3 ヵ月の生涯の間に、8 ～ 12 匹の幼虫を 1 回に 1 匹ずつ産む。

(16) "Tens of Thousands Killed by a Tiny Fly." *New York Times*, March 20, 1904.

(17) 同上

(18) McKelvey（1973）, p.207.

(19) Moore and Galloway（1992）を参照。

(20) Beadle and Hoffman（1993）.

(21) 戦時中には、怪我、死亡、病気、捕縛等の理由で活動できなくなった人々が犠牲になった。

(22) クソニンジン（*Artemisia annua*）は、中国で 1000 年以上にわたりマラリアの治療に使われてきた漢方薬「青蒿」（qinghao）の原料である。1960 年代後半に、中国漢方医学会は、伝統的な漢方薬草の中に「新たな」抗マラリア剤を探しはじめ、その結果、「青蒿」を再発見した。この「発見」によってもたらされた注目すべき状況は、Hsu（2006）により論じられている。

(23) Gonçalves, Araújo, and Ferreira（2003）は、考古学的遺跡と人のミイラの中の回虫（*A. lumbricoides*）に関して報告された 50 以上の報告をリストしている。最も多いのは、今日のヨーロッパからの報告である。

(24) Watt（1979）, p.154-55.

(25) 特に、John C. Beaglehole によるさまざまな著作を参照。Beaglehole は、その研究生活の多くを、ジェームズ・クックの生涯と探検の研究に捧げ、クックの伝記とともに何巻にもわたる日誌を編纂し、出版した。

(26)「むかつくような腹痛」（Bilious colic）は、黄緑色の液体（胆汁）の嘔吐をしばしば伴うひどい腹痛を表わす古代医学用語である。

(27) 回虫（*A. lumbricoides*）や他の蠕虫（寄生虫）が学習や子供の成長に与える影響に関する最新の医学的知見の概要は、Crompton et al.（2003）の、特に Part Ⅰ : Public

原注

まえがき

(1) 教科書における標準的な定義によると、「寄生虫」(parasite) には、宿主を害して利益を得る「寄生」、一方的に利益を得るが宿主には害を及ぼさない「片利共生」、宿主もある程度利益を受ける「相利共生」がある。

第1章

(1) 今日、人に寄生する寄生虫の一部は私たちとともに進化し、何百万年も前から存在している。他の寄生虫は、人々が狩猟採集生活をやめて家畜を飼うようになってから動物から人にうつった。

(2) 腸内寄生虫の伝播は、少なくとも二つの方法で狩猟採集民によって助けられてきた。まず、人々は、そこで決まって用を足す共同トイレの使用により、寄生虫の卵や幼虫に繰り返しさらされた。すると、共同トイレの糞便中の生存能力のある植物の種子が、トイレで食用植物に成長し、その結果、人糞で汚染された食物が消費されることになる。植物の栽培に共同トイレがどのような役割を果たしているかを論じたものは、Diamond (1994), p.101-5 を参照。

(3) 当然のことながら、狩猟採集民の生活様式も変化し、ある場所に長期間滞在する集団も現われた。Burenhult (1993) を参照。それにもかかわらず、人々が移動するたびに、環境の中、あるいは他の宿主の中で生活環の一部を過ごす寄生虫の伝播は妨げられた。

(4) 永住、人口の増加、家畜の飼育が、寄生虫病も含む人々の病気をどのように助長したかに関する詳細は、Diamond (1997) の特に11章と、Porter (1996) の p.16-30 を参照。

(5) 多くの寄生生物は、宿主をひどく傷つけはしないし、そのようなことをしても自分の利益にならない。人も病気を引き起こさない寄生虫を住まわせている。しかし、このような寄生虫は本書ではほとんど扱わない。

(6) Hulse (1971) は、エリコの住血吸虫症の仮説を、聖書学的、考古学的、医学的に支持する証拠を探求している。この文献は、私が以下に述べる住血吸虫症の証拠のおもな出典である。

(7) ビルハルツ住血吸虫の成虫のつがいは、血管を介し、血液の流れに「逆らって」肝臓から膀胱へ移動する。

(8) Biggs (1960) は、エリコ発掘の過程で、ビルハルツ住血吸虫中間宿主であるブリヌス・トゥルンカトゥス (*B. truncatus*) を発見した。

Wyss, J.H. and T.J. Galvin. 1996. "Central America Regional Screwworm Eradication Program (Benefit/Cost Study)." *Annals of the New York Academy of Sciences* 791 (July 23) : 241-47.
Zakhary, K. 1997. "Factors Affecting the Prevalence of Schistosomiasis in the Volta Region of Ghana." *McGill Journal of Medicine* 3 (2) : 93-101.
Zayas, C,F., C. Perlino, A. Caliendo, D. Jackson, E.J. Martinez, P. Tso, T.G. Heffron et al. 2002. "Chagas Disease after Organ Transplantation — United States, 2001." *Morbidity and Mortality Weekly Report* 51 (10) : 210-12.
Zimmer, C. 2000. *Parasite Rex*. New York: Free Press.
Zinsser, H. 1965. *Rats, Lice and History*. New York: Bantam Books.（H. ジンサー『ねずみ・しらみ・文明』橋本雅一 訳，みすず書房，1966）
Zomer, S.F., R.F. DeWit, J.E. Van Bronswijk, G. Nabarro, and W.A. Van Vloten. 1998. "Delusions of Parasitosis: A Psychiatric Disorder to Be Treated by Dermatologists? An Analysis of 33 Patients." *British Journal of Dermatology* 138 (6) : 1030-32.

Infectious Diseases 9 (11) : 1375-80.
Townson, S., S. Tagboto, H.F. McGarry, G.I. Egerton, and M.J. Taylor. 2006. "Onchocerca Parasites and *Wolbachia* Endosymbionts: Evaluation of a Spectrum of Antibiotic Types for Activity against *Onchocerca gutturosa in vitro*." *Filaria Journal* 5 (4) : 9 pages.
Turner, D.C., and P. Bateson, eds. 2000. *The Domestic Cat: The Biology of Its Behavior*. Cambridge: Cambridge University Press.
U. S. Environmental Protection Agency. 2004. *Safe Drinking Water Act 30th Anniversary: Understanding the Safe Drinking Water Act*. www.epa.gov/safewater/sdwa/pdfs/fs-30ann_sdwa_web.pdf (accessed August 25, 2009) .
——. Office of Ground Water and Drinking Water Standards and Risk Management Division. 2002. "Health Risks From Microbial Growth and Biofilms in Drinking Water Distribution Systems." June 17. White paper. Washington, D.C.
Van Woerden, H. 2000. *The Assassin*. New York: Metropolitan.
Wallin, M.T., and J. F. Kurtzke. 2004. "Neurocysticercosis in the United States." *Neurology* 63 (9) : 1559-64.
Watt, J. 1979. "Medical Aspects and Consequences of Cook' s Travels." In *Captain James Cook and His Times*, edited by R. Fisher and H. Johnson, 129-57. Vancouver: Douglas and McIntyre.
Webster, J.P., P.H.L. Lamberton, C.A. Donnelly, and E.F. Torrey. 2006. "Parasites as Causative Agents of Human Affective Disorders? The Impact of Anti-Psychotic, Mood Stabilizer and Anti-Parasite Medication on *Toxoplasma gondii*'s Ability to Alter Host Behavior." *Proceedings of the Royal Society B Biological Sciences* 273 (1589) : 1023-30.
Weiss, S.T. 2000. "Parasites and Asthma/Allergy: What Is the Relationship?" *Journal of Allergy and Clinical Immunology* 105 (2 Part 1) : 205-10.
Wenner, A.M., and W.W. Bushing. 1996. "*Varroa* Mite Spread in the United States." *Bee Culture* (June) : 341-43.
Williams, L.L. 1963. "Malaria Eradication in the United States." *American Journal of Public Health* 53 (1) : 17-21.
Wilson, J.F., R.L. Rausch, and F.R. Wilson. 1995. "Alveolar Hydatid Disease: Review of the Surgical Experience in 42 Cases of Active Disease among Alaskan Eskimos." *Annals of Surgery* 221 (3) : 315-23.
Winiecka-Krusnell, J., and A.A. Kettis. 2003. "Giardia intestinalis." In Akuffo et al., *Parasites of the Colder Climates*, 102-7.
World Health Organization. 2008a. "Dracunculiasis Eradication." *Weekly Epidemiological Record* 83 (18) : 159-67.
——. 2008b. *World Malaria Report 2008*. Geneva: WHO Press.
World Health Organization and UNICEF. 2006. *Meeting the MDG Drinking Water and Sanitation Targets: The Urban and Rural Challenge of the Decade*. WHO/UNICEF Joint Monitoring Programme, Geneva and New York. Geneva: WHO Press.
Wykoff, R.F. 1987. "Delusions of Parasitosis: A Review." *Reviews of Infectious Diseases* 9 (3): 433-37.

Domestic Cat, 179-92.

Singh, G., and S. Prabhakar, eds. 2002. Taenia solium *Cysticercosis*. Wallingford, UK: CABI Publishing.

Singh, S., V. Dhikav, N. Agarwal, and K.S. Anand. 2004. "An Unusual Cause of Psychosis." *Lancet* 363 (9420) : 1522.

Sloan, N.A. 1985. "Life History Characteristics of Fjord-Dwelling Golden King Crabs *Lithodes aequispina*." *Marine Ecology Progress Series* 22 (3) : 219-28.

Smith, J.W., ed. 1976a. Photographic slide no. 40: Hookworm: *N. americanus*, buccal capsule (scanning electron photomicrograph). *Diagnostic Medical Parasitology: Helminths*. Chicago: American Society of Clinical Pathologists.

——. 1976b. Photographic slide no. 87: *Toxoplasma gondii*, cyst in mouse brain (H&E stain) . Diagnostic Medical Parasitology: *Blood and Tissue Parasites*. Chicago: American Society of Clinical Pathologists.

Southeastern Cooperative Wildlife Disease Study (SCWDS) . *SCWDS Briefs*:

——. 1995. "Animals Examined from a Florida Foxpen." April.

——. 1994a. "Advisory on *Echinococcus multilocularis*." July.

——. 1994b. "Dangerous Tapeworm." April.

——. 1994c. "More Translocated Foxes." April.

——. 1992. "Fox Hunting Enclosures Surveyed for Dangerous Parasite." July.

——. 1991. "Fox Sales Numerous and Widespread." October.

——. 1990. "Operation 'Fox Trot' Yields More Than Foxes." January.

——. 1986. "Translocated Foxes and Public Health." July.

Spielman A., 1994. "The Emergence of Lyme Disease and Human Babesiosis in a Changing Environment." *Annals of the New York Academy of Sciences* 740: 146-56.

——. 1976. "Human Babesiosis on Nantucket Island: Transmission by Nymphal Ixodes Ticks." *American Journal of Tropical Medicine and Hygiene* 25 (6) : 784-87.

Stephenson, L.S., M.C. Latham, and E.A. Ottesen. 2000. "Malnutrition and Parasitic Helminth Infections." *Parasitology* 121: S23-S38 (supplement) .

Taylor, D.B., A.L. Szalanski, and R.D. Peterson, II . 1996. "Mitochondrial DNA Variation in Screwworm." *Medical and Veterinary Entomology* 10: 161-69.

Teixeira, A.R.L., P.S. Monteiro, J.M. Rebelo, E.R. Argañaraz, D. Vieira, L. Lauria-Pires, R. Nascimento et al. 2001. "Emerging Chagas Disease: Trophic Network and Cycle of Transmission of Trypanosoma cruzi from Palm Trees in the Amazon." *Emerging Infectious Diseases* 7 (1) : 100-12.

Thebpatiphat, N., K.M. Hammersmith, F.N. Rocha, C.J. Rapuano, B.D. Ayres, P.R. Laibson, R.C. Eagle Jr., and E.J. Cohen. 2007. "Acanthamoeba Keratitis: A Parasite on the Rise." *Cornea* 26 (6) : 701-6.

Thibierge, G. 1894. "Les acarophobes." *Revue générale de clinique et de therapeutique* 8: 373-76.

Thylefors, B., and M. Alleman. 2006. "Towards the Elimination of Onchocerciasis." *Annals of Tropical Medicine & Parasitology* 100 (8) : 733-46.

Torrey, E.F., and R.H.Yolken. 2003. "*Toxoplasma gondii* and Schizophrenia." *Emerging*

Biology 5 （7）. www.biomedcentral.com/1741-7007/5/7 （accessed August 27, 2009）.

Regis, E. 1999. *The Biology of Doom: The History of America's Secret Germ Warfare Project.* New York: Henry Holt.

Reichard, R.E., M. Vargas-Terán, and M. Abu Sowa. 1992. "Myiasis: the Battle Continues against Screwworm Infestation." *World Health Forum* 13 （2-3）: 130-38.

Reiter, P. 2000. "From Shakespeare to Defoe: Malaria in England in the Little Ice Age." *Emerging Infectious Diseases* 6 （1）: 1-11.

Roberts, L.S. and J. Janovy, Jr. 2000. *Foundations of Parasitology*, 6th ed. Boston: McGraw Hill.

Rochlitz, I. 2000. "Feline Welfare Issues." In Turner and Bateson. *The Domestic Cat,* 207-26.

Rook, G.A. 2009. "Review Series on Helminths, Immune Modulation and the Hygiene Hypothesis: The Broader Implications of the Hygiene Hypothesis." *Immunology*. 126 （1）: 3-11.

Rosenthal, B.M., G. LaRosa, D. Zarlenga, D. Dunams, Y. Chunyu, L. Mingyuan, and E. Pozio. 2008. "Human Disposal of *Trichinella spiralis* in Domesticated Pigs." *Infection, Genetics and Evolution* 8 （6）: 799-805.

Ruebush, T.K. Ⅱ, D.D. Juranek, A. Spielman, J. Piesman, and G.R. Healy. 1981. "Epidemiology of Babesiosis on Nantucket Island." *American Journal of Tropical Medicine and Hygiene*. 30 （5）: 937-41.

Sadighian, A., F. Arfaa, E. Ghadirian, and K. Movafagh. 1976. "Contamination with Helminth Eggs of Various Processing Stages of the Sewage Treatment Plant in Isfahan, Central Iran." *Iranian Journal of Public Health* 5 （4）: 180-87.

Schantz, P.M. 2002. "*Taenia solium* Cysticercosis: An Overview of Global Distribution and Transmission." In: Singh and Prabhakar, Taenia solium *Cysticercosis*,63-73.

Schantz, P.M., A.C. Moore, J.L.Muñoz, B.J. Hartman, J.A. Schaefer, A.M. Aron, D. Persaud, E. Sarti, M. Wilson, and A. Flisser. 1992. "Neurocysticercosis in an Orthodox Jewish Community in New York City." *New England Journal of Medicine* 327 （10）: 692-95.

Scheld, W.M., D. Armstrong, and J.M. Hughes, eds. 1998. *Emerging Infections 1*. Washington, D.C.: ASM Press.

Scheld, W.M., W. A. Craig, and J.M. Hughes, eds. 2000. *Emerging Infections 4*. Washington, D.C.: ASM Press.

——., eds. 1999. *Emerging Infections 3*. Washington, D.C.: ASM Press.

——., eds. 1998. *Emerging Infections 2*. Washington, D.C.: ASM Press.

Scheld, W.M., B.E. Murray, and J. M. Hughes, eds. 2004. *Emerging Infections 6*. Washington, D.C.: ASM Press.

Schmunis, G.A. 1999. "Prevention of Transfusional *Trypanosoma cruzi* Infection in Latin America." *Memórias do Instituto* Oswaldo Cruz, *Rio de Janeiro* 94 （Supplement I）: 93-101.

Serpell, J.A. 2000. "Domestication and History of the Cat." In Turner and Bateson, *The*

National Farmers Union. 2004. Submission to the Canadian Food Inspection Agency（CFIA）: A Response to Notice of Changes to the Honeybee Importation Prohibition Regulations 2004." May. www.nfu.ca/Releases/NFU_Response_to_notice_of changes_to_Honeybee_Importation.rel.pdf（accessed August 27, 2009）.

National Institute for Public Health Surveillance（France）. 2002. "Fascioliasis from Eating Cultivated Watercress: An Epidemic in Nord-Pas-de-Calais." *Annual Report* 2000, 63-65.

Navratilova, M., with G. Vecsey. 1985. *Martina*. New York: Alfred A. Knopf.（マルチナ・ナブラチロワ『ナブラチロワ』古田和与 訳，サンケイ出版 ,1986）

Newman, J.L. 2004. *Imperial Footprints: Henry Morton Stanley's African Journeys*. Washington, DC: Brassey's.

Newman, R., and D. Shepperd. 2006. *Bury Us Upside Down: The Misty Pilots and the Secret Battle for the Ho Chi Minh Trail*. New York: Ballantine.

Noireau, F., M.G. Rojas Cortez, F. A. Monteiro, A.M. Jansen, and F. Torrico. 2005. "Can Wild *Triatome infestans* Foci in Bolivia Jeopardize Chagas Disease Control Efforts?" *Trends in Parasitology* 21（1）: 7-10.

Osei-Atweneboana, M.Y., J.K.L. Eng, D.A. Boakye, J.O. Gyapong, and R.K. Prichard. 2007. "Prevalence and Intensity of *Onchocerca volvulus* Infection and Efficacy of Ivermectin in Endemic Communities in Ghana: A Two-Phase Epidemiological Study." *Lancet* 369（9578）: 2021-29.

Overstreet, R.M. 2003. "Flavor Buds and Other Delights." *Journal of Parasitology* 89（6）: 1093-1107.

Pfarr, K. and A. Hoerauf. 2005. "The Annotated Genome of *Wolbachia* from the Filarial Nematode Brugis malayi: What It Means for Progress on Antifilarial Medicine." *PLoS Medicine* 2（4）: e110.

Phills, J.A., A.J. Harrold, G.V. Whiteman, and L. Perelmutter. 1972. "Pulmonary Infiltrates, Asthma and Eosinophilia Due to *Ascaris suum* Infestation in Man." *New England Journal of Medicine* 286（18）: 965-70.

Plath, F., A. Holle, D. Zendeh, F.W. Möller, M. Barten, E.C. Reisinger, and S. Leibe. 2001. "Anisakiasis of the Stomach — A Case Report from Germany". *Zeitschrift für Gastroenterologie* 39（2）: 177-80（article in German）.

Porter, R., ed. 1996. *Cambridge Illustrated History of Medicine*. Cambridge: Cambridge University Press.

Prichard, J.G., P.D. Kossoris, R.A. Leibovitch, L.D. Robertson, and F.W. Lovell. 1986. "Implications of Trombiculid Mite Bites: Report of a Case and Submission of Evidence in a Murder Trial." *Journal of Forensic Sciences* 31（1）: 301-6.

Ramsay, H. 2004-05. "Ghost Town Worth Millions — in Cash and Memories." *Northword Magazine*. Winter. www.niho.com/Press/Press97.asp（accessed August 27, 2009）.

Rasmussen, E. 1959. "Behavior of Sacculinized Shore Crabs（Carcinus maenas Pennant）." *Nature* 183:479-80.

Reed, D.L., J.E. Light, J.M. Allen, and J.J. Kirchman. 2007. "Pair of Lice Lost or Parasites Regained: the Evolutionary History of Anthropoid Primate Lice." *BioMed Central*

2004. "Neurocysticercosis Presenting with Psychosis." *Journal of the Association of Physicians of India* 52: 663-65.
Mann, C.C. 2007. "America, Found and Lost." *National Geographic*. May.
Manning, O. 1985. *The Remarkable Expedition: The Story of Stanley's Rescue of Emin Pasha from Equatorial Africa*. New York: Atheneum.
Martinez, M.J., A.S. de Aluja, and M. Gemmell. 2000. "Failure to Incriminate Domestic Flies (Diptera: Muscidae) as Mechanical Vectors of *Taenia* eggs (Cyclophyllidea: Taeniidae) in Rural Mexico." *Journal of Medical Entomology* 37 (4) :489-91.
Matheson, A. 2000. "Managing Risks in World Trade in Bees and Bee Products." *Apiacta* 35 (1) : 1-12.
Mayberry, L.F. 1996. "The Infectious Nature of Parasitology." *Journal of Parasitology* 82 (6): 855-64.
McClelland, R. 1997. "*Cyclospora cayetanensis* — Biography of an Unfamiliar Intestinal Parasite." *Canadian Journal of Medical Laboratory Science* 59: 23-29.
McKelvey, J.J., Jr. 1973. *Man against Tsetse: Struggle for Africa. Ithaca*, NY: Cornell University Press.
McKenna, T. 2001. "Trail of a Terrorist." *Frontline*, PBS. www.pbs.org/wgbh/pages/frontline/shows/trail/etc/script.html (accessed August 27, 2009) .
Miller, J., S. Engelberg, and W. Broad. 2001. "The Attack." In Germs: *Biological Weapons and America's Secret War.*, 15-33. New York: Simon & Schuster.
Moncayo, A. 1999. "Progress towards Interruption of Transmission of Chagas Disease." *Memórias do Instituto* Oswaldo Cruz, *Rio de Janeiro*, 94 (Supplement 1) : 401-4.
Monk, B.E., and Y.J. Rao. 1994. "Delusions of Parasitosis with Fatal Outcome." *Clinical and Experimental Dermatology* 19 (4) , 341-42.
Monteiro, F.A., R. Pérez, F. Panzera, J-P Dujardin, C. Galvão, D. Rocha, F. Noireau, C. Schofield, and C.B. Beard. 1999. "Mitochondrial DNA Variation of Triatoma infestans Populations and Its Implication in the Specific Status of *T. melanosoma*." *Memórias do Instituto* Oswaldo Cruz, Rio de Janeiro, 94 (Supplement 1) : 229-38.
Moore, H.G., and J.L. Galloway. 1992. *We Were Soldiers Once...and Young: Ia Drang — The Battle That Changed the War in Vietnam*. New York: Random House.
Moore, J. 2002. *Parasites and the Behavior of Animals*. New York: Oxford University Press.
Moskowitz, M.R. 1995. "Kentucky Fried Chicken." *Business & Society Review* (1974) 95: 69.
Mumcuoglu, K.Y., N. Gallili, A. Reshef, P. Brauner, and H. Grant. 2004. "Use of Human Lice in Forensic Entomology." *Journal of Medical Entomology* 41 (4) : 803-6.
Murrell, K.D., and Z. Pawlowski. 2005. "Capacity Building for Surveillance and Control of *Taenia solium* / cysticercosis." In *Capacity Building for Surveillance and Control of Zoonotic Diseases*, Food and Agriculture Organization of the United Nations., Appendix 3: Expert Consultation, 37-45.
Narang, S.K., and M.E. Degrugillier. 1995. "Genetic Fingerprinting of the Screwworm (Diptera: Calliphoridae) Infestation in North Africa by Mitochondrial DNA Markers." *Florida Entomologist* 78 (2) : 294-304.

Driveway." International Association of Fish and Wildlife Agencies. Washington, DC.

Kittler, R, M. Kayser, and M. Stoneking. 2003. "Molecular Evolution of *Pediculus humanus* and the Origin of Clothing." *Current Biology* 13 (16) : 1414-17.

Knutson, R. M. 1992. *Furtive Fauna: A Field Guide to the Creatures Who Live on You*. New York: Penguin Books.

Kober, A.S. 2005. "Big Bipartisan Victories for Clean Water." *American Rivers*, May 19.

Koblenzer, C.S. 2006. "The Challenge of Morgellons Disease." *Journal of the American Academy of Dermatology* 55 (5) : 920-22.

Kouba, V. 2004. "History of the Screwworm (*Cochliomyia hominivorax*) Eradication in the Eastern Hemisphere." *Historia Medicinae Veterinariae* 29 (2) : 43-53.

Krause, P.J., K. McKay, J. Gadbaw, D. Christianson, L. Closter, T. Lepore, S.R. Telford Ⅲ et al. 2003. "Increasing Health Burden of Human Babesiosis in Endemic Sites." *American Journal of Tropical Medicine and Hygiene* 68 (4) : 431-36.

Krause, R.M. 1998. "Introduction to Emerging Infectious Diseases: Stemming the Tide." In *Emerging Infections*, edited by R.M. Krause, 1-22. San Diego: Academic Press.

Lafferty, K.D. 2006. "Can the Common Brain Parasite, Toxoplasma gondii, Influence Human Culture?" *Proceedings of the Royal Society* B 273 (1602) : 2749-55.

Laing, R.D. 2002. "Report of the Commission of Inquiry into Matters Relating to the Safety of the Public Drinking Water in the City of North Battleford, Sasketchewan." Office of the Queen's Printer, Regina.

Lashley, F.R., and J.D. Durham, eds. 2002. *Emerging Infectious Diseases: Trends and Issues*. New York: Springer Publishing Company.

LeChevallier, M.W., W.D. Norton, and R.G. Lee. 1991. "Occurrence of *Giardia and Cryptosporidium* spp. in Surface Water Supplies." *Applied and Environmental Microbiology* 57 (9) : 2610-16.

Lee, G.W., K.A. Lee, and W.R. Davidson. 1993. "Evaluation of Fox-Chasing Enclosures as Sites of Potential Introduction and Establishment of *Echinococcus multilocularis*." *Journal of Wildlife Diseases* 29 (3) : 498-501.

Lindsay, R.G., G. Watters, R. Johnson, S.E. Ormonde, and G.R. Snibson. 2007. "Acanthamoeba Keratitis and Contact Lens Wear." *Clinical and Experimental Optometry* 90 (5) : 351-60.

Loefler, I.J.P. 1996. "Microbes, Chemotherapy, Evolution, and Folly." *Lancet* 348 (9043) :1703-4.

MacDonald, D.W., N. Yamaguchi, and G. Kerby. 2000. "Group-Living in the Domestic Cat: Its Sociobiology and Epidemiology." In Turner and Bateson, *The Domestic Cat*,95-118.

MacKenzie, W.R., N.J. Hoxie, M.E. Proctor, M.S. Gradus, K.A. Blair, D.E. Peterson, J.J. Kazmierczak et al. 1994. "A Massive Outbreak in Milwaukee of Cryptosporidium Infection Transmitted through the Public Water Supply." *New England Journal of Medicine* 331 (3) , 161-67.

Macpherson, C.N.L. 2005. "Human Behavior and the Epidemiology of Parasitic Zoonoses." *International Journal for Parasitology* 35 (11-12) : 1319-31.

Mahajan, S,K., P.C. Machhan, B.R. Sood, S. Kumar, D.D. Sharma, J. Mokta, and L.S. Pal.

Hanford, E.J., F.B. Zhan, Y. Lu, and A. Giordano. 2007. "Chagas Disease in Texas: Recognizing the Significance and Implications of Evidence in the Literature." *Social Science & Medicine* 65 (1) : 60-79.

Havliček, J., Z. Gašová, A.P. Smith, K. Zvara, and J. Flegr. 2001. "Decrease of Psychomotor Performance in Subjects with Latent 'Asymptomatic' Toxoplasmosis." *Parasitology* 122 (Part 5) : 515-20.

Health Canada. 2008. Guidelines for Canadian Drinking Water Quality Summary Table. Federal-Provincial-Territorial Committee on Drinking Water of the Federal-Provincial-Territorial Committee on Health and the Environment. May.

——. 1995. "Outbreak of Toxoplasmosis Associated with Municipal Drinking Water — British Columbia." *Canada Communicable Disease Report* 21-18 (September 30) : 161-64.

Hoeppli, R. 1959. *Parasites and Parasitic Infections in Early Medicine and Science.* Singapore: University of Malaya Press.

Holliman, R.E. 1997. "Toxoplasmosis, Behavior and Personality." *Journal of Infection* 35 (2): 105-10.

Horwitz, P., and B.A. Wilcox. 2005. "Parasites, Ecosystems and Sustainability: An Ecological and Complex Systems Perspective." *International Journal for Parasitology* 35: 725-32.

Hough, R. 1995. *Captain James Cook.* New York: Norton.

Hsu, E. 2006. "Reflections on the 'Discovery' of the Antimalarial Quighao." *British Journal of Clinical Pharmacology* 61 (6) : 666-70.

Hulse, E. V. 1971. "Joshua's Curse and the Abandonment of Ancient Jericho: Schistosomiasis as a Possible Medical Explanation." *Medical History* 15 (4) : 376-86.

Hunter, J.M., L. Rey, K. Y. Chu, E.O. Adekolu-John, and K.E. Mott. 1993 *Parasitic Diseases in Water Resources Development: The Need for Intersectorial Negotiation.* Geneva: World Health Organization.

Isaac-Renton, J.L., C. Cordeiro, K. Sarafis, and H. Shahriari. 1993. "Characterization of *Giardia duodenalis* Isolates from a Waterborne Outbreak." *Journal of Infectious Diseases* 167 (2) : 431-40.

Jones, J. 1878. "Medico-Legal Evidence Relating to the Detection of Human Blood, Presenting the Alterations Characteristic of Malarial Fever, on the Clothing of a Man, Accused of the Murder of Narcisse Arrieux, December 27th, 1876, near Donaldsonville." *New Orleans Medical and Surgical Journal* 6 (August) : 139-56.

Katabarwa, M., T. Lakwo, P. Habumogisha, F. Richards, and M. Eberhard. 2008. "Short Report: Could Neurocysticercosis Be the Cause of 'Onchocerciasis-Associated' Epileptic Seizures?" *American Journal of Tropical Medicine and Hygiene* 78 (3) : 400-401.

Kean, B.H., with T. Dahlby. 1990. "The Steak Tartare Defense." In *M.D.*, 239-62. New York: Ballantine.

Kenyon, S., R. Southwick, and C. Wynne. 1999. "Bears in the Backyard, Deer in the

Benhaj.1989. "The Screwworm Fly in Libya: A Threat to the Livestock Industry of the Old World." *Veterinary Record* 125 (13) : 347-49.

Garcia, H.H., R.H. Gilman, A.E. Gonzalez, M. Verastegui, V.C.W. Tsang, and the Cysticercosis Working Group in Peru. 2002. "What Have We Learnt from Epidemiological Studies of *Taenia solium* Cysticercosis in Peru?" In Singh and Prabhakar, Taenia solium *Cysticercosis*, 75-81.

Garcia, H.H., A.E. Gonzalez, R.H. Gilman, L.H. Moulton, M. Verastegui, S. Rodriguez, C. Gavidia, V.C.W. Tsang, and the Cysticercosis Working Group in Peru. 2006. "Combined Human and Porcine Mass Chemotherapy for the Control of *T. solium*." *American Journal of Tropical Medicine and Hygiene* 74 (5) : 850-55.

Garcia, L.S., and D.A. Bruckner. 1997. *Diagnostic Medical Parasitology*, 3rd ed. Washington, DC: ASM Press.

Gavin, P.J., K.R. Kazacos, and S.T. Shulman. 2005. "Baylisascariasis." *Clinical Microbiology Reviews* 18 (4) : 703-18.

Ghannoum, M. and G.A. O'Toole, eds. 2004. *Microbial Biofilms*. Washington, DC: ASM Press.

Gignilliat, J. L. 1961. "Pigs, Politics, and Protection: The European Boycott of American Pork, 1879-1891." *Agricultural History* 35 (1) : 3-12.

Goff, M.L. 2000. *A Fly for the Prosecution*. Cambridge, MA: Harvard University Press.(マディソン・リー ゴフ『死体につく虫が犯人を告げる』垂水雄二 訳, 草思社, 2002)

Gonçalves, M.L.C., A. Araújo, and L.F. Ferreira. 2003. "Human Intestinal Parasites in the Past: New Findings and a Review." *Memórias do Instituto* Oswaldo Cruz, Rio de Janeiro, 98 (supplement I) : 103-18.

Gonzalez, A.E., C.G. Gauci, D. Barber, R.H. Gilman, V.C.W. Tsang, H.H. Garcia, M. Verastegui, and M.W. Lightowlers. 2005. "Short Report: Vaccination of Pigs to Control Human Neurocysticercosis." *American Journal of Tropical Medicine and Hygiene* 72 (6) : 837-39.

Gonzalez, A.E., P.P. Wilkins, and T. Lopez. 2002. "Porcine Cysticercosis." In Singh and Prabhakar, Taenia solium *Cysticercosis*, 145-56.

Gostin, L.O., Z. Lazzarini, V.S. Neslund, and M.T. Osterholm. 2000. "Water Quality Laws and Waterborne Diseases: Cryptosporidium and Other Emerging Pathogens." *American Journal of Public Health* 90 (6) : 847-53.

Graczyk, T.K., R. Fayer, J.M. Trout, E.J. Lewis, C.A. Farley, I. Sulaiman, and A.A. Lal. 1998. "*Giardia* sp. Cysts and Infectious *Cryptosporidium parvum* Oocysts in the Feces of Migratory Canada Geese (*Branta Canadensis*)." *Applied and Environmental Microbiology* 64 (7) : 2736-38.

Graczyk, T.K., R. Knight, and L. Tamang. 2005. "Mechanical Transmission of Human Protozoan Parasites by Insects." *Clinical Microbiology Reviews* 18 (1) : 128-32.

Guhl, F., and C. Jaramillo, R. Yockteng, G.A. Vallejo, and F. Cárdenas-Arroyo. 1997. "*Trypanosoma cruzi* DNA in Human Mummies." *Lancet* 349 (9062) : 1370.

Gunaratna, R. 1987. *War and Peace in Sri Lanka*. Sri Lanka: Institute of Fundamental Studies.

Eddi, C., A. Nari, and W. Amanfu. 2003. "*Taenia solium* cysticercosis / taeniosis: Potential Linkage With FAO Activities; FAO Support Possibilities." *Acta Tropica* 87 (1) : 145-48.

el-Azazy, O.M. 1989. "Wound Myiasis Caused by Cochliomyia hominivorax in Libya." *Veterinary Record* 124: 103.

Elliott, D.E., R.W. Summers, and J.V. Weinstock. 2005. "Helminths and the Modulation of Mucosal Inflammation." *Current Opinion in Gastroenterology* 21 (1) : 51-58.

Elliott, D.E., J.F. Urban, Jr., C.K. Argo, and J.V. Weinstock. 2000. "Does the Failure to Acquire Helminthic Parasites Predispose to Crohn's Disease?" *FASEB Journal* 14 (September) : 1848-55.

Esch, G.W. 2007. *Parasites and Infectious Disease: Discovery by Serendipity, and Otherwise.* Cambridge: Cambridge University Press.

——. 2004. *Parasites, People, and Places: Essays on Field Parasitology.* Cambridge: Cambridge University Press.

Flegr, J. 2007. "Effects of *Toxoplasma* on Human Behavior." *Schizophrenia Bulletin* 33 (3) : 757-60.

Flegr, J., P. Kodym, and V. Tolarová. 2000. "Correlation of Duration of Latent *Toxoplasma gondii* Infection with Personality Changes in Women." *Biological Psychology* 53 (1) : 57-68.

Flegr, J., M. Preiss, J. Klose, J. Havlíček, M. Vitáková, and P. Kodym. 2003. "Decreased Level of Psychobiological Factor Novelty Seeking and Lower Intelligence in Men Latently Infected with the Protozoan Parasite *Toxoplasma gondii* Dopamine, a Missing Link between Schizophrenia and Toxoplasmosis?" *Biological Psychology* 63 (3) : 253-68.

Flegr, J., Š. Zitková, P. Kodym, and D. Frynta.1996. "Induction of Changes in Human Behavior by the Parasitic Protozoan *Toxoplasma gondii.*" *Parasitology* 113 (Part 1) : 49-54.

Flisser, A., E. Sarti, M. Lightowlers, and D. Schantz. 2003. "Neurocysticercosis: Regional Status, Epidemiology, Impact and Control Measures in the Americas." *Acta Tropica* 87 (1) : 43-51.

Food and Agriculture Organization of the United Nations. 1992. *The New World Screwworm Eradication Programme: North Africa 1988-1992.* Rome: Food and Agriculture Organization.

Ford, E.B., D.P. Calfee, and R.D. Pearson. 2001. "Delusions of Intestinal Parasitosis." *Southern Medical Journal* 94 (5) : 545-47.

Forlenza, O.V., A.H. Filho, J.P. Nobrega, L. dos Ramos Machado, N.G. de Barros, C.H. de Camargo, and M.F. da Silva. 1997. "Psychiatric Manifestations of Neurocysticercosis: A Study of 38 Patients from a Neurology Clinic in Brazil." *Journal of Neurology, Neurosurgery, and Psychiatry* 62 (6) : 612-16.

Foulks, G.N. 2007. "*Acanthamoeba* Keratitis and Contact Lens Wear: Static or Increasing Problem?" *Eye and Contact Lens* 33 (6, part 2) : 412-14.

Gabaj, M.M., N.P. Wyatt, A.C. Pont, W.N. Beesley, M.A. Awan, A.M. Gusbi, and K.M.

Cook, J. 1967. *The Journals of Captain James Cook on His Voyages of Discovery: The Voyage of the Resolution and Discovery 1776-1780, Part One and Part Two*. Edited by J.C. Beaglehole. Cambridge: Cambridge University Press.（ジェームズ・クック『クック 太平洋探検』（1～6）増田義郎 訳,《岩波文庫》2004～2005）

Corso, P.S., M.H. Kramer, K.A. Blair, D.G. Addiss, J.P. Davis, and A.C. Haddix. 2003. "Cost of Illness in the 1993 Waterborne Cryptosporidium Outbreak, Milwaukee, Wisconsin." *Emerging Infectious Diseases* 9（4）: 426-31.

Coumans, Catherine. 2002. "Canadian Legislation on Submarine Tailings Disposal." In the introduction to *Submarine Tailings Disposal Toolkit*. Ottawa: MiningWatch Canada.

Crompton, D.W.T., A. Montresor, M.C. Nesheim, and L. Savioli. 2003. *Controlling Diseases Due to Helminth Infections*. Geneva: World Health Organization.

Daniel, E., and T. N. Srinivasan. 2004. "Folie á Famille: Delusional Parasitosis Affecting All the Members of a Family." *Indian Journal of Dermatology, Venereology and Leprology* 70（5）: 296-97.

Darwin, C. 1884. *A Naturalist's Voyage: Journal of Researches into the Natural History and Geology of the Countries Visited During the Voyage of H.M.S. 'Beagle' Round the World*. London: John Murray.（チャールズ・ダーウィン『ビーグル号航海記』（上・中・下）島地威雄訳《岩波文庫》1959～1961）

Davidson W.R., M.J. Appel, G.L. Doster, O.E. Baker, and J.F. Brown. 1992. "Diseases and Parasites of Red Foxes, Gray Foxes, and Coyotes from Commercial Sources Selling to Fox-Chasing Enclosures." *Journal of Wildlife Diseases* 28（4）: 581-89.

De Jonckheere, J.F. 2002. "A Century of Research on the Amoeboflagellate Genus *Naegleria*." *Acta Protozoologica*. 41: 309-42.

Desowitz, R.S. 1997. *Who Gave Pinta to the Santa Maria?* New York: Norton.（ロバート・S. デソウィッツ『コロンブスが持ち帰った病気』古草秀子 訳, 翔泳社, 1999）

——. 1991. *The Malaria Capers: Tales of Parasites and People*. New York: Norton.（ロバート・S. デソウィッツ『マラリア vs. 人間』栗原豪彦 訳, 晶文社, 1996）

——. 1987. *New Guinea Tapeworms and Jewish Grandmothers: Tales of Parasites and People*. New York: Norton.

Dewhirst, L.W., J.D. Cramer, and J.J. Sheldon. 1967. "An Analysis of Current Inspection Procedures for Detecting Bovine Cysticercosis." *Journal of the American Veterinary Association*. 150（4）. 412-17.

Diamond, J. 1997. *Guns, Germs, and Steel*. New York: Norton.（ジャレド・ダイアモンド『銃・病原菌・鉄』（上・下）倉骨彰 訳《草思社文庫》2012）

——. 1994 "How to Tame a Wild Plant." *Discover*, September.

Drew, J. 1950. *Man, Microbe and Malady*. Harmondsworth: Penguin Books.

Dreyfuss, G., P. Vignoles, and D. Rondeland, 2005. "*Fasciola hepatica*: Epidemiological Surveillance of Natural Watercress Beds in Central France." *Parasitology Research* 95（4）: 278-82.

Dugard, M. 2003. *Into Africa: The Epic Adventures of Stanley & Livingstone*. New York: Doubleday.

Putnam's Sons. Pp. 41-47.
Bourgeois, M.L., P. Duhamel, and H. Verdoux. 1992. "Delusional Parasitosis: Folie á deux and Attempted Murder of a Family Doctor." *British Journal of Psychiatry* 161: 709-11.
Bowie, W.R., A.S. King, D.H. Werker, J.L. Isaac-Renton, A. Bell, S.B. Eng, and S.A. Marion, 1997. "Outbreak of Toxoplasmosis Associated with Municipal Drinking Water." *Lancet* 350 (9072) : 173-77.
Buckman, R. 2003. *Human Wildlife: The Life that Lives on Us*. Baltimore: Johns Hopkins University Press.
Burenhult, G. 1993. *People of the Stone Age*. New York: Harper Collins.（G. ブレンフルト編『石器時代の人々』（上・下）《図説人類の歴史》大貫良夫 監訳・西秋良宏 編訳，朝倉書店，2004）
Calvin, L., L. Flores, and W. Foster. 2003. "Food Safety in Food Security and Food Trade. Case Study: Guatemalan Raspberries and *Cyclospora*. 2020 Vision for Food, Agriculture, and the Environment." Focus 10, Brief 7 of 17 (September) .www.ifpri.org/sites/default/files/publications/focus10_07.pdf (accessed August 24, 2009) .
Carter, J. 1999. "The Power of Partnership: The Eradication of Guinea Worm Disease." *Cooperation South Journal* (2) : 140-47.
Center for Global Development. "Controlling Chagas Disease in the Southern Cone of South America." www.cgdev.org/doc/millions/MS_case_12.pdf (accessed August 25, 2009) .
Centers for Disease Control and Prevention. 2007. "Blood Donor Screening for Chagas Disease——United States, 2006-2007." *Morbidity and Mortality Weekly Report* 56 (7) : 141-43.
——. 2005. "Progress toward Global Eradication of Dracunculiasis, January 2004-July 2005." *Morbidity and Mortality Weekly Report* 54 (42) : 1075-77.
——. 2004a. "Outbreak of Cyclosporiasis Associated with Snow Peas — Pennsylvania, 2004" *Morbidity and Mortality Weekly Report* 53 (37) : 876-78
——. 2004b. Guinea Worm Wrap-Up #143. WHO Collaborating Center for Research, Training and Eradication of Dracunculiasis. May 28. www.cdc.gov/ncidod/dpd/parasites/dracunculiasis/wrapup/word143.pdf (accessed September 7, 2009) .
——. 2003. "Trichinellosis Surveillance — United States,1997-2001." *Morbidity and Mortality Weekly Report Surveillance Summaries* 52 (SS06) :1-8.
——. 1998. "Outbreak of Cyclosporiasis — Ontario, May 1998." *Morbidity and Mortality Weekly Report* 47 (38) : 806-9.
——. 1997. "Update: Outbreaks of Cyclosporiasis — United States, 1997." *Morbidity and Mortality Weekly Report* 46 (21) : 461-62.
Chernin, E. 1986. "Joseph Jones: Idiosyncratic Student of Malaria." *Perspectives in Biology and Medicine* 29 (2) : 260-71.
Clark, T.D. 1968. *The Emerging South*, 2nd ed. New York: Oxford University Press.
Cohn, E.J. 1973. "Assessing the Costs and Benefits of Anti-Malaria Programs: The Indian Experience." *American Journal of Public Health* 63 (12) : 1086-96.
Colp, R., Jr. 1977. *To Be an Invalid*. Chicago: University of Chicago Press. Pp. 126-31.

参考文献

Adamson, P.B. 1988. "Dracontiasis in Antiquity." *Medical History*, 32（2）: 204-9.

Akuffo, H., E. Linder, I. Ljungström,and M. Wahlgren, eds. 2003. *Parasites of the Colder Climates*. London: Taylor and Francis.

Amin, O.M. 2004. "On the Course of Neurocutaneous Syndrome（NCS）and Its Pseudo-Diagnosis by Medical Professionals." *Explore* 13: 4-9.

Apley, J., S.K.R. Clarke, A.P.C.H. Roome, S.A. Sandry, G. Saygi, B. Silk, and D.C. Warhurst. 1970. "Primary Amoebic Meningoencephalitis in Britain." *British Medical Journal* 1（5696）: 596-99.

Barry, M. 2007. "The Tail End of Guinea Worm — Global Eradication Without a Drug or a Vaccine." *New England Journal of Medicine* 356（25）: 2561-64.

Basáñez, M., S.D.S. Pion, T.S. Churcher, L.P. Breitling, M.P. Little, and M. Boussinesq. 2006. "River Blindness: A Success Story Under Threat?" *PLoS Medicine* 3（9）: 1454-60.

Beadle C., and S.L. Hoffman. 1993. "History of Malaria in the United States Naval Forces at War: World War Ⅰ through the Vietnam Conflict." *Clinical Infectious Diseases* 16（2）: 320-29.

Beaglehole, J.C. 1974. *The Life of Captain James Cook*. London: The Hakluyt Society.（J.C. ビーグルホール『キャプテン ジェイムス・クックの生涯』佐藤皓三 訳，成山堂書店，1998）

Beaver, P. 1969. "The Nature of Visceral Larva Migrans." *Journal of Parasitology* 55（1）: 3-12.

Beaver, P.C., R.C. Jung, and E. W. Cupp. 1984. *Clinical Parasitology*, 9th ed. Philadelphia: Lea and Febiger.

Beesley, W.N. 1991. "North Africa." *Annals of Tropical Medicine & Parasitology* 85（1）: 173-79.

Berdoy, M., J.P. Webster, and D.W. MacDonald. 2000. "Fatal Attraction in Rats Infected With *Toxoplasma gondii*." *Proceedings of the Royal Society of London* B 267（1452）: 1591-94.

Berland, B. "Anisakis spp." 2003. In Akuffo et al., *Parasites of the Colder Climates*, 161-68.

Bernstein, R.E. 1984. "Darwin's Illness: Chagas' Disease Resurgens." *Journal of the Royal Society of Medicine* 77（7）: 608-9.

Biggs, H.E.J. 1960. "Molluscs from Prehistoric Jericho." *Journal of Conchology* 24: 379-87.

Boni, S. 2005. "Blending the Rules." *Grist Magazine*, March 10. www.grist.org/article/boni-sewage/（accessed August 24, 2009）.

Bottomley, G. 1915. *King Lear's Wife*. In Georgian Poetry 1913-1915. New York: G. P.

メロゾイト　120
　――（マラリア原虫の）　43,46,244
　――（トキソプラズマの）　177
免疫細胞　227
モーセ　164,116
モリブデン鉱　172,173
モルモット　268,269

【や　行】
約束の地　28
椰子の木の街　City of Palms　23
野生ミツバチ　142
ヤドリギ　15
槍形吸虫　*Dicrocoelium dendriticum*　168, 169
　――のメタセルカリア　169
ヤンセン（仮名），ディーター　Dieter Jansen　84

有鉤条虫（ブタ条虫）　*Taenia solium*　186, 288,290, 296, 308
　――撲滅　311
有尾幼虫　⟶セルカリア
ユダヤ人コシュニティ　290-292
ユートロムビクラ・ベルキニ　*Eutrombicula belkini*　235
ユニセフ　United Nations Children's Fund　298

幼虫
　――（アメリカ鉤虫の）　131,135
　――（回虫の）　54
　――（旋毛虫の）　65,66,68,70
　――（ブタ回虫の）　256
ヨシュア　Joshua　24,27,28
　――記　27
四日熱マラリア原虫　Plasmodium malariae　41,296
ヨルダン川　24,25
ヨルダン渓谷　22,24

【ら　行】
ライフサイクル　⟶生活環
ライム病　Lyme disease　280,283
ラズベリー　77-80
ラセンウジバエ　Screwworm　153-156,327
　――（リビアの）　156-160,263
ラッコズ　restaurant Rocco's　92,93
ラテンアメリカからの移民　293
ラハブ　Rahab　22,24-27
ラファティ，ケヴィン　Kevin Lafferty　184
ラリー，ドミニク-ジーン　Dominique-Jean Larrey　225
ランギル（仮名），アンドルー　Andrew Langille　255,257,258
『ランセット』　*Lancet*　185

リヴィングストン，デヴィッド　David Livingstone　34,39,40
リケッチア　327
リップセット，ジョフリー　Geoffrey Lipsett　121,122
リード，ウォルター　Walter Reed　313
リビア　153,156-160
リビアヤマネコ　*Felis libyca*　125,126

レーイング，ロバート　Robert D. Laing　123
レーウェンフック，アントニー・ファン　Antony Van Leeuwenhoek　124
レオポルドⅡ世　Leopold Ⅱ　34,35
レザム，アーメド　Ahmed Ressam　243,244
レゾリューション号　Resolution　55,58, 59

ロア糸状虫　*Loa loa*　305
濾過装置　105,116,117
ロス，ロナルド　Ronald Ross　313
六鉤幼虫　⟶オンコスフェア
ローデシア睡眠病　Rhodesian sleeping sickness　32,33
ローデシアトリパノソーマ　*Trypanosoma brucei rhodesiense*　32,33
ロブソン（仮名），アラン　Allan Robson

【ま　行】

ネズミ
——（とペスト菌） 246,247
——（とネコ） 174-177
——（とブタ） 71
ネズミノミ rat flea 246
ネズミバベシア *Babesia microti* 280,282,283
熱帯熱マラリア原虫 *Plasmodium falciparum* 41,47,48,316

脳食いアメーバ 279
脳脊髄エラホストロンギルス症 cerebrospinal elaphostrongylosis, CSE 146,147
嚢尾虫 ⟶シスチセルクス
脳幼虫移行症 neural larval migrans 285
ノースサスカチュワン川 North Saskatchewan River 100,106-109
ノースバトルフォード North Battleford 100,108-110,117,119,121-123
ノープリウス（フジツボの） 170,171
ノミ 20,246,247
野良猫（アメリカの） 126
ノリス，ベンニ・アントン Benni Antoine Noris 240-244

【は 行】

ハイイロギツネ 151
バイエル薬品 Bayer HC 321
バイオフィルム 274,275
ハエ 62,91,93,153
——（拡大されたイメージの） 93-96
——ウジ症 maggot infestation 156
不稔—— 155,156,158-160
パシャ，エミン Emin Pasha 34,35,40
ハチ 13
——輸入法 138
ハツカネズミ 175-177
バックマン，ロバート Robert Buckman 221
バーデン，マイケル Michael Baden 190
バナマ 313
バベシア症 Babesiosis 281,283
ハマダラカ *Anopheles* spp. 43,47,48,313,316
パラサイト parasite 14,64
パリサティス Parysatis 223
パレ，アンブロワーズ Ambroise Paré 224
ハンプバック貯水池 Humpback Reservoir 102,105,178

ビーヴァー，ポール Paul Beaver 284, 285
ヒギンズ(仮名)，ブレア Blair Higgins 198-201
ビーグル号 Beagle 264
ヒゼンダニ *Sarcoptes scabiei* 208
ビタミン
—— B 56
—— B_{12} 58
—— C 56
ヒツジ 72-75,153,154,156
——肝蛭病 sheep liver rot 81,83
ピット，スティーヴン Steven Pitt 190
非適合宿主 257
人食いハエ 153
被嚢幼虫 ⟶メタセルカリア
ビーバー 112,113,115,116,124,125
ビーバー熱 ⟶ジアルジア症
ヒフダニ 20
ヒラマキガイ 27
ビル&メリンダ・ゲイツ財団 Bill and Melinda Gates Foundation 299,301, 304
ビルハルツ，セオドア Theodor Bilharz 249
ビルハルツ住血吸虫 *Schistosoma hematobium* 23,24,27,28,30,135,247,249,253,323
——（のミラシジウム） 25
——症 bilharziasis 249,251
ビルバル病 Bilbariasis 248
貧乏白人 133,264
ビンラディン，オサマ Osama bin Laden 244

フィルター 116,117

【た 行】

キーン，フィリップ　Philip Keen　191
キング，スティーヴン　Stephen King　173

クーアオ，マリー‐テレーズ　Marie-Therese Kouao　209-214
グアテマラ　77,79,80
クジラ虫　→アニサキス
クソニンジン　*Artemisia annua*　49,50
クック，ジェームズ　James Cook　51-53,55-59,256
クックの航海　52
クーノウ，ジョン　245
クポン・ダム　Kpong Dam　30
クマネズミ　*Rattus rattus*　246
クラーク，チャールズ　Charles Clerke　58
クラーク，トマス　Thomas D. Clark　134
クリシュナン，チャンドラ　Chandra Krishnan　173
クリプトスポリジウム　*Cryptosporidium parvum*　96,102,106-108,117-119,126,274,296,323
——症　cryptosporidiosis　121-123
——属　*Cryptosporidium* spp.　263
クリンビー，ヴィクトリア　Victoria Climbié　209-214
クルーズトリパノソーマ　*Trypanosoma cruzi*　265,266,269,271,272,319-322
クレストン　Creston　113-115
クレソン　80-83
グレンフェル，ウィルフレッド　Wilfred Grenfell　143-145,146
クロロキン　42,47,315
——耐性　47,49,316

ケオプスネズミノミ　*Xenopsylla cheposis*　246
下水処理施設　108,109
献血とシャーガス病　270
ケンタッキー・フライドチキン　Kentucky Fried Chicken　91,92
原発性アメーバ性髄膜脳炎　primary amoebic meningoencephalitis，PAM　277
ケンミジンコ　cyclops　165

ゴウォン，ヤクブ　Yakubu Gowon　300
航海日誌　52
好酸球　254-256
子牛下痢症　scours　108
鉤虫（アメリカ——）　131-135,142
抗マラリア剤　42,47,49,315,318
黒死病（ペスト）　black death　246,247
国連開発計画　United Nations Development Programme　298
国連食糧農業機関　Food and Agriculture Organization of the United Nations，FAO　310-312
国連水と衛生の十ヵ年計画　International Drinking Water Supply and Sanitation Decade　297
コプライト　50
ゴルガス，ウィリアム　William Gorgas　313
コロモジラミ　body louse　215,217,219,262-264,272
コーン，エドウィン　Edwin J. Cohn　326
コンゴ川　Congo River　34-36,38,39
コンタクトレンズ　273-277

【さ　行】

サイクロスポラ　*Cyclospora cayetanensis*　77-80,94,102
——のアウトブレイク　79,80
——のオーミスト　78,79
——の生活環　78
ザカリアス，ジョン・フォルネイ　John Forney Zacharias　225
サザン・コーン・イニシャチブ　Southern Cone Initiative　320,321
サシガメ　triatomid bug　264-269,271,322
——の糞　266,267
ザッカリー，クリスティーナ　Kristina Zakhary　31

索引

【あ　行】
アイスマン　22
アウトブレイク
　——（汚染水による）　101
　——（サイクロスポラ症の）　79
　——（ジアルジア症の）　113,118
　——（トキソプラズマ症の）　102,104,112
アカシカ　147
アカリンダニ　*Acarapis woodi*　137,138
アカントアメーバ　*Acanthamoeba* spp.　273-276
　——角膜炎　acanthamoeba keratitis　273-276
アコソンボ・ダム　Akosombo Dam　29,30
アジアミツバチ　Asian honeybee　138
アスクレーピオスの杖　rod of Asclepius　166
アスワン・ハイダム　Aswan High Dam　249
アタマジラミ　head lice　15,215,216,228,262
アーテスネート　49
アニサキス　*Anisakis simplex*　85-87
アパルトヘイト　197
アフガニスタン　Afghanistan　240,241
アフリカ河川盲目症防除計画　African Programme for Onchocerciasis Control, APOC　305,307
アフリカトリパノソーマ症　African trypanosomaisis　296,327
アマスティゴート　267,268
アミン，キラン　Kiran Amin　190
アメリカ安全飲料水法　Safe Drinking Water Act　101,111
アメリカ回旋糸状虫症根絶計画　Onchocerciasis Elimination Program for the Americas, OEPA　306
アメリカ鉤虫　*Necator americanus*　131-135,142
アメリカ環境保護庁　Environmental Protection Agency, EPA　105,109,111
アメリカ疾病管理予防センター　Centers for Disease Control, CDC　88,297,299,315
アメリカ食品医薬品局　United States Food and Drug Administration, FDA　79,87
アメリカ人殺し　132
アメリカトリパノソーマ病　American trypanosomiasis　⟶シャーガス病
アメリカラセンウジバエ　*Cochliomyia hominivorax*　153-157,160
アライグマ　raccoon　284-288
アライグマ回虫　*Baylisascaris procyonis*　284-288
　——の生活環　285,286
　——のトイレ　248-287
アラスカ　148
アリ　168,169
アリスアーム　Alice Arm　170-172
『アリゾナ・デイリースター』　*Arizona Daily Star*　189
『アリゾナ・リパブリック』　*Arizona Republic*　189
アリュー，ナルシス　Narcisse Arrieux　236,237,240
アルカイダ　al-Qaida　241,244
アルタクセルクセス　Artaxerxes　222,224
アルベンダゾール　189,198
アレクサンダー大王　Alexander the Great

【著者紹介】
ローズマリー・ドリスデル（Rosemary Drisdelle）
ローズマリー・ドリスデルは、医学分野、特に寄生虫学の研究をバックグラウンドに持つ、フリーランスのサイエンスライターである。また、一般向けの基礎的な科学解説、技術解説に焦点をあてた執筆活動を行なっている。科学解説分野の執筆では感染症、特に人間の社会と文化に影響を与えてきた寄生虫症に興味を持っている。
Official Homepage　http://www.rosemarydrisdelle.com/

【訳者紹介】
神山恒夫（かみやま・つねお）
1946 年北海道札幌市生まれ。北海道大学獣医学部を卒業し、国立予防衛生研究所（現国立感染症研究所）に勤務。2007 年定年退職。専門は人獣共通感染症。獣医学博士。主な著書には『動物由来感染症』（共編著、真興交易 (株) 医書出版部、2003 年）、『これだけは知っておきたい人獣共通感染症』（地人書館、2004 年）、『共通感染症ハンドブック』（共編著、日本獣医師会、2004 年）、『子どもにうつる動物の病気』（共編著、真興交易 (株) 医書出版部、2005 年）、『狂犬病再侵入』（地人書館、2008 年）などがある。
永山淳子（ながやま・あつこ）
1961 年生まれ。図書館情報大学（現筑波大学図書館情報専門学群）卒業。洋書輸入代理店勤務の後、主として自然科学書の包括的な校正作業などに携わっている。訳書（共訳）には『望遠鏡 400 年物語』（地人書館、2009 年）、『膨張宇宙の発見』（地人書館、2011 年）がある。

パラサイト

寄生虫の自然史と社会史

2013年7月1日　初版第1刷

著　者　ローズマリー・ドリスデル

訳　者　神山恒夫・永山淳子

発行者　上條　宰

発行所　株式会社　**地人書館**

162-0835 東京都新宿区中町15

電話 03-3235-4422　　FAX 03-3235-8984

郵便振替口座 00160-6-1532

e-mail chijinshokan@nifty.com

URL http://www.chijinshokan.co.jp/

印刷所　モリモト印刷

製本所　カナメブックス

Japanese edition © 2013 Chijin Shokan

Printed in Japan.

ISBN978-4-8052-0861-8

JCOPY〈(社) 出版者著作権管理機構 委託出版物〉

本書の無断複写は、著作権法上での例外を除き禁じられています。複写される場合は、そのつど事前に、(社) 出版者著作権管理機構（電話 03-3513-6969、FAX 03-3513-6979、e-mail: info@jcopy.or.jp）の許諾を得てください。また本書を代行業者等の第三者に依頼してスキャンやデジタル化することは、たとえ個人や家庭内の利用であっても一切認められておりません。

●人と動物の関係を考える本

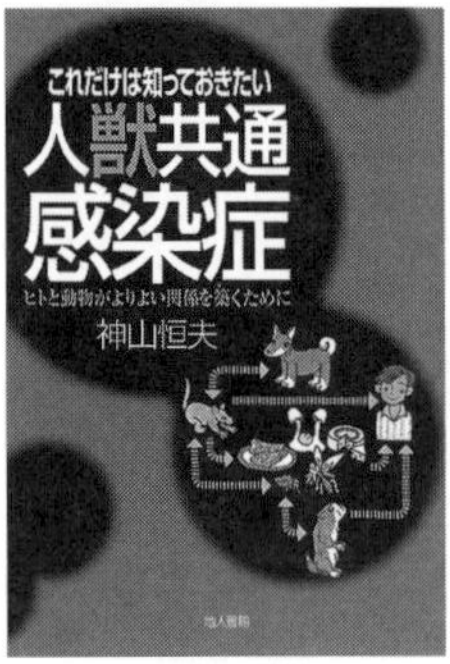

これだけは知っておきたい
人獣共通感染症
ヒトと動物がよりよい関係を築くために
神山恒夫 著
A5判／一六〇頁／本体一八〇〇円（税別）

近年，BSEやSARS，鳥インフルエンザなど，動物から人間にうつる病気「人獣共通感染症（動物由来感染症）」が頻発している．なぜこれら感染症が急増してきたのか，病原体は何か，どういう病気が何の動物からどんなルートで感染し，その伝播を防ぐためにどう対処したらよいのか．最新の話題と共にわかりやすく解説する．

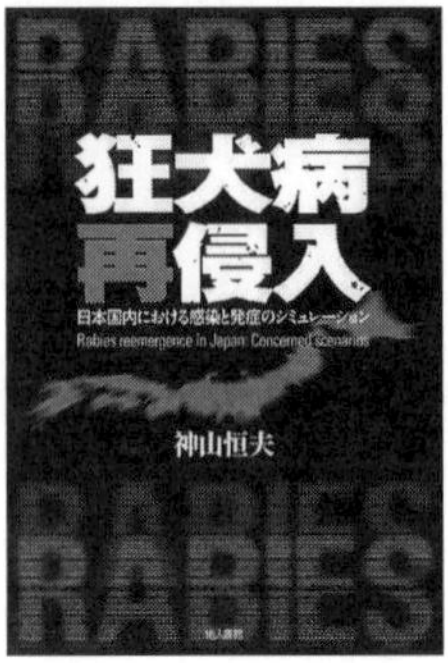

狂犬病再侵入
日本国内における
感染と発症のシミュレーション
神山恒夫 著
A5判／一八四頁／本体二二〇〇円（税別）

2006年11月，帰国後に狂犬病を発症する患者が相次いだ．狂犬病は世界で年間約5万人が死亡し，発症後の致死率100%．今，この感染症は国内にはないが，再発生は時間の問題だ．本書は海外での実例を日本の現状に当てはめた10例の再発生のシミュレーションを提示し，狂犬病対策の再構築を訴え，一般市民に自覚と警告を促す．

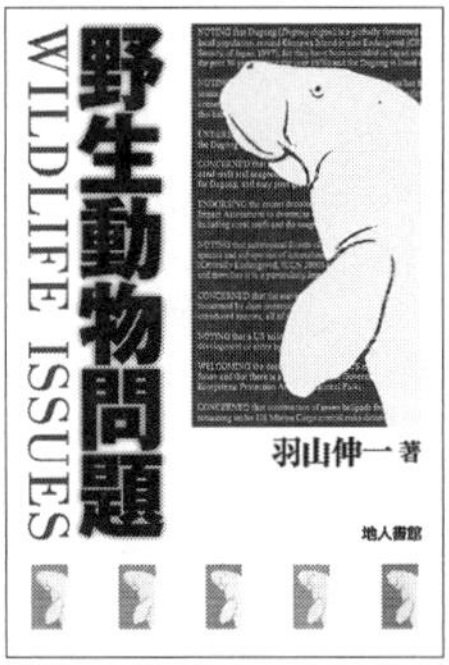

野生動物問題
羽山伸一 著
四六判／二五六頁／本体二三〇〇円（税別）

野生動物と人間との関係性にある問題を「野生動物問題」と名付け，放浪動物問題，野生動物被害問題，餌付けザル問題，商業利用問題，環境ホルモン問題，移入種問題，絶滅危惧種問題について，最近の事例を取り上げ，社会や研究者などがとった対応を検証しつつ，問題の理解や解決に必要な基礎知識を示した．

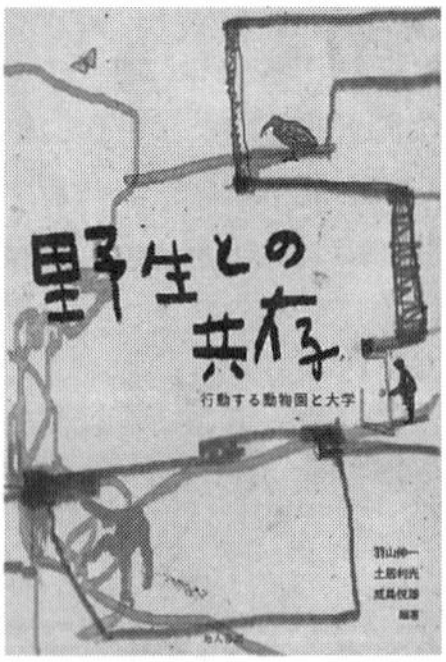

野生との共存
行動する動物園と大学
羽山伸一・土居利光・成島悦雄 編著
A5判／一六〇頁／本体一八〇〇円（税別）

現代において人間が野生生物と共存するには野生と積極的に関わる必要があり，従来の研究するだけの大学，展示するだけの動物園ではいけない．動物園と大学が地域の人々を巻き込んで野生を守っていくのだ．本書は動物園と大学の協働連続講座をもとに，動物園学，野生動物学の入門書ともなるよう各講演者が書き下ろした．

●ご注文は全国の書店、あるいは直接小社まで

㈱地人書館　〒162-0835 東京都新宿区中町15　TEL 03-3235-4422　FAX 03-3235-8984
E-mail=chijinshokan@nifty.com　URL=http://www.chijinshokan.co.jp